**Ventilação Mecânica
para Enfermeiros**

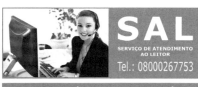

Ventilação Mecânica para Enfermeiros

EDITORES

Rosianne de Vasconcelos

Marcelo Luz Pereira Romano

Hélio Penna Guimarães

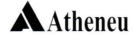

EDITORA ATHENEU

São Paulo	Rua Jesuíno Pascoal, 30 Tel.: (11) 2858-8750 Fax: (11) 2858-8766 E-mail: atheneu@atheneu.com.br
Rio de Janeiro	Rua Bambina, 74 Tel.: (21) 3094-1295 Fax: (21) 3094-1284 E-mail: atheneu@atheneu.com.br
Belo Horizonte	Rua Domingos Vieira, 319, conj. 1.104

PRODUÇÃO EDITORIAL: Fernando Palermo
CAPA: Equipe Atheneu

CIP-BRASIL. CATALOGAÇÃO NA PUBLICAÇÃO
SINDICATO NACIONAL DOS EDITORES DE LIVROS, RJ

V445v
    Vasconcelos, Rosianne de
        Ventilação mecânica para enfermeiros / Rosianne de Vasconcelos, Marcelo Luz Pereira Romano, Hélio Penna Guimarães. – 1. ed. – Rio de Janeiro : Atheneu, 2017.
        : il. ; 24 cm.

    Inclui bibliografia
    ISBN 978-85-388-0750-6

    1. Respiradores (Medicina). 2. Respiração artificial. 3. Emergências médicas. I. Romano, Marcelo Luz Pereira. II. Guimarães, Hélio Penna. III. Título.

16-36724   CDD: 615.836
                                          CDU: 615.816

30/09/2016   05/10/2016

VASCONCELOS, R.; ROMANO, M. L. P.; GUMARÃES, H. P.
Ventilação Mecânica para Enfermeiros

©Direitos reservados à Editora ATHENEU — São Paulo, Rio de Janeiro, Belo Horizonte, 2017

Editores

- **Rosianne de Vasconcelos** – Graduação em Enfermagem pela Universidade do Grande ABC (UniABC), Pós-graduação *latu sensu* em Terapia Intensiva pela UniABC, Enfermeira Responsável pela Monitoração da Qualidade e Desempenho de UTI do Hospital do Coração – HCor.

- **Marcelo Luz Pereira Romano** – Médico Cardiologista Titulado pela Sociedade Brasileira de Cardiologia – SBC. Pós-graduação *latu sensu* em Terapia Intensiva pela Associação de Medicina Intensiva Brasileira – AMIB. Pós-graduação em Neurointensivismo pelo Hospital Sirio-Libânes. Médico da UTI do Hospital do Coração – HCor. Instrutor de ACLS, FCCS e BLS no Centro de Ensino, Treinamento e Simulação do Hospital do Coração – CETES-HCor.

- **Hélio Penna Guimarães** – Doutor em Ciências pela Universidade de São Paulo – USP. Médico Coordenador do Centro de Ensino, Treinamento e Simulação do Hospital do Coração – CETES-HCor. *Fellow* do American College of Physicians (FACP) e *Fellow* da American Heart Association (FAHA).

Editoras Associadas

- **Cinthia Mucci Ribeiro** – Fisioterapeuta da UTI Adulto do Hospital do Coração – HCor. Especialista em Fisioterapia Cardiorrespiratória pelo HCor e Especialista em Terapia Intensiva pelo Hospital AC Camargo. Instrutora de BLS e SAFE Centro de Ensino, Treinamento e Simulação do Hospital do Coração – CETES-HCor.

- **Mieko Cláudia Miura** – Mestranda em Ciências da Reabilitação da Faculdade de Medicina da Universidade de São Paulo – FMUSP. Especialista em Fisioterapia Respiratória pela Escola Paulista de Medicina da Universidade Federal de São Paulo – EPM-UNIFESP. Fisioterapeuta Supervisora da Unidade de Terapia Intensiva do Hospital do Coração – HCor.

Colaboradores

- **Adriana Maria da Silva Felix** – Enfermeira. Doutora em Ciências pela Escola de Enfermagem de Ribeirão Preto da Universidade de São Paulo – EERP-USP. Especialista em Epidemiologia Hospitalar pela Universidade Federal de São Paulo – UNIFESP – e Educação Permanente pelo Instituto Israelita de Ensino Albert Einstein. Consultora em Educação no Instituto de Educação do Hospital do Coração – HCor. Consultant/Mentor da Association for Infection Control and Epidemiology – APIC. Membro da Associação Paulista de Epidemiologia e Controle de Infecção de Infecção Relacionada à Assistência à Saúde – APECIH.

- **Ana Paula Macedo** – Pós-graduação em Tradução e Intérprete em Língua Inglesa e Licenciatura em Letras – Português e Inglês.

- **André Santos Alves de Araujo** – Enfermeiro da Equipe Multiprofissional de Terapia Nutricional do Hospital do Coração – EMTN-HCor. Especialista em Nutrição Parenteral e Enteral pela Sociedade Brasileira de Nutrição Parenteral e Enteral – SBNPE. Pós-graduação em Nutrição Clínica e Terapia Nutricional pelo Instituto e Metabolismo e Nutrição – ImeN. Pós-graduação em Enfermagem em Unidade de Terapia Intensiva pela Universidade Federal de São Paulo – UNIFESP.

- **Barbara Kelly Thomaz Drancha** – Especialista em Nutrição Parenteral e Enteral pela Sociedade Brasileira de Nutrição Parenteral e Enteral – SBNPE. Enfermeira com Especialização *latu sensu* em UTI Adulto pela Faculdade de Enfermagem do Hospital Israelita Albert Einstein – FHIAE – e em Nutrição Clínica e Humana pelo Instituto de Metabolismo e Nutrição – IMeN. Enfermeira da Unidade de Terapia Intensiva do Hospital do Coração – HCor.

- **Carolina Padrão Amorim Marinelli** – Enfermeira pela Faculdade de Enfermagem do Hospital Israelita Albert Einstein – FHIAE. Especialização em Enfermagem em Terapia Intensiva. MBA Executivo em Saúde pela Fundação Getúlio Vargas – FGV. Enfermeira Especialista em Programas Clínicos do Hospital do Coração – HCor.

- **Claudia Satiko Takemura Matsuba** – Enfermeira Coordenadora da Equipe Multiprofissional de Terapia Nutricional do Hospital do Coração – EMTN-HCor. Professora do Curso de Pós-graduação pelo Instituto e Metabolismo e Nutrição – ImeN. Consultora Técnica em Terapia Nutricional. Doutoranda pela Escola de Enfermagem da Universidade de São Paulo – EEUSP. Mestrado em Enfermagem pela Universidade Federal de São Pualo – UNIFESP. MBA Executivo em Saúde pela Fundação Getulio Vargas – FGV. Pós-graduação em Enfermagem em Unidade de Terapia Intensiva pela UNIFESP. Especialista em Nutrição Parenteral e Enteral pela Sociedade Brasileira de Nutrição Parenteral e Enteral – SBNPE.

- **Daniele Martins Piekala** – Especialista em Fisioterapia Cardiorrespiratória pelo Colégio Brasileiro de Estudos Sistêmicos – CBES. Título de Especialista em Fisioterapia em Terapia Intensiva Adulto e Fisioterapia Respiratória pela Associação Brasileira de Fisioterapia Cardiorrespiratória e Fisioterapia em Terapia Intensiva – ASSOBRAFIR. Fisioterapeuta do Centro de Tratamento Intensivo Hospital de Clínicas de Porto Alegre – HCPA.

- **Danusa Cassiana Rigo Batista** – Especialista em Enfermagem em Cardiologia pelo Instituto de Cardiologia do Rio Grande do Sul – Fundação Universitária de Cardiologia – IC-FUC. Enfermeira do Centro de Tratamento Intensivo do Hospital de Clínicas de Porto Alegre – HCPA.

- **Flávia Helena Ribeiro Machado** – Supervisora de Enfermagem da UTI do Hospital do Coração – Hcor

- **Flavia Jacqueline Santos da Silva** – Graduação em Farmácia e Bioquímica pela Universidade Nove de Julho. Pós-graduação em Farmacologia e Toxicologia Clínica pelo Instituto Racine. Farmacêutica em Terapia Nutricional, Farmacêutica Clínica da UTI do Hospital do Coração – Hcor.

- **Íbis Ariana Peña de Moraes** – Graduada em Fisioterapia pela Universidade Presbiteriana Mackenzie. Especialista em Fisioterapia Cardiorrespiratória pelo Instituto Dante Pazzanese de Cardiologia. Mestranda em Ciências da Atividade Física pela Universidade de São Paulo – USP.

- **José Benedito Morato** – Médico Especialista em Pneumologia pela Sociedade Brasileira de Pneumologia e Tisiologia – SBPTAMB – e Medicina Intensiva pela Associação de Medicina Intensiva Brasileira – AMIB. Doutor em Pneumologia pela Universidade de São Paulo –USP. Professor de Pneumologia da Universidade de Santo Amaro – Unisa. Médico Instrutor do Centro de Ensino, Treinamento e Simulação do Hospital do Coração – Cetes-HCor.

- **José Carlos Viana** – Graduação em Enfermagem pela Universidade Federal de Alfenas – UNIFAL. Pós-graduação *lato sensu* em Enfermagem em Cardiologia pela Faculdades Metropolitanas Unidas – FMU. MBA in Company Executivo em Saúde pela Fundação Getulio Vargas – FGV. Gerente de Enfermagem UTI/UCO do Hospital do Coração – HCor.

- **José Ribamar do Nascimento Junior** – Diretor do Instituto de Gerenciamento em Deglutição – IGD. Responsável Técnico-científico do Setor de Fonoaudiologia do Hospital do coração – HCor –, Hospital Bandeirantes, Hospital Leforte e Igesp (Videodeglutograma). Mestre e Doutorando em Ciências, Área Oncologia pela Fundação Antonio Prudente – AC Camargo Cancer Center. Membro do Depatamento de Fonoaudiologia da Associção de Medicina Intensiva Brasileira – AMIB.

- **Juliana Medeiros Viana** – Especialista em Disfagia pelo Conselho Federal de Fonoaudiologia – CFFa. MBA executivo em Saúde com Ênfase na Gestão de Clínicas e Hospitais pela Fundação Getulio Vargas – FGV. Especialização em Motricidade Orofacial e Formação no Método Neuroevolutivo Bobath. Aperfeiçoamento em Fonoaudiologia Hospitalar com Ênfase em Disfagia Adulto e Pediátrica. Coordenadora dos Serviços de Fonoaudiologia do Instituto de Gerenciamento em Deglutição – IGD.

- **Kássia Pinho da Silva** – Mestre em Enfermagem pela Universidade Estadual de São Paulo – UNESP. Pós-graduada em Oncologia e Gestão dos Serviços de Saúde. Enfermeira de Gestão de Qualidade em UTI.

- **Kessy Lima Ruas** – Fisioterapeuta da UTI Adulto do Hospital do Coração –Hcor. Especialista em Fisioterapia Cardiorespiratória pelo Instituto do Coração – Faculdade de Medicina da Universidade de São Paulo – InCor/FMUSP.

- **Laisa da Paz Gonçalves** – Bacharelado em Enfermagem e Graduação em Saúde da Família e Comunidade pela Universidade Nove de Julho – UNINOVE. Especialista em Terapia Intensiva Adulto pela Faculdade de Ciências Médicas da Santa Casa de São Paulo – FCMSCSP. Enfermeira Assistencial da Unidade de Terapia Intensiva Adulto da Associação do Sanatório Sírio do Hospital do Coração – HCor. Preceptora de Enfermagem pela UNINOVE.

- **Leandro Luti Gonçalves de Souza** – Fisioterapeuta Graduado pela Universidade Cruzeiro do Sul. Especialista em Ventilação Mecânica em Fisioterapia Respiratória UTI com Ênfase em Clínica Médica pelo Hospital da Penha. Fisioterapeuta da UTI Cardiológica do Hospital Santa Catarina.

- **Lilian Aparecida Sousa** – Enfermeira, Pós-graduada em Unidade de Terapia Intensiva para Adulto na Faculdades Metropolitanas Unidas – FMU. Pós-graduada em Formação de Docentes para o Ensino Profissional em Enfermagem (Nível Técnico e Superior) na Faculdade de Educação São Luís – Intesp. MBA em Gestão de Pessoas nas Organizações de Saúde, na Fundação de Medicina do ABC. Enfermeira de UTI Adulto do Hospital do Coração – HCor.

- **Maíra Ferreira Lobo** – Fisioterapeuta Graduada pela Universidade Paulista – UNIP. Especialista em Fisioterapia Pneumofuncional pela Faculdade de Ciências Médicas da Irmandade da Santa Casa de Misericórdia de São Paulo – FCMSCMSP. Especialista em Fisioterapia em Pneumologia pela Escola Paulista de Medicina da Universidade Federal de São Paulo – EPM-UNIFESP. Fisioterapeuta da UTI do Hospital Paulistano.

- **Maíra Sgueglia de Salles Pereira** – Especialista em Fisioterapia Respiratória pela Universidade Federal de São Paulo – UNIFESP. Fisioterapeuta da UCO e PS do Hospital do Coração – HCor.

- **Marcele Chisté** – Especialista em Terapia Intensiva pela Residência Integrada em Saúde do Grupo Hospitalar Conceição – RIS-GHC. Enfermeira do Centro de Tratamento Intensivo do Hospital de Clínicas de Porto Alegre – HCPA.

- **Marcia Maria de Souza** – Fisioterapeuta Graduada pela Universidade Santo Amaro – Unisa. Especialista em Fisioterapia Pneumofuncional pela Faculdade de Ciências Médicas da Irmandade da Santa Casa de Misericórdia de São Paulo – FCMSCMSP. Especialista em Fisioterapia em Pneumologia pela Escola Paulista de Medicina da Universidade Federal de São Paulo – EPM-UNIFESP. Fisioterapeuta da UTI Cardiológica do Hospital Santa Catarina e da UTI do Hospital Igesp.

- **Patrícia Costa Bersanin** – Enfermeira Especialista em Cardiologia pela Universidade Federal de São Paulo – UNIFESP. Enfermeira Assistencial da Unidade Crítica Geral do Hospital Sírio Libanês.

- **Priscila Sandri** – Graduada em Fisioterapia pela Universidade Cidade de São Paulo – UNICID. Especialista em Fisioterapia em Clínica Médica pela Universidade Federal de São Paulo – UNIFESP. Título de Intensivista Adulto pela Associação Brasileira de Fisioterapia Respiratória – Assobrafir. Instrutora do Centro de Ensino, Treinamento e Simulação do Hospital do Coração – CETES-Hcor. Instrutora do Instituto Paulista de Treinamento e Ensino – IPATRE. Gestora do Curso Ventilação Mecânica para Profissionais da Saúde pelo CETES-Hcor – VEMPS.

- **Rafael Trevizoli Neves** – Especialista em Psicologia Hospitalar pelo Instituto Central do Hospital das Clínicas da Faculdade de Medicina da Universidade de São Paulo – IC-HCFMUSP. Residência em Psicologia na Urgência e Emergência pela Universidade Federal de São Paulo – UNIFESP. Psicólogo da Unidade de Terapia Intensiva, Grupo de Cuidados Paliativos e Programa de Cuidados Clínicos de Artroplastia Total de Joelho do Hospital do Coração – HCor – Associação Sanatório Sírio.

- **Regina Lumi Yassui Ishikawa** – Especialista em Fisioterapia Cardiorrespiratória pela Universidade do Estado do Pará – UEPA. Especialista em Fisioterapia Cardiorrespiratória pelo Instituto do Coração da Faculdade de Medicina da Universidade de São Paulo – INCOR-FMUSP. Fisioterapeuta da Unidade Coronariana e Pronto-socorro do Hospital do Coração – HCor.

- **Renata Soares de Macedo** – Enfermeira. Mestranda de Enfermagem pela Escola Paulista de Enfermagem da Universidade Federal de São Paulo EPM-UNIFESP. Especialista em Unidade de Terapia Intensiva e Administração Hospitalar. Docente pela Universidade Paulista – UNIP.

- **Roberta Souza Guimarães** – Especialização em Motricidade Oral pelo Hospital AC Camargo. Aperfeiçoamento nas Disfagias: Paciente Crítico em Âmbito Hospitalar – CEFAC. Coordenadora do Serviço de Fonoaudiologia do Instituto de Gerenciamento em Fonoaudiologia e Deglutição – IGD.

- **Sander Figueiredo Campos** – Graduado em Enfermagem pela Universidade Federal de São Paulo – UNIFESP. Chefe da Subdivisão de Enfermagem do Hospital Militar de Área de São Paulo. Enfermeiro Assistencial do Hospital do Coração de São Paulo – HCor. Especialista em Cuidados Intensivos pela Universidade de São Paulo – USP.

- **Silvia Daniela Minossi** – Especialista em Enfermagem em Nefrologia pela Escola de Enfermagem da Universidade Federal do Rio Grande do Sul – EENF-UFRGS. Enfermeira do Centro de Tratamento Intensivo do Hospital de Clínicas de Porto Alegre – HCPA.

- **Tania Chapina Migani** – Enfermeira Especialista em Unidade de Terapia Intensiva Adulto pela Universidade São Camilo. Participante do Grupo de Estudo e Pesquisa em Avaliação e Qualidade em Serviços de Saúde em Enfermagem da Universidade Federal de São Paulo – GEPAV-SE-UNIFESP. Enfermeira da UTI do Hospital do Coração – HCor.

- **Thaisa Mrtvi Amaro** – Enfermeira Especialista em Terapia Intensiva Adulto pelas Faculdades Metropolitanas Unidas – FMU. Enfermeira Assistencial da Unidade de Terapia Intensiva Adulto do Hospital do Coração – HCor.

Agradecimentos

Aos colaboradores, pelo empenho e pela dedicação em cada capítulo escrito neste livro.

À minha família, pela paciência, pelo estímulo permanente e, sobretudo, pela compreensão.

À minha filha, Isabella, por seu carinho e amor e até por sua falta de compreensão infantil, insistindo muitas vezes para que eu saísse da frente do computador, onde o resultado deste livro se materializava, para ir brincar um pouco.

A Vinícius Avellar Werneck, pelo apoio durante toda elaboração deste livro.

A Deus, por tornar tudo isto possível.

Rosianne de Vasconcelos

Aos meus familiares, amigos e companheiros de trabalho, pelas conquistas e realizações importantes na minha trajetória de vida.

Às Anas.

Marcelo Luz Pereira Romano

Aos amigos, Rosianne de Vasconcelos e Marcelo L.P. Romano, pela dedicação em capitanear esta importante obra.

Aos amigos, Alexandre e Paulo Rezinski, por mais um trabalho juntos.

A Anna e Patricia.

Hélio Penna Guimarães

Apresentação

O livro apresenta 30 capítulos e foi elaborado com o intuito de orientar os profissionais de enfermagem que atuam em unidades de terapia intensiva e semi-intensiva a utilizar essa importante modalidade terapêutica à beira do leito. O livro trata de temas importantes, como conceitos, indicações e finalidades da ventilação mecânica, as diversas aplicações da ventilação mecânica em situações especiais, além de apresentar a evolução dos equipamentos, sua aplicabilidade e efeitos adversos, sobretudo no cuidado intensivo. Analisa fisiologia até a sedação e analgesia, a intubação e o desmame ventilatório, as modalidades atuais de ventilação mecânica, ajustes de alarmes, complicações, cuidados, diagnósticos e intervenções de enfermagem, entre outros.

Rosianne de Vasconcelos

Sumário

1 Fisiologia Respiratória – Noções Básicas, **1**
Kessy Lima Ruas
Mieko Cláudia Miura
Cinthia Mucci Ribeiro

2 Princípios Fisiológicos da Ventilação Mecânica, **15**
Maíra Sgueglia de Salles Pereira
Mieko Cláudia Miura
Cinthia Mucci Ribeiro

3 Conceitos, Indicações e Finalidades das Ventilações Mecânicas Invasiva e Não Invasiva, **21**
Regina Lumi Yassui Ishikawa
Cinthia Mucci Ribeiro
Mieko Cláudia Miura

4 Oxigenoterapia, **31**
Rosianne de Vasconcelos
Marcelo Luz Pereira Romano

5 Tipos de Ventiladores Mecânicos, **39**
Íbis Ariana Peña de Moraes
Cinthia Mucci Ribeiro
Mieko Cláudia Miura

6 Modos Ventilatórios e Ajustes de Alarme, **73**
Leandro Luti Gonçalves de Souza
Maíra Ferreira Lobo
Marcia Maria de Souza

7 Monitoração Respiratória – Capnografia Convencional e Volumétrica, Oximetria de Pulso e Gasometria Arterial, **97**
Carolina Padrão Amorim Marinelli

8 Intubação Traqueal, Traqueostomia e Via Aérea Difícil, **113**
Thaisa Mrtvi Amaro
Patricia Costa Bersanin

■ VENTILAÇÃO MECÂNICA EM SITUAÇÕES ESPECIAIS

9 Ventilação Mecânica na Síndrome do Desconforto Respiratório Agudo (SDRA), **133**
Mieko Cláudia Miura
Cinthia Mucci Ribeiro

10 Ventilação Mecânica no Paciente Neurológico, **143**
Cinthia Mucci Ribeiro
Mieko Cláudia Miura

11 Ventilação Mecânica em Doenças Neuromusculares, **149**
Mieko Cláudia Miura
Cinthia Mucci Ribeiro

12 Ventilação Mecânica em Paciente Cardiopata, **155**
Cinthia Mucci Ribeiro
Mieko Cláudia Miura

13 Ventilação Mecânica no Paciente Obeso, **159**
Cinthia Mucci Ribeiro
Mieko Cláudia Miura

14 Ventilação Mecânica no Pós-operatório, **163**
Mieko Cláudia Miura
Cinthia Mucci Ribeiro

15 Cuidados de Enfermagem em Pacientes com Ventilação Mecânica, **167**
Tania Chapina Migani
Kássia Pinho da Silva
Lilian Aparecida Sousa

16 Aspiração Traqueal, **175**
Rosianne de Vasconcelos

17 Posição Prona no Paciente com Ventilação Mecânica, **185**
Danusa Cassiana Rigo Batista
Daniele Martins Piekala
Marcele Chisté
Silvia Daniela Minossi

18 Diagnósticos e Intervenções de Enfermagem nos Pacientes em Ventilação Mecânica, **205**
Lilian Aparecida Sousa
Tania Chapina Migani
Kássia Pinho da Silva

19 Complicações Relacionados à Ventilação Mecânica, **213**
Sander Figueiredo Campos

20 Sedação e Analgesia no Paciente em Ventilação Mecânica, **223**
Flavia Jacqueline Santos da Silva
Flávia Helena Machado

21 Desmame da Ventilação Mecânica, **239**
José Carlos Viana
Laisa da Paz Gonçalves

22 Transporte Intra e Extra-hospitalar do Paciente em Ventilação Mecânica, **245**
Barbara Kelly Thomaz Drancha

23 Prevenção de Pneumonia Associada a Ventilação Mecânica, **255**
Adriana Maria S. Félix

24 Segurança do Paciente em Uso de Ventilação Mecânica, **261**
Renata Soares Macedo
Ana Paula Macedo

25 Suporte Nutricional em Pacientes com Ventilação Mecânica, **269**
André Santos Alves de Araujo
Claudia Satiko Takemura Matsuba

26 Materiais e Equipamentos Utilizados em Pacientes com Ventilação Mecânica, **275**
Priscila Sandri
Hélio Penna Guimarães
José Benedito Morato

27 Preparando o Ventilador para Uso, **283**
Priscila Sandri
Hélio Penna Guimarães
José Benedito Morato

28 Suporte Emocional e Comunicação ao Paciente emm Ventilação Mecânica, **287**
Rafael Trevizoli Neves

29 Aspectos Fisioterapêuticos no Paciente em Ventilação Mecânica, **301**
Íbis Ariana Peña de Moraes
Kessy Lima Ruas
Cinthia Mucci Ribeiro
Mieko Cláudia Miura

30 Atuação Fonoaudióloga em Pacientes com Ventilação Mecânica, **307**
José Ribamar do Nascimento Junior
Juliana Medeiros Viana
Roberta Souza Guimarães

Índice Remissivo, **331**

capítulo 1

Fisiologia Respiratória – Noções Básicas

- Kessy Lima Ruas
- Mieko Cláudia Miura
- Cinthia Mucci Ribeiro

■ Introdução

A função da respiração é basicamente permitir que o pulmão realize a troca de gases. Desta maneira, ela permite que o oxigênio seja levado para o sangue venoso ao mesmo tempo em que o dióxido de carbono é removido e lançado na atmosfera.

■ Suas Estruturas

Os pulmões direito e esquerdo ocupam a maior parte da caixa torácica. O pulmão direito possui três lobos, o superior, o médio e o inferior, que são divididos por duas incisuras, horizontal e oblíqua. O pulmão esquerdo possui dois lobos, o superior e o inferior, com apenas uma incisura, a oblíqua. Os pulmões são revestidos por uma membrana pleural visceral mais interna e outra parietal, separados por uma mínima quantidade de líquido, composto por um ultrafiltrado do plasma.

As vias aéreas condutoras e os vasos pulmonares penetram no hilo pulmonar, localizado no mediastino. A zona condutora iniciada pela traqueia é dividida em brônquio principal direito e esquerdo, que se dividem em brônquios lobares e segmentares até chegarem aos bronquíolos terminais. Como as vias aéreas não possuem alvéolos, elas são denominadas espaço morto fisiológico. Seu volume é cerca 150 mL. A partir daí é formada a zona respiratória composta por bronquíolos respiratórios, ductos e sacos alveolares, estes chamados de ácinos, onde ocorre a troca gasosa (Figura 1.1).

■ Mecânica Respiratória

A respiração é composta por duas fases, a inspiração e a expiração. Os principais músculos envolvidos na respiração são diafragma, responsável por gerar a maior parte do volume corrente, e os intercostais externos. Nesse processo, a contração do diafragma faz com que o conteúdo abdominal seja forçado para baixo e para frente, aumentando a dimensão vertical da caixa torácica, ao mesmo tempo em que as margens costais são elevadas e movimentadas para fora, ampliando o diâmetro transverso do tórax. Os músculos intercostais

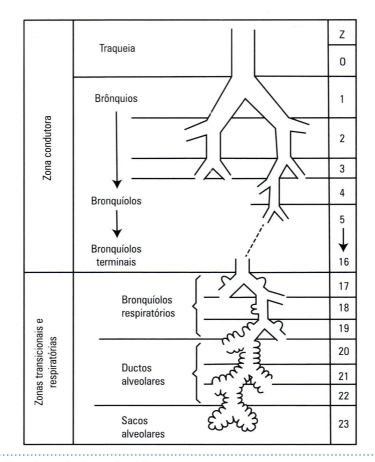

■ **Figura 1.1** – Zona de condução respiratória.

As primeiras 16 gerações (Z) formam as vias aéreas condutoras, as sete últimas formam a zona respiratória (ou zonas transicionais e respiratórias). Adaptado de West, John B. Fisiologia Respiratória, Princípios Básicos. 8ª ed. Porto Alegre: Artmed; 2010.

externos inclinam as costelas para cima e para frente, promovendo o aumento do diâmetro lateral e anteroposterior do tórax (Figura 1.2).

Outros músculos que são envolvidos no processo de respiração, os músculos acessórios, são os músculos escalenos, esternocleidomastóideo e de menor função, os músculos da asa do nariz.

A expiração em sua maior parte é passiva, pois a musculatura tem a capacidade de recuo elástico após sua expansão. Casos de hiperventilação voluntária e exercício físico podem tornar a expiração ativa. Os principais músculos envolvidos na expiração são os abdominais, reto do abdominal, oblíquos internos e externos e transverso.

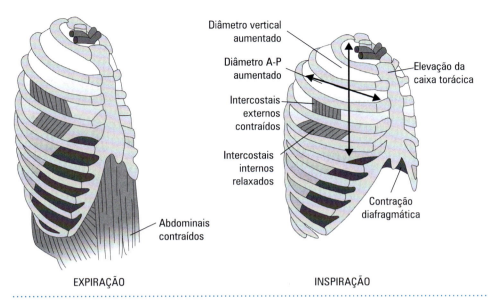

■ **Figura 1.2** – Contração e expansão da caixa torácica durante a inspiração e a expiração.
Adaptado de Guyton AC, Hall JE. Tratado de Fisiologia Médica. 11ª ed. Rio de Janeiro: Elsevier; 2006.

■ A Entrada do Ar

Para que exista a entrada do ar para os alvéolos é necessário que ocorra uma diferença de pressão entre o ar ambiente e o alvéolo na fase inspiratória, onde a pressão nos alvéolos diminua em relação à do ar atmosférico; para a expiração, deve ser gerada a diferença de pressão inversa.

A pressão pleural refere-se à pressão existente no espaço entre a pleura visceral e a parietal, normalmente essa pressão é ligeiramente negativa. Durante a inspiração normal, a expansão da caixa torácica traciona a superfície dos pulmões com maior força e cria uma pressão ainda mais negativa. A diferença de pressão entre a pressão alveolar e a pressão pleural é chamada de pressão transpulmonar, que é a diferença da pressão entre os alvéolos e as superfícies externas dos pulmões. Trata-se de uma medida das forças elásticas dos pulmões que tendem a ocasionar seu colapso a cada ponto da expansão, denominada pressão de retração.

■ Complacência

$$C = \Delta V / \Delta P$$

A mudança de volume por unidade de alteração de pressão é conhecida como complacência, ou seja, maior ou menor capacidade de expansão pulmonar, representada pela curva de pressão-volume (Figura 1.3).

A complacência pulmonar normal é cerca de 200 mL/cmH$_2$O. Ela pode estar reduzida em condições fibrose, edema, atelectasia, hipersecreção pulmonar, em situações que

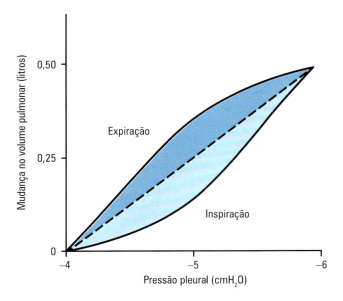

■ **Figura 1.3** – Complacência de um indivíduo saudável, representada pela curva pressão-volume.
Adaptado de Guyton AC, Hall JE. Tratado de Fisiologia Médica. 11ª ed. Rio de Janeiro: Elsevier; 2006.

impeçam a expansão e retração pulmonar, por exemplo, alterações produzidas pela cirurgia cardíaca e pulmonar, principalmente no pós-operatório imediato. A complacência pulmonar pode também encontrar-se aumentada, devido à alteração no tecido elástico encontrada no enfisema e no envelhecimento normal do pulmão.

Em pacientes sob ventilação mecânica, a complacência pode ser calculada através de duas fórmulas, obtendo-se a complacência estática ou a complacência dinâmica, e seu resultado pode variar de 40 a 100 mL/cmH$_2$O. A medida da complacência estática pode ser realizada através de uma pausa inspiratória, obtendo-se a pressão de platô; já a complacência dinâmica pode ser calculada sem pausa, utilizando-se a pressão de pico (Tabela 1.1).

Tabela 1.1. Fórmula para o Cálculo da Complacência Estática e Dinâmica	
Complacência Estática	Cest = VC / Pressão de Platô PEEP
Complacência Dinâmica	Cdin = VC / Pressão de Pico − PEEP
VC = volume corrente; PEEP = pressão expiratória positiva final. A pausa deve ser feita no fim da inspiração por pelo menos 2 segundos.	

■ Propriedades Elásticas do Pulmão

Existem dois fatores que contribuem para as forças elásticas do pulmão:

- **fibras elásticas e colágenas** – relacionadas ao tecido pulmo-nar;
- **tensão superficial** – atração das moléculas de água que se encontram na superfície interna da parede alveolar.

A força elástica do pulmão tende a trazê-lo para o seu volume mínimo, ou seja, os pulmões tendem sempre a se retrair e colabar. Forças de tensão superficial ocorrem em qualquer interface ar-líquido. A primeira evidência de que a tensão poderia contribuir para o comportamento de pressão-volume foi obtida por Von Neergaard, ao demonstrar que pulmões inflados com solução salina fisiológica têm uma complacência muito maior do que pulmões cheios de ar.

O surfactante é produzido pelas células epiteliais do tipo II que revestem os alvéolos, e tem a propriedade de diminuir a tensão superficial, o que aumenta a complacência pulmonar e reduz o trabalho de expandi-los a cada respiração.

Lei de Laplace: a pressão no interior de uma estrutura é diretamente proporcional à tensão da parede e inversamente proporcional ao raio da curvatura (Figura 1.4).

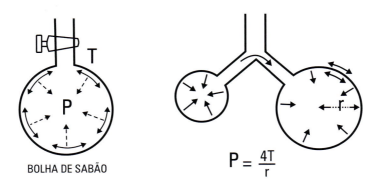

■ **Figura 1.4** – Lei de Laplace.
As forças superficiais em uma bolha de sabão tendem a reduzir a área de superfície e geram uma pressão dentro da bolha, uma vez que a bolha menor gera uma pressão maior, ela enche a bolha maior.

■ Resistência das Vias Aéreas

Acreditou-se, por muito tempo, que a região de principal resistência eram as vias aéreas mais estreitas, localizadas na periferia do pulmão. Entretanto, as medidas diretas da queda de pressão ao longo da árvore brônquica demonstram que o principal local de resistência das vias aéreas se encontra nos brônquios de tamanho médio, e que os bronquíolos muito pequenos contribuem relativamente com pouca resistência.

O volume pulmonar exerce papel importante sobre a resistência das vias aéreas. Se o volume pulmonar sofre redução, a resistência das vias aéreas cresce com rapidez, e se muito baixo, as vias aéreas de menor calibre podem se fechar totalmente, o que é mais comum nas bases pulmonares. Outro fator que pode contribuir para o aumento da resistência é a contração da musculatura lisa brônquica. Isso pode ocorrer devido à estimulação dos receptores da traqueia e nos brônquios de grosso calibre por fatores irritativos, como o tabagismo.

■ Trabalho Respiratório

É o produto da pressão necessária para vencer as forças elásticas e resistivas do sistema respiratório pelo volume de ar deslocado. Durante a respiração espontânea, o maior gasto energético ocorre durante a fase inspiratória, devido à expiração ser em sua maior parte passiva, causada pela retração das estruturas elásticas.

Quanto maior a frequência respiratória, mais rápida a velocidade do fluxo, e maior a área de trabalho elástico. Por outro lado, quanto maior o volume corrente, maior a área de trabalho respiratório. É interessante saber que pacientes que apresentam a complacência reduzida tendem a ter respirações curtas e rápidas, o que pode levar a um maior gasto energético. Durante a respiração normal e tranquila, apenas 3 a 5% da energia gasta pelo corpo são requeridos pela ventilação pulmonar. Durante uma atividade física, com a hiperventilação é possível que aumente em 50 vezes o gasto energético.

■ Volumes e Capacidades Pulmonares

A ventilação pulmonar é o movimento de ar para dentro e para fora dos pulmões, que pode ser medido através da espirometria, sendo essa baseada na medida direta dos fluxos e os valores obtidos são integrados com o tempo da manobra, fornecendo as respectivas medidas dos volumes (Figura 1.5).

Volumes

Volume Corrente (VC) – É o volume de ar inspirado ou expirado em cada respiração normal, cerca de 500 mL no homem adulto.

Volume de Reserva Inspiratório (VRI) – É o volume extra de ar que pode ser inspirado acima do volume corrente normal, após uma inspiração forçada máxima, cerca de 3.000 mL.

Volume de Reserva Expiratório (VRE) – É o volume extra de ar que pode ser expirado através de uma expiração forçada máxima, além do volume corrente, cerca de 1.100 mL.

Volume Residual (VR) – É o volume de ar que fica nos pulmões após uma expiração forçada, cerca de 1.200 mL.

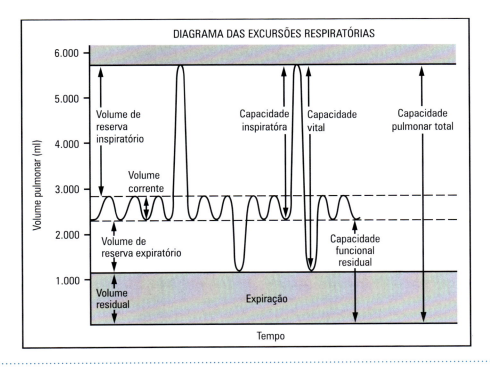

- **Figura 1.5** – Volumes e capacidades pulmonares.
Adaptado de Guyton AC, Hall JE. Tratado de Fisiologia Médica. 11ª ed. Rio de Janeiro: Elsevier; 2006.

Capacidades Pulmonares

A combinação de dois ou mais volumes pulmonares é chamada de capacidade pulmonar.

Capacidade Inspiratória (CI) = volume corrente + volume de reserva inspiratório. É a quantidade de ar inspirado a partir do nível expiratório normal, distendendo os pulmões a uma quantidade máxima.

$$3.500 \text{ mL} = VC + VRI$$

Capacidade Residual Funcional (CRF) = volume de reserva expiratório + volume residual. É a quantidade de ar que permanece nos pulmões no final de uma expiração normal.

$$2.300 \text{ mL} = VRF + VR$$

Capacidade Vital (CV) = volume de reserva inspiratório + volume corrente + volume de reserva expiratório. É a quantidade máxima de ar que uma pessoa pode expelir dos

Fisiologia Respiratória – Noções Básicas

pulmões após enchê-los completamente e então expirar também à sua extensão máxima.

$$4.600 = (VRI) + (VC) + (VRE)$$

Capacidade Pulmonar Total (CPT) = capacidade vital + volume residual. É o volume máximo de ar com que os pulmões podem ser expandidos após um maior esforço.

$$5.800 \text{ mL} = CV + VR$$

Todos os volumes e capacidades pulmonares são cerca de 20 a 25% menores nas mulheres em relação aos homens, e maiores em pessoas atléticas e com maior massa corporal.

Ventilação-minuto = frequência respiratória × volume corrente. É a quantidade total de ar movido para o interior das vias respiratórias a cada minuto. Sabemos que o volume corrente normal é cerca de 500 mL e a frequência respiratória normal é de aproximadamente 12 respirações por minuto. Portanto, a ventilação-minuto é em média de 6 L/min.

■ Ventilação Alveolar

É um dos principais fatores determinantes das concentrações de oxigênio e dióxido de carbono nos alvéolos. Representa a velocidade com que o ar renovado chega até as áreas de trocas gasosas dos pulmões, inclui os alvéolos, sacos alveolares, dutos alveolares e bronquíolos respiratórios. É importante lembrar que, durante a inspiração, apenas uma pequena parte do ar inspirado realmente chega até as áreas de troca. Outra parte preenche as vias respiratórias onde estas trocas nunca ocorrem, tais como nariz, faringe e a traqueia; este ar é chamado de espaço morto porque não é útil para as trocas gasosas.

A ventilação alveolar é representada pelo volume total de ar novo que entra nos alvéolos e nas áreas de trocas gasosas a cada minuto: volume corrente menos espaço morto.

$$VA = f \times (VC - VEM)$$

VA = ventilação alveolar;
f = frequência respiratória;
VC = volume corrente;
VEM = volume espaço morto.

■ Difusão dos Gases

A troca gasosa é dada pela difusão, descrita pela Lei de Fick. Ela afirma que a velocidade de transferência de um gás através de uma membrana permeável é proporcional à área desta membrana e à diferença entre a pressão parcial do gás dos dois lados e inversamente proporcional a esta espessura. A área da membrana alveolocapilar é cerca de 50 a 100 m², enquanto sua espessura é somente 0,3 μm, favorecendo assim a difusão.

Além disso, a taxa de transferência é diretamente proporcional à constante de difusão, ou seja, proporcional à solubilidade do gás e inversamente proporcional à raiz quadrada do seu peso molecular. Isso significa que o CO_2 se difunde cerca de 20 vezes mais que o O_2 através dos tecidos, porque possui maior solubilidade, mas com um peso molecular não muito diferente(Figura 1.6).

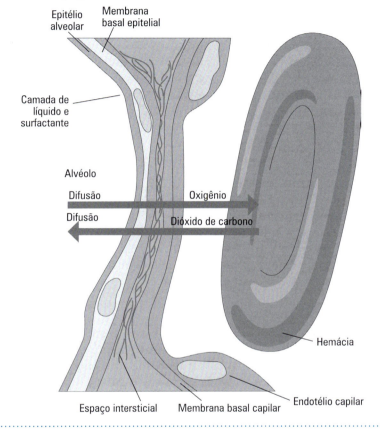

■ **Figura 1.6** – Membrana respiratória alveolar e a difusão dos gases.
Adaptado de Guyton AC, Hall JE. Tratado de Fisiologia Médica. 11ª ed. Rio de Janeiro: Elsevier; 2006.

O ar é composto aproximadamente de 21% de oxigênio e 79% de nitrogênio, a pressão total desta mistura no nível do mar é em média de 760 mmHg. Assim, a pressão parcial do oxigênio é de 160 mmHg e a do nitrogênio, 600 mmHg.

O novo oxigênio é altamente respirado pelos alvéolos a partir da atmosfera e altamente absorvido dos alvéolos para o sangue pulmonar. A concentração de oxigênio nos alvéolos e sua pressão parcial são controladas pela taxa de absorção de oxigênio pelo sangue e pela taxa de entrada de novo oxigênio nos pulmões, ou seja, quanto mais rápido o oxigênio for absorvido, menor sua concentração nos alvéolos. Por outro lado, quanto mais rápido o oxigênio for respirado, maior será sua concentração. A taxa ventilatória normal é cerca de 4,2

L/min e a pressão alveolar normal é de 104 mmHg. Durante o exercício moderado, a taxa de ventilação alveolar precisa aumentar quatro vezes para manter a PO2 alveolar no valor normal.

Transporte dos Gases

O dióxido de carbono é continuamente formado no corpo e então transportado no sangue para os alvéolos, sendo a pressão alveolar normal de CO_2 (PACO2) de 40 mmHg. Desta maneira, na circulação pulmonar, como a PAO2 é maior que a do capilar (40 mmHg) devido à extração do oxigênio pelos tecidos, ocorre sua difusão para o sangue. E através do retorno venoso, o dióxido de carbono (45 mmHg) que chega aos capilares é maior que a PACO2, sendo então difundido do sangue para os alvéolos.

Quando o O2 chega no sangue, sua combinação com a hemoglobina é muito rápida, podendo ser completada em 0,2 segundo. Apesar de a oxigenação ocorrer tão rapidamente no capilar pulmonar, essa reação retarda significativamente a oferta de O2 para o eritrócito. Portanto, pode se afirmar que a captação de O2 ocorre em dois estágios:

- difusão do O2 através da membrana alveolocapilar (incluindo o plasma e o interior do eritrócito);
- reação do O2 com a hemoglobina.

O oxigênio é transportado no sangue através de duas formas, uma ligada à hemoglobina e outra dissolvida no plasma. Cerca de 97% do oxigênio transportado dos pulmões para os tecidos são transportados em combinação com a hemoglobina nas hemácias e apenas 3% são dissolvidos no plasma sanguíneo e líquido celular.

Curva de Dissociação Oxigênio-Hemoglobina

O heme é um composto de ferro, porfirina, globina uma proteína que consiste em quatro cadeias polipeptídicas que podem combinar reversivelmente com quatro moléculas de oxigênio formando a oxiemoglobina. A curva de dissociação oxigênio-hemoglobina demonstra um aumento progressivo na porcentagem de hemoglobina ligada ao oxigênio à medida que a PaO2 do sangue aumenta, sendo denominado percentual de saturação de hemoglobina. O sangue que deixa os pulmões e entra nas artérias sistêmicas geralmente tem uma PO2 em torno de 95 mmHg. É possível ver, a partir da curva, que a saturação usual de oxigênio do sangue arterial sistêmico é de 97% em média, já no sangue venoso que retorna dos tecidos periféricos, a PaO_2 é cerca de 40 mmHg e a saturação de hemoglobina é de 75% em média (Figura 1.7).

Durante o exercício ativo a curva pode se desviar para a direita, liberando quantidades extras de oxigênio para as fibras musculares. Os músculos, por sua vez, liberam quantidades maiores de dióxido de carbono, o que pode ocorrer também em situações de hipertermia, hipercapnia ou acidose. A curva desviada para a esquerda em situações de hipotermia, hipocapnia e alcalose dificulta a liberação do oxigênio para os tecidos (Figura 1.8).

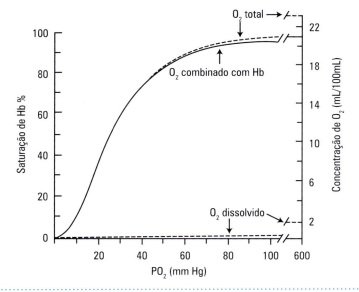

■ **Figura 1.7** – Curva de dissociação da oxiemoglobina em pH de 7,4, PCO_2 de 40 mmHg e 37°C.

Adaptado de West, John B. Fisiologia Respiratória, Princípios Básicos. 8ª ed. Porto Alegre: Artmed; 2010.

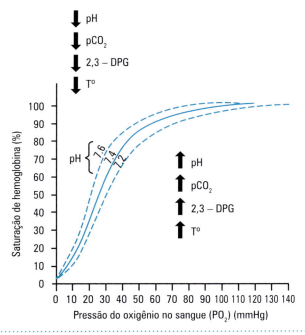

■ **Figura 1.8** – Curva de dissociação da oxiemoglobina desviada para a esquerda em alcalose (aumento do pH) e curva desviada para a direita em acidose (diminuição do pH).

Adaptado de Guyton AC, Hall JE. Tratado de Fisiologia Médica. 11ª ed. Rio de Janeiro: Elsevier; 2006.

■ Circulação Pulmonar

A circulação pulmonar tem início na artéria pulmonar principal, a qual recebe sangue venoso misto bombeado pelo ventrículo direito e ramifica-se até suprir o leito capilar. Os capilares pulmonares formam uma densa rede na parede alveolar, constituindo uma disposição eficiente para a troca gasosa. O sangue oxigenado é então coletado do leito capilar até as quatro grandes veias pulmonares que drenam para o átrio esquerdo. A circulação da traqueia até os bronquíolos terminais e os linfonodos é feita pela artéria brônquica. As pressões da circulação pulmonar são extremamente baixas, a pressão média na artéria pulmonar é cerca de 15 mmHg; as pressões sistólica e diastólica são de aproximadamente 25 e 8 mmHg, respectivamente. A pressão média do capilar pulmonar é de cerca de 7 mmHg.

Os capilares nas paredes alveolares são distendidos pela pressão arterial dentro deles, mas simultaneamente são comprimidos pela pressão do ar alveolar sobre suas paredes externas. Deste modo, toda vez que a pressão do ar no alvéolo pulmonar for maior do que a pressão capilar pulmonar, os capilares se fecham e o fluxo sanguíneo é interrompido. Em condições patológicas e normais podemos encontrar três zonas de fluxo pulmonar:

zona 1: ausência de fluxo sanguíneo durante todas as partes do ciclo cardíaco, pois a pressão capilar alveolar nesta área do pulmão nunca se eleva acima da pressão alveolar em nenhuma parte do ciclo cardíaco;

zona 2: fluxo sanguíneo intermitente somente durante os picos da pressão arterial pulmonar, a pressão sistólica é superior à pressão do ar alveolar, mas a pressão diastólica é inferior à pressão do ar alveolar;

zona 3: fluxo sanguíneo contínuo, a pressão capilar alveolar permanece mais alta que a pressão do ar alveolar durante todo o ciclo cardíaco.

Normalmente, os pulmões possuem somente as zonas de fluxo sanguíneo 2 localizadas nos ápices e a zona 3 em todas as áreas inferiores (Figura 1.9).

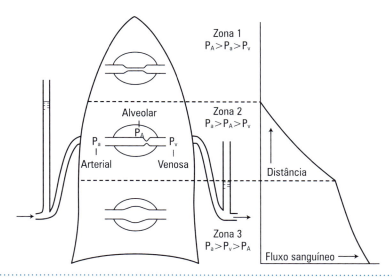

■ **Figura 1.9** – Representação das zonas e distribuição dos fluxos sanguíneos pulmonares.
Adaptado de West, John B. Fisiologia Respiratória, Princípios Básicos. 8ª ed. Porto Alegre: Artmed; 2010.

Relação Ventilação-Perfusão

O desequilíbrio entre a ventilação e o fluxo sanguíneo é responsável por grande parte da deficiência da troca gasosa nas doenças pulmonares, comprometendo a transferência de oxigênio e dióxido de carbono.

A relação ventilação-perfusão é a quantidade de ar ventilado comparada à quantidade de sangue que chega a uma determinada área do pulmão; normalmente ela é alta no ápice pulmonar onde o fluxo de sangue é mínimo, e menor na base, onde o fluxo sanguíneo é maior. Sua relação ideal é de uma unidade de ventilação alveolar para uma unidade de fluxo pulmonar (mililitro/minuto), sendo seu valor de normalidade de 0,8-1 (Figura 1.10).

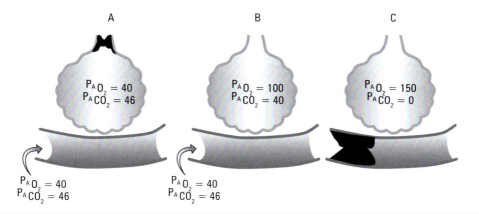

■ **Figura 1.10** – Razão ventilação-perfusão.
A) Razão ventilação-perfusão diminuída = *shunt* (ventilação diminuída com perfusão adequada). B) Razão ventilação-perfusão normal. C) Razão ventilação-perfusão aumentada (ventilação adequada e perfusão diminuída).

Quando a VA (ventilação alveolar) está normal e o Q (fluxo sanguíneo) também está normal no mesmo alvéolo, diz-se que a razão V^A/Q está normal = 1. Quando a V^A é baixa e a perfusão (Q) do alvéolo é alta, a V^A/Q é = zero. Em casos de V^A adequada, mas baixa Q, a razão V^A/Q é > 1.

Os distúrbios da relação ventilação-perfusão podem acarretar hipoxemia, hipercapnia, *shunt* e espaço morto fisiológico.

Bibliografia Consultada

- Carvalho CRR. Fisiopatologia Respiratória. Atheneu: São Paulo; 2005
- Gambaroto G. Fisioterapia Respiratória em Unidade de Terapia Intensiva. Atheneu: Rio de Janeiro; 2006.
- Guyton AC, Hall JE. Tratado de Fisiologia Médica. 11ª ed. Rio de Janeiro: Elsevier; 2006.
- Levitzky MG. Fisiologia Pulmonar. 8ª ed. Barueri: Manole; 2015.
- Ward JPT, Ward J, Leach RM. Fisiologia Básica do Sistema Respiratório. Barueri: Manole; 2012.
- West JB. Fisiologia Respiratória. 8ª ed. Porto Alegre: Artmed; 2010.
- West JB. Fisiologia Respiratória. 9ª ed. Porto Alegre: Artmed; 2013.

capítulo 2

Princípios Fisiológicos da Ventilação Mecânica

- Maíra Sgueglia de Salles Pereira
- Mieko Cláudia Miura
- Cinthia Mucci Ribeiro

O suporte ventilatório mecânico é o método de assistência com pressão positiva utilizado para ventilar pacientes com o objetivo de substituir ou auxiliar a ventilação espontânea, quando o sistema respiratório não é capaz de manter suas funções mecânicas ou de troca gasosa.

É possível controlar a quantidade de ar insuflado no pulmão por meio de um valor escolhido de pressão ou de volume de ar (volume corrente), da concentração de oxigênio (FiO_2) para uma adequada pressão parcial de oxigênio arterial no sangue (PaO_2), e da velocidade com que o ar será enviado (fluxo respiratório) e a frequência respiratória.

■ Volumes na Via Aérea

O volume de ar na via aérea é uma consequência do fluxo de ar gerado pelo ventilador mecânico. Com o estabelecimento de um volume dentro das vias aéreas e dos pulmões, temos também o surgimento de uma pressão. Volumes e pressões são interdependentes.

Damos o nome ao volume de ar que entrou no pulmão de volume corrente. O volume de ar ideal para os pulmões varia em função do gênero, da idade e altura do indivíduo.

É possível calcular o volume corrente ideal (6 a 8 mL/kg) com base no peso predito do paciente, e aplicá-lo considerando suas condições clínicas e doenças.

Damos o nome de volume-minuto ao produto entre o volume corrente e a frequência respiratória. Este é um parâmetro importante que indica como está a ventilação.

Tabela 2.1. Cálculo do Peso Ideal	
Gênero	Fórmula
Masculino	50 + 0,91 × (Altura − 152,4 cm)
Feminino	45,5 + 0,91 × (Altura − 152,4 cm)

Pressões na Via Aérea

De uma maneira simples, pressão positiva é qualquer pressão acima da pressão atmosférica.

Na respiração espontânea ocorre uma diferença de pressão entre a pressão atmosférica e a pressão pleural durante a inspiração, provocada pela contração da musculatura respiratória, fazendo com que a pressão no pulmão fique ligeiramente mais negativa, gerando assim um fluxo de ar de fora para dentro (ou seja, de onde a pressão está maior para onde está menor). Na expiração, o inverso acontece, ficando a pressão dentro do pulmão mais positiva e ocorrendo a exalação de maneira passiva, ocasionada pelo encolhimento do pulmão e das estruturas da caixa torácica.

Na ventilação mecânica, nos casos em que o paciente está ventilando espontaneamente, a contração da musculatura respiratória vai depender do controle neural (*drive*) e da solicitação metabólica do paciente. Ao comando do paciente, será gerado um fluxo de ar que insuflará os pulmões na inspiração, aumentando progressivamente a pressão no sistema respiratório – pressão positiva. Nos casos em que o paciente está sedado e sem controle neural da ventilação, o ventilador mecânico insufla ar nos pulmões de acordo com uma frequência estabelecida, considerando o tempo adequado de inspiração e expiração para cada paciente.

Já a expiração se dá de maneira passiva; estando a pressão dentro dos pulmões mais elevada, o fluxo ocorrerá de dentro para fora. Portanto, na ventilação mecânica, a pressão nas vias aéreas se mantém positiva durante todo o ciclo respiratório.

Esse aumento de pressão na via aérea é necessário para vencer os componentes resistivos (fluxo de ar passando pela via aérea) e elásticos (distensão dos pulmões e da parede torácica) do pulmão, e gera um pico de pressão e uma pressão de platô (ou pressão de pausa) que refletem, respectivamente, a resistência das vias aéreas de condução e a resistência do parênquima pulmonar.

Na Respiração Espontânea, o que Impede o Pulmão de Colabar após a Exalação (Saída do Ar)?

Ao final da expiração de maneira passiva, uma quantidade de ar fica dentro dos alvéolos com o objetivo de manter abertas as vias aéreas e os alvéolos (impedindo o colapso alveolar). Esse volume de ar que permanece nos pulmões gera uma pressão dentro dos alvéolos que é chamada de pressão positiva expiratória final (PEEP).

A PEEP fisiológica varia de acordo com a idade, altura, o peso e sexo do indivíduo; em média, em um adulto normal ela corresponde a aproximadamente 5 cmH$_2$O.

No ventilador mecânico nós podemos estabelecer um valor para uma PEEP extrínseca, ou seja, uma quantidade de pressão estipulada para manter as vias aéreas abertas, além da PEEP fisiológica, o que pode ajudar a evitar o colabamento dos alvéolos e melhorar a troca gasosa. Adicionalmente, com a distensão dos alvéolos e por ação mecânica, o líquido de dentro dos alvéolos é redirecionado para o interstício pulmonar, melhorando a difusão dos gases (Figura 2.1).

O uso de uma PEEP pode gerar repercussões hemodinâmicas e o estabelecimento de seu valor deve ser bastante criterioso; é preciso entender a relação entre os órgãos da

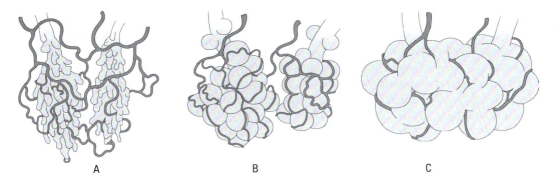

■ **Figura 2.1** – Alvéolos e PEEP. **A.** Alvéolos colabados. **B.** Alvéolos com PEEP extrínseca. **C.** Alvéolos hiperdistendidos com PEEP extrínseca.

caixa torácica. A interação entre o coração e o pulmão se dá anatômica e fisiologicamente. Anatomicamente porque ambos estão na caixa torácica e o pulmão interliga as câmaras cardíacas direita e esquerda por um sistema de vasos comunicantes, e fisiologicamente porque atuam no processo de oxigenação e eliminação de gás carbônico (CO_2).

Agora vamos entender como fica a relação entre coração e pulmão durante a ventilação mecânica.

De uma maneira simples, os pulmões insuflados durante a inspiração e mantidos abertos por uma PEEP durante a expiração comprimem o coração, podendo gerar repercussões no retorno venoso, na relação entre o ventrículo direito e esquerdo e principalmente sobre a função e o enchimento do ventrículo esquerdo (diástole ventricular) (Figura 2.2).

Quando o retorno venoso sistêmico é diminuído, há redução da entrada de sangue do ventrículo direito, o que diminui o fluxo de sangue para os vasos pulmonares e, consequentemente, para o ventrículo esquerdo (pré-carga ventricular). Além disso, devido à inter-

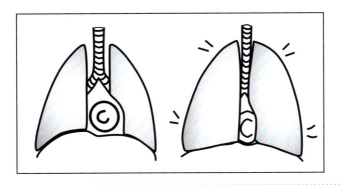

■ **Figura 2.2** – Interação coração-pulmão.

Princípios Fisiológicos da Ventilação Mecânica

dependência ventricular – as estruturas dos ventrículos direito e esquerdo influenciam as próprias funções – ocorre a distensão do ventrículo direito com aumento de volume, o que diminui a complacência do ventrículo esquerdo, reduzindo seu enchimento e sua função.

Tendo conhecimento dessa interação, é importantíssimo estar ciente das características e doenças do paciente em uso de ventilação mecânica para o o estabelecimento de uma PEEP segura, bem como acompanhar a sua volemia (quantidade de sangue circulando no corpo) e a situação hemodinâmica, haja vista que podemos interferir diretamente em sua condição clínica.

Quando não há o esvaziamento completo do volume de ar inspirado, ocorre aprisionamento de ar nos pulmões, dando origem à auto-PEEP. Essa condição pode acontecer quando há um acometimento obstrutivo prévio do pulmão ou quando há ajuste inadequado do ventilador mecânico. De maneira geral, esta pressão pode levar a hiperinsuflação pulmonar, redução da ventilação e lesão pulmonar.

■ Fração Inspirada de Oxigênio

Na ventilação mecânica, quase sempre é necessário suplementar a concentração de oxigênio atmosférico, que é de 21%, de acordo com a doença ou a condição clínica do paciente.

A FiO2 pode ser ofertada de acordo com a necessidade de oxigenação tecidual do paciente, variando de 21 a 100%, visando uma saturação arterial de oxigênio (SaO_2) > 92% e PaO_2 > 60 mmHg, com base na oximetria de pulso e gasometria arterial, respectivamente (Tabela 2.2).

Para se definir a FiO2 ideal é preciso atentar também para o estado da troca gasosa do paciente. Uma tradução disso é a relação PaO_2/FiO_2; esta relação nada mais é que a quantidade de oxigênio presente no sangue arterial (PaO_2) e o oxigênio ofertado pelo ventilador mecânico.

Quanto menor o valor da relação, pior a troca gasosa do paciente e, consequentemente, maior o dano pulmonar. O valor normal é acima de 300; valores abaixo indicam deterioração das trocas gasosas. Valores menores que 200 sugerem maior gravidade do quadro respiratório.

Portanto, pacientes submetidos à ventilação mecânica devem ter a relação PaO_2/FiO_2 calculada diariamente, para avaliação da eficiência da oxigenação e análise da evolução clínica do paciente.

Para se calcular a relação, deve-se converter o valor da FiO_2 para a forma decimal, por exemplo 50% = 0,5. É sempre recomendável que seja utilizada a menor quantidade de FiO2 possível, pois o excesso de O_2 (hiperóxia) tem efeitos nocivos no tecido pulmonar e em tecidos de outros órgãos, provocados pelos radicais livres de oxigênio. No pulmão, pode danificar tecidos epiteliais e endoteliais, causando edema e aumento da resposta inflamatória.

Tabela 2.2. Valores Normais de Parâmetros Ventilatórios

Valores Normais

Parâmetro	Definição	Recomendação
Volume corrente	Volume de ar que entra nos pulmões	6 a 8 mL/kg
Pressão inspiratória	Pressão de ar que entra nos pulmões	Valores para garantir um volume de ar de 6 a 8 mL/kg
Frequência respiratória	Frequência de respirações em 1 minuto	Valor normal: 12 a 20 inspirações por minuto
Volume-minuto	Volume corrente × frequência respiratória	Valor normal de 5 a 6 L/min
FiO_2	Fração de oxigênio	Menor valor possível para garantir PaO_2 de 60 a 80 mmHg
Relação PaO_2/FiO_2	Eficiência da troca gasosa	Valor normal > 300
Fluxo de ar	Velocidade com que o ar entra nos pulmões	Valor normal de 30 a 60 L/min
Pressão de pico	Pressão máxima das vias aéreas	Manter < 40 cmH_2O
Pressão de pausa (platô)	Pressão no alvéolo medida no final da inspiração por pausa de 2 a 3 s	Valor normal: até 30 cmH_2O ou o menor valor possível
PEEP	Pressão positiva no final da expiração	Valor normal: 5 a 10 cmH_2O
PEEP fisiológica	Pressão positiva no final da expiração fisiológica	Valor normal: 5 cmH_2O
Auto-PEEP	Pressão aprisionada no pulmão acima da PEEP	Valor normal: zero

■ Fluxo Respiratório

O fluxo respiratório nada mais é do que a velocidade com que o ar é entregue aos pulmões. Existem duas maneiras de administrá-lo: mais rápida ou lentamente – de acordo com a necessidade do paciente, permitindo a monitoração da mecânica respiratória ou uma melhor distribuição do ar inspirado.

Além disso, o fluxo tem relação direta com a resistência pulmonar, pois a resistência das vias aéreas é a relação entre a diferença de pressão entre dois pontos da via aérea e o fluxo através da mesma. Esta diferença de pressões é causada primariamente pelo atrito das moléculas de gás em contato com as vias aéreas. Ou seja, quanto maior o fluxo de ar – quanto mais turbulento, maior a resistência causada na via aérea e quanto menor o fluxo de ar – quanto mais laminar (padrão de fluxo de ar que se movimenta em sentido unidirecional, numa velocidade constante), menor a resistência.

Frequência Respiratória

A frequência respiratória pode ser ajustada nos modos ventilatórios nos quais o paciente não está ventilando espontaneamente. Como visto, a frequência de ciclos respiratórios pode influenciar a ventilação pulmonar, sendo assim, é importante ter em mente o objetivo da ventilação para cada paciente e acompanhar sua resposta fisiológica às alterações de frequência respiratória, visando sempre um equilíbrio gasométrico e o conforto respiratório.

Bibliografia Consultada

- Barbas CS, Ísola AM, Farias AM, Cavalcanti AB, Gama AM, Duarte AC et al. Diretrizes Brasileiras de Ventilação Mecânica – 2013. Rev Bras Ter Intensiva. 2014;26(2):19-68.
- Monnet X, Teboul JL, Richard C. Cardiopulmonary interactions in patients with heart failure. Curr Opin Crit Care. 2007 Feb;13(1):6-11.
- Carvalho CRR, Junior CT, Franca SA. III Consenso Brasileiro de Ventilação Mecânica. J Bras Pneumol. 2007;33(Supl. 2):S54-S70.
- Carvalho CRR, Junior CT, Franca SA. Ventilação mecânica: princípios, análise gráfica e modalidades ventilatórias. J Bras Pneumol. 2007;33(suppl.2).
- Luecke T, Pelosi P. Clinical review: Positive end-expiratory pressure and cardiac output. Crit Care. 2005;9(6):607-621.
- Pinsky, MR. Cardiovascular issues in respiratory care. Chest. 2005 Nov;128(5 Suppl 2):592S-597S.
- Sandri P, Morato JB, Galassi MS, Guimarães HP. Manual Prático de Ventilação Mecânica em Pronto-Socorro e UTI. 1ª ed. São Paulo: Ed. Atheneu; 2012.

Conceitos, Indicações e Finalidades das Ventilações Mecânicas Invasiva e Não Invasiva

- Regina Lumi Yassui Ishikawa
- Cinthia Mucci Ribeiro
- Mieko Claudia Miura

■ Conceito

Ventilação mecânica (VM) é um método de suporte total ou parcial à ventilação espontânea utilizado para reverter a insuficiência respiratória. Ela pode ser realizada de forma invasiva – utiliza como conexão paciente-ventilador uma via aérea avançada, como tubo orotraqueal, cânula de traqueostomia ou cânula laríngea – ou pode ser realizada de forma não invasiva, na qual comumente se utiliza uma máscara facial.

Usa-se o termo ventilação mecânica com pressão positiva porque o ar é administrado para o sistema respiratório através de um fluxo gerado pelo ventilador. A inspiração ocorre quando a válvula inspiratória é aberta (controlada pelo tempo, ou pelo esforço do paciente) e o fluxo liberado é capaz de vencer a resistência e complacência do sistema respiratório, elevando as pressões alveolares e pleurais para valores superiores aos da pressão atmosférica (então, pressão positiva). Já a expiração ocorre de forma passiva, com a abertura da válvula expiratória, permitindo que a pressão supra-atmosférica alveolar e a retração elástica dos pulmões insuflados "empurrem" o ar para fora do sistema. O termo "disparo" significa a abertura da válvula inspiratória e o início da fase inspiratória da ventilação. Já o termo "ciclagem" é utilizado para designar o momento em que a válvula expiratória é aberta, iniciando a fase expiratória da ventilação.

O ciclo ventilatório é composto por quatro fases: disparo (abertura da válvula inspiratória e fechamento da válvula expiratória), fase inspiratória (liberação do fluxo de ar do ventilador ao paciente), ciclagem (fechamento da válvula inspiratória e abertura da válvula expiratória) e fase expiratória (liberação do ar de forma passiva do paciente para o ventilador e deste para o ambiente.)

Algumas situações podem alterar e prejudicar o disparo, como o ajuste inadequado da sensibilidade, a presença de umidade/água no circuito do ventilador, vazamentos no sistema, os batimentos cardíacos percebidos pelo ventilador (quando o circuito repousa sobre o tórax do paciente) e a depressão do sistema respiratório (p. ex., por uso de medicamentos) sem o reajuste dos parâmetros ventilatórios.

Já as situações que podem alterar a ciclagem ocorrem mais pelo mau ajuste dos parâmetros, mas pode ocorrer também pela presença de umidade ou vapor d'água em filtros utilizados nas vias expiratórias do circuito do ventilador.

■ Parâmetros Iniciais

A Tabela 3.1 sugere os seguintes ajustes de parâmetros:

Tabela 3.1. Parâmetros Iniciais	
Volume corrente	6 mL/kg do peso predito
Pressão controlada	O suficiente para gerar volume igual a 6 mL/kg do peso predito
Frequência respiratória (f)	Entre 12 e 16 rpm, com fluxo ou tempo inspiratório visando relação inspiração:expiração entre 1:2 a 1:3. Doenças pulmonares obstrutivas: f < 12 Doenças pulmonares restritivas: f > 16
Disparo	Pelo tempo (paciente sedado, pelo controle da f) Pelo fluxo Pela pressão Pelo controle neural (no modo NAVA)
PEEP	Iniciar com 3 a 5 cmH$_2$O Na SDRA, ou em situações que necessitem de abertura alveolar, iniciar com PEEP 10
Alarmes e *back-up* de apneia	Regular de forma individualizada de acordo com o quadro clínico
NAVA: *Neurally Adjusted Ventilatory Assist* – ventilação assistida ajustada neuralmente; SDRA: síndrome do desconforto respiratório agudo; rpm: respirações por minuto.	

Após 30 minutos de ventilação estável, recomenda-se a coleta de gasometria arterial e a partir dela a realização de novos ajustes, se necessários.

É importante o cálculo do peso predito pela altura para a regulagem do volume corrente ou da pressão controlada, pois o peso absoluto do paciente nem sempre reflete o tamanho de seus pulmões. A Tabela 3.2 mostra o cálculo do peso predito pela altura de acordo com o sexo.

Tabela 3.2. Cálculo do Peso Predito pela Altura	
Sexo masculino	50 + 0,91 × (altura em centímetros – 152,4)
Sexo feminino	4,45 + 0,91 × (altura em centímetros – 152,4)

■ Indicação da Ventilação Mecânica

A ventilação mecânica é indicada para a reversão de insuficiência respiratória secundária à disfunção ventilatória ou de troca gasosa. Está indicada conforme os parâmetros da Tabela 3.3 (baseada no III Consenso Brasileiro de Ventilação Mecânica).

Tabela 3.3. Parâmetros que Indicam a Necessidade do Suporte Ventilatório

Parâmetros	Normal	Considerar VM
Frequência respiratória	12-20	> 35
Volume corrente (mL/kg)	5-8	< 5
Capacidade vital (mL/kg)	65-75	< 50
Volume-minuto (L/min)	5-6	> 10
Pressão inspiratória máxima (cmH$_2$O)	80-120	> −25
Pressão expiratória máxima (cmH$_2$O)	80-100	< +25
Espaço morto (%)	25-40	> 60
PaCO$_2$ (mmHg)	35-45	> 50
PaO$_2$ (mmHg) com FiO$_2$ = 0,21	> 75	< 50
P(A-a)O$_2$ com FiO$_2$ = 1,0	25-80	> 350
PaO$_2$/FiO$_2$	> 300	< 200

PaCO$_2$: pressão parcial de dióxido de carbono arterial, PaO$_2$: pressão parcial de oxigênio arterial, FiO$_2$: fração inspirada de oxigênio, P(A-a)O$_2$: diferença artério-alveolar de oxigênio, PaO$_2$/FiO$_2$: índice de oxigenação.

Na prática clínica, quando o paciente apresenta sinais de sofrimento respiratório como taquipneia (f > 35 rpm), com uso de musculatura acessória (ou outros sinais de insuficiência respiratória como cianose, tiragens intercostais, supraclaviculares e supraesternal, batimento de asa de nariz, sudorese) e redução da saturação periférica de oxigênio (SaO$_2$), a ventilação mecânica já é indicada.

Uma vez não havendo contraindicação absoluta à ventilação mecânica não invasiva (VNI), inicia-se o suporte não invasivo. Não havendo resposta ao tratamento, ou havendo obstrução de via aérea ou contraindicação à VNI, realiza-se a ventilação mecânica invasiva (VMI).

■ Ventilação Mecânica Não Invasiva

A ventilação mecânica não invasiva gera assistência parcial à ventilação espontânea ao paciente. Utiliza como interface máscaras, capacetes ou prongas nasais (Figuras 3.1 a 3.3). Portanto, é necessário que o paciente possua movimento respiratório e vias aéreas pérvias.

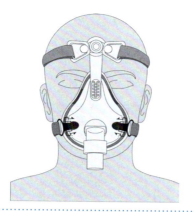

■ **Figura 3.1** – Máscara oronasal.

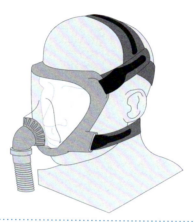

■ **Figura 3.2** – Máscara facial total.

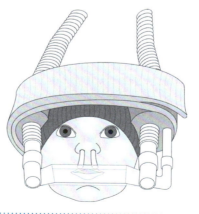

■ **Figura 3.3** – Pronga nasal.

Em termos gerais, a VNI é indicada quando o paciente apresenta insuficiência respiratória conforme parâmetros descritos na Tabela 3.3, desde que não apresente necessidade de intubação de emergência ou parada cardíaca ou respiratória, que são as contraindicações absolutas ao uso de VNI.

Outras situações que contraindicam o uso da VNI são: rebaixamento do nível de consciência (exceto se a causa for hipercapnia – ou retenção de CO_2 – com reversão em até 2 h de uso), ausência de proteção de vias aéreas, dificuldade de acoplamento máscara-paciente, instabilidade hemodinâmica, vômitos de difícil controle, síndrome do desconforto respiratório agudo (SDRA) com relação $PaO_2/FiO_2 < 200$ mmHg, sinais de falência respiratória (respiração paradoxal abdominal/uso acentuado da musculatura acessória), falência de ventrículo direito, trauma torácico grave, lesão de via aérea alta.

A seguir serão citadas as principais indicações para o uso da VNI, com seus devidos cuidados ao uso. É importante reforçar que uma vez aplicada a VNI, o paciente deve apresentar sinais de melhora da insuficiência respiratória dentro de 30 minutos a 2 horas de uso. Caso isso não aconteça, o paciente deve ser intubado (IOT) e colocado em ventilação mecânica invasiva para evitar evolução clínica negativa.

A VNI apresenta sucesso em 50% dos casos de insuficiência respiratória do tipo I (hipoxêmica) e 75% de sucesso nos casos de insuficiência respiratória do tipo II (hipercápnica).

PRINCIPAIS INDICAÇÕES PARA O USO DA VNI

Reversão de Insuficiência Respiratória Aguda ou Crônica Agudizada

Edema agudo cardiogênico, DPOC exacerbada, asma exacerbada, pneumonias (adquirida em comunidade ou em ambiente hospitalar) e SDRA leve são algumas das condições clínicas que se beneficiam da VNI, desde que o paciente apresente sinais de melhora da insuficiência respiratória entre 30 minutos a 2 horas de uso. As duas primeiras condições clínicas citadas são as que apresentam maiores índices de sucesso do uso da VNI.

Desmame da Ventilação Mecânica Invasiva

Alguns pacientes que sabidamente têm maiores chances de falha de extubação (p. ex., pacientes com DPOC) ou aqueles que já falharam no teste de respiração espontânea são elegíveis para o desmame em VNI. O objetivo é encurtar o tempo de ventilação mecânica (e evitar suas consequências negativas como fraqueza muscular diafragmática) e ir retirando gradativamente o suporte ventilatório até que o paciente esteja apto à ventilação espontânea total.

Prevenção de Insuficiência Respiratória após Extubação

Alguns pacientes, mesmo obtendo sucesso no desmame da ventilação, podem falhar na extubação. A VNI neste grupo serve de profilaxia a tal evento. Abaixo estão listados os pacientes que apresentam maiores riscos de falha de extubação:
- hipercápnicos (p. ex., DPOC, síndrome da hipoventilação alveolar);
- com insuficiência cardíaca congestiva;
- tosse ineficaz ou secreção retida em vias aéreas;
- mais de um fracasso no teste de respiração espontânea;

- mais de uma patologia presente ou associada;
- obstrução das vias aéreas superiores;
- idade > 65 anos;
- aumento da gravidade, avaliada por um APACHE > 12 no dia da extubação;
- tempo de ventilação mecânica > 72 horas;
- paciente portador de doenças neuromusculares;
- pacientes obesos.

Insuficiência Respiratória no Pós-operatório Imediato

Respeitando suas limitações, a VNI pode ser utilizada para reversão de hipoxemia e atelectasias no pós-operatório de cirurgias torácicas e abdominais, reduzindo as chances de intubação. Há evidências de melhora da função respiratória de pacientes obesos após cirurgia bariátrica, redução de intubação traqueal e pneumonia nosocomial com o seu uso em pós-operatório de cirurgias abdominais de grande porte como gastrectomias, correção de trocas gasosas após cirurgias de toracotomia para ressecção pulmonar, sem levar a complicações como fístula pleural, além da redução do número de intubações nestes casos.

Pacientes Terminais

É indicada quando a causa da insuficiência respiratória for potencialmente reversível, sobretudo nos pacientes com DPOC agudizada ou com edema pulmonar cardiogênico. Porém, em alguns casos quando a insuficiência respiratória ocorre na evolução final da doença, muitos pacientes optam por não serem intubados e a VNI é utilizada como medida paliativa para o tratamento da dispneia.

Preditores de Insucesso ao Uso da VNI

- Necessidade de FiO_2 > 60%.
- Queda do pH e/ou aumento da $PaCO_2$ (após início do uso – 1 hora).
- Aumento da f ou persistência da f maior que 35 rpm.
- Rebaixamento do nível de consciência ou agitação.
- Instabilidade hemodinâmica.
- Arritmias graves.
- Isquemia miocárdica.
- Distensão abdominal severa.
- Intolerância à máscara.

Complicações do Uso da VNI

- Necrose facial.
- Distensão abdominal.
- Aspiração de conteúdo gástrico.
- Hipoxemia transitória.
- Ressecamento nasal, oral e de conjuntivas.
- Barotrauma (menos comum).

Ventilação Mecânica Invasiva

É a ventilação aplicada com a utilização de via aérea avançada (tubo orotraqueal e cânula de traqueostomia são os mais comuns).

A instituição da ventilação mecânica invasiva depende da condição inicial do paciente ou de como ele se comporta frente ao uso de medidas iniciais como oxigenoterapia, cateteres de alto fluxo ou VNI. A VM iniciada no tempo certo, antevendo, prevenindo ou revertendo prontamente situações clínicas é fundamental para reduzir desfechos desfavoráveis ao paciente.

Principais Indicações para o Uso da VM

Insuficiência Respiratória Refratária ao Uso da VNI

O tratamento da insuficiência respiratória tanto do tipo I (hipoxêmica) quanto do tipo II (hipercápnica) é a reversão do processo causal da insuficiência. Muitas vezes, até que este objetivo seja alcançado, é necessário o uso de suporte ventilatório, seja ele invasivo ou não invasivo.

Na insuficiência respiratória do tipo I (hipoxêmica), a tentativa de uso de VNI ou mesmo cânulas de alto fluxo pode ser válida para melhora da troca gasosa e descanso da musculatura respiratória, embora a taxa de falência nestes casos seja alta (de 50 a 70% de falha). Se nas primeiras horas de uso de VNI o paciente não apresentar melhora nas trocas gasosas ou no trabalho respiratório, a ventilação mecânica deve ser instituída.

Na insuficiência respiratória do tipo II (hiercápnica), a causa da hipoventilação também deve ser revertida nas primeiras horas de uso da VNI (75% de chances de sucesso). Caso o paciente demande mais tempo para a recuperação da causa, a VM deve ser instalada.

Esforço Respiratório Progressivo, Sinais de Fadiga e Necessidade de Descanso da Musculatura Respiratória

Alguns pacientes mantêm o esforço respiratório ou até apresentam piora mesmo com o uso da VNI. O descanso da musculatura respiratória é fundamental para evitar fadiga, que pode culminar com parada respiratória. Neste caso, a intubação e sedação adequada por 24 a 48 h se fazem necessárias.

Pacientes com comprometimento hemodinâmico grave (choque séptico ou cardiogênico) evoluem com hiperlactatemia e acidose, que estimulam o centro respiratório. A hiperventilação eleva o consumo de O_2 pelos músculos respiratórios, podendo chegar a 50% do total disponível, agravando mais o déficit entre oferta e consumo do O_2 e aumentando a acidose. A VM associada a sedação é necessária até a reversão do quadro crítico, reduzindo o consumo de O_2 pela musculatura respiratória e disponibilizando-o para outros órgãos vitais.

Alteração Grave do Nível de Consciência com Incapacidade de Proteção de Vias Aéreas

Pacientes com rebaixamento do nível de consciência que cursam com obstrução de vias aéreas (p. ex., rebaixamento de base de língua), necessitam de via aérea avançada e ventilação mecânica para manutenção de ventilação adequada.

Pacientes com grave dificuldade de deglutição e incapacidade de manipular secreção apresentam maior risco de aspiração de saliva e conteúdo gástrico, e a utilização de via aérea avançada pode impedir ocorrências de broncoaspiração.

Parada Cardiorrespiratória e Situações Extremas

Em situações clínicas graves, a ventilação mecânica invasiva não deve ser postergada.

Durante parada cardiorrespiratória, o uso de via aérea avançada garante melhor controle da ventilação durante a ressuscitação cardiopulmonar, além de garantir ventilação adequada caso o paciente não esteja apto para tal, após recobrar a função cardíaca adequada.

Outras situações consideradas extremas incluem: apneia, parada respiratória e situações clínicas como cianose central persistente, uso de musculatura acessória e respiração abdominal paradoxal, que podem cursar com parada respiratória.

Alterações graves de troca gasosa com $PCO_2 > 50$ mmHg e pH < 7,25 associadas ao desconforto respiratório, ou relação $PaO_2/FiO_2 < 200$ mmHg também indicam o uso invasivo da VM.

■ Finalidades da Ventilação Mecânica

A ventilação mecânica tem, por fim, auxiliar a ventilação espontânea, reduzindo o trabalho respiratório, quando realiza todo ou parte deste trabalho; revertendo a hipoxemia, por manter vias aéreas pérvias, pelo recrutamento de alvéolos, reversão de atelectasias ou oferta de O_2 adequada; e pela reversão da hipercapnia através do aumento da ventilação, por elevação da oferta de volume e/ou frequência respiratória.

Bibliografia Consultada

- Barbas CSV, Ísola AM, Farias AMC. Indicação do suporte ventilatório não invasivo (VNI) e invasivo (VMI). Diretrizes Brasileiras de Ventilação Mecânica – 2013. Associação de Medicina Intensiva Brasileira (AMIB) – Comitê de Ventilação Mecânica, Sociedade Brasileira de Pneumologia e Tisiologia (SBPT) – Comissão de Terapia Intensiva da SBPT. 2013;4-8.
- Barbas CSV, Ísola AM, Farias AMC. Regulagem Inicial do Ventilador Invasivo e Modos Ventilatórios Convencionais. Diretrizes Brasileiras de Ventilação Mecânica – 2013. Associação de Medicina Intensiva Brasileira (AMIB) – Comitê de Ventilação Mecânica, Sociedade Brasileira de Pneumologia e Tisiologia (SBPT) – Comissão de Terapia Intensiva da SBPT. 2013;19-22.
- Carvalho CRC, Toufen Junior C, Franca SA. Ventilação mecânica: princípios, análise gráfica e modalidades ventilatórias. III Consenso Brasileiro de Ventilação Mecânica. J Bras Pneumol. 2007;(supl. 2):54-70.
- Emmerich JC. Monitorização Respiratória: Fundamentos. 2ª ed. Rio de Janeiro: Revinter; 2001. p. 27-48.
- Lopes CR. Ventilação Mecânica Invasiva. In: Sarmento GJV. O ABC da fisioterapia respiratória. Barueri: Manole. 2009; p. 275-284.
- Miethke-Morais A, Ayres PPMR. Indicações de ventilação mecânica. In: Carvalho CRR, Ferreira JC, Costa ELV. Ventilação mecânica princípios e aplicações. Rio de Janeiro: Atheneu; 2015; p. 15-18.
- Quintão M, Bastos AF, Silva LM et al. Ventilação não invasiva na insuficiência cardíaca.Rev SOCERJ. 2009;22:387-397.

- Schettino GPP. Ventilação mecânica não-invasiva com pressão positiva. III Consenso Brasileiro de Ventilação Mecânica. J Bras Pneumol. 2007; (supl. 2):92-105.
- Schettino GPP. Ventilação não-invasiva: aplicação clínica. In: Carvalho CRR, Ferreira JC, Costa ELV. Ventilação mecânica princípios e aplicações. Rio de Janeiro: Atheneu; 2015; p. 109-115.
- Seiberlich E, Santana JA, Chaves RA et al. Ventilação Mecânica Protetora, Por Que Utilizar? Rev Bras Anestesiol. 2011;61:659-667.
- Suzumura EA, Santucci EV, Corrêa DCT, Barbosa LM. Ventilação mecânica invasiva e não-invasiva. In: Laranjeira LN, Regenga MM, Corrêa DCT, Guimarães HP. Guia de urgência e emergência para fisioterapia. São Paulo: Atheneu; 2012; p. 91-107.

Oxigenoterapia

- Rosianne de Vasconcelos
- Marcelo Luz Pereira Romano

A oxigenoterapia consiste na administração de oxigênio acima da concentração do gás ambiental normal (21%), com o objetivo de manter a oxigenação tecidual adequada, corrigindo a hipoxemia e, consequentemente, promover a diminuição da carga de trabalho cardiopulmonar mediante a elevação dos níveis alveolar e sanguíneo de oxigênio.

■ Objetivos

- Corrigir e reduzir os sintomas relacionados à hipoxemia e melhorar a difusão do O_2.
- Melhorar a oxigenação tissular de pacientes com dificuldades de transporte de O_2.
- Facilitar a absorção de ar das cavidades orgânicas.
- Minimizar a carga de trabalho cardiopulmonar.
- Manter PaO_2 entre 80-100 mmHg $SatO_2$ de 90 a 100%.

■ Indicações

- Situações de hipoxemia (PaO_2 < 60 mmHg ou $SatO_2$ < 90% em ar ambiente e repouso ou
- $SatO_2$ < 88% durante exercícios ou sono, cardiopatas ou pneumopatas).
- Parada cardiorrespiratória.
- IAM – reduz a sobrecarga cardíaca.
- Intoxicação por gases (CO).
- Traumatismos graves.
- Angina instável.
- Recuperação pós-anestésica (procedimentos).
- Insuficiência respiratória aguda ou crônica.
- Insuficiência cardíaca congestiva (ICC).
- Apneia obstrutiva do sono.

Hipoxemia

A hipoxemia é definida como uma redução do conteúdo arterial de oxigênio (CaO_2), que pode ser causada por diminuição parcial de oxigênio (PaO_2), da hemoglobina ou da saturação de hemoglobina (Tabela 4.1).

Principais Causas

Respiratórias

- Hipoventilação alveolar.
- Exposição a elevadas altitudes.
- Desequilíbrio da relação V/Q.
- Efeito *shunt*.

- *Cardíacas*
    - Hipovolemia.
    - Choque circulatório.
    - Problemas de ejeção cardíaca.
    - Queda ou alteração química da hemoglobina.

Tabela 4.1. Manifestações Clínicas da Hipoxemia	
Leve e moderada	**Grave**
Taquipneia/dispneia	Taquipneia/dispneia
Palidez	Cianose
Taquicardia	Taquicardia/bradicardia/arritmias
Agitação	Sonolência
Desorientação	Confusão mental/tempo de reação lenta
Cefaleia	Hipertensão e hipotensão eventual
Hipertensão leve	Perda da coordenação
Vasoconstrição periférica	Baqueteamento

Formas de Administração de Oxigênio

A variação de administração de oxigênio é classificada em sistemas destinados a liberar concentrações baixas (< 35%), moderadas (35 a 60%) ou altas (> 60%). No entanto, estas concentrações dependerão da profundidade inspiratória de cada paciente.

Existe uma grande variedade de dispositivos fornecedores de oxigênio, capazes de liberar uma ampla gama de valores de FiO_2. Alguns sistemas são desenhados para fornecer uma FiO_2 fixa, enquanto outros fornecem valores variáveis, não apenas em função da regulação do fluxo de gás, como também do padrão respiratório apresentado pelos pacientes

(Tabela 4.2). A administração de oxigênio pode dar-se por três grandes grupos de sistemas: os de baixo fluxo, os sistemas com reservatório e os de alto fluxo.

Tabela 4.2. Titulação da FiO$_2$ em Sistemas de Baixo Fluxo

Fluxo de O$_2$	FiO$_2$
1 L/min	24%
2 L/min	28%
3 L/min	32%
4 L/min	36%
5 L/min	40%
6 L/min	44%

Sistemas de Baixo Fluxo

Fornecem oxigênio suplementar às vias aéreas diretamente, com fluxos de 8 L/min ou menos. Como o fluxo inspiratório de um indivíduo adulto é superior a este valor, o oxigênio fornecido por este dispositivo de baixo fluxo será diluído com o ar, resultando numa FiO$_2$ baixa e variável (Tabela 4.3).

Tabela 4.3. Sistemas de Administração de Oxigênio de Baixo Fluxo

Sistema	Descrição	Vantagens	Desvantagens
Cateter nasal	✓ Introduzido na cavidade nasal (distância = comprimento entre o nariz e o lóbulo da orelha) ✓ Concentrações entre 24 e 44% ✓ ↑ 1 L/min = ↑ 4% O$_2$ ✓ Inserir até próximo à úvula ✓ Deve ser trocado a cada 8 h	O paciente recebe oxigênio mesmo respirando pela boca ou pelo nariz	Resseca a mucosa Não permite um alto grau de umidificação Não fornece uma concentração elevada de oxigênio Se mal posicionado pode causar distensão gástrica FiO$_2$ irregular Fluxo ideal até 4 L/min Incômodo, principalmente durante a alimentação
Cânula nasal ou óculos	✓ Concentrações entre 24 e 44% ✓ ↑ 1 L/min = ↑ 4% O$_2$ ✓ Melhor tolerância ✓ Existem cânulas nasais com reservatório	• É leve e bem tolerada • Não interfere com a fala e a alimentação • Não há risco de reinalação de CO$_2$	Pode ser irritante e incômoda com o uso prolongado Fluxos rápidos podem provocar dor nos seios nasais Causa ressecamento da mucosa acima de 4 L/min Necessita de respiração nasal Varia com o fluxo inspiratório e o volume corrente do paciente (FiO$_2$ irregular)

...continua

Tabela 4.3. Sistemas de Administração de Oxigênio de Baixo Fluxo (continuação)

Sistema	Descrição	Vantagens	Desvantagens
Máscara facial	✓ Utiliza fluxos de 5 a 15 L/min ✓ Concentração de O_2 aproximada de 36 a 80% ✓ O O_2 é fornecido em forma de macronebulização	Abrange nariz e boca Permite nebulização	FiO_2 variável Deve ser removida para se alimentar Desperdício de O_2 por necessitar de grandes quantidades para pequenas concentrações Pode ocasionar: retenção de CO_2 Difícil fixação (muito pesada)
Máscara de traqueostomia	✓ Dispositivo de baixo fluxo 3-15 L/min ✓ Permite alcançar uma FiO_2 de 28 a 80%	É leve e bem tolerada Permite nebulização	Requer alto fluxo para evitar reinalação Máscara é exclusiva para TQT, Confortável Fornece fluxo irregular

Sistemas de Alto Fluxo

Os sistemas de alto fluxo fornecem determinada concentração de oxigênio em fluxos iguais ou superiores ao fluxo inspiratório máximo do paciente, assim asseguram uma FiO_2 conhecida (Tabela 4.4).

Tabela 4.4. Sistemas de Administração de Oxigênio de Alto Fluxo

Sistema	Descrição	Vantagens	Desvantagens
Máscara com reservatório de reinalação parcial	Durante a inspiração, o O_2 passa diretamente ao paciente e durante a expiração, uma parte do ar é armazenada na bolsa e a outra, exalada por orifícios laterais ✓ Concentrações entre 50–70% ✓ Fluxos de 6–10 L/min ✓ Reservatório deve ficar cheio de 1/3 a 1/2 todo o tempo ✓ Apenas parte da expiração penetra no reservatório	O_2 armazenado em reservatório e liberado durante as inspirações do paciente *Válvula bidirecional com reinalação*: (poupa fluxo)	Caso a bolsa colabe, ocorrerá ↑ do CO_2 inspirado Requer alto fluxo para evitar colabamento da bolsa Desconfortável

(continua)

(continuação)

Tabela 4.4. Sistemas de Administração de Oxigênio de Alto Fluxo

Sistema	Descrição	Vantagens	Desvantagens
Máscara com reservatório sem reinalação parcial	Durante a inspiração, uma leve pressão negativa fecha as válvulas expiratórias e impede a diluição aérea, ao mesmo tempo que a válvula inspiratória se abre mediante fluxo positivo de O_2 ✓ Concentração de O_2: 80 a 95% ✓ Fluxo de O_2: 10 a 15 L ✓ Bolsa-reservatório sempre inflada	Válvula unidirecional permite ↑ FiO_2 Oferece FiO_2 maiores com fluxos menores Impede a reinalação através de válvulas unidirecionais	Irritação da pele Desconfortável Requer fluxo alto para evitar colabamento da bolsa Vazamento pela máscara permite fluxo do ar ambiente Difícil fixação à face
Máscara de Venturi	Tem base no princípio de Bernoulli para succionar o ar do meio ambiente e misturá-lo com o fluxo de oxigênio. Esse mecanismo oferece altos fluxos de gás com uma fração inspirada de O_2 fixa ✓ Oferece FiO_2 de 24, 28, 31, 35, 40 e 50%, de acordo com a válvula (Tabela 4.5) ✓ Fluxo de O_2: 4 a 8 L/min	Precisão na concentração de oxigênio, independentemente do padrão respiratório A FiO_2 pode ser alterada a qualquer momento, simplesmente regulando o botão da válvula ou trocando a mesma Não resseca as mucosas Podem ser acrescentados fluidos e/ou aerossóis Fornece baixos níveis de oxigênio Fornece um nível estável de FiO_2, é útil em pacientes com hipercapnia crônica	Deve ser removida para alimentação Alguns pacientes sentem-se sufocados pela pressão facial

Tabela 4.5. Concentração de Oxigênio de acordo com a Válvula

Cor válvula	Concentração de O_2	Fluxo de O_2 sugerido	Total de fluxo de gás
Azul	24%	3 L/min	80 L/min
Amarelo	28%	6 L/min	67,7 L/min
Branco	31%	8L/min	63,2 L/min
Verde	35%	12 L/min	67,7 L/min
Lilás	40%	15 L/min	62,4 L/min
Laranja	50%	15 L/min	41 L/min

Efeitos Fisiológicos do Oxigênio
- Melhora das trocas gasosas.
- Vasodilatação arterial pulmonar.

- Reduz a resistência das artérias pulmonares.
- Melhora o débito cardíaco.
- Reduz a sobrecarga de trabalho cardíaco.
- Vasoconstrição sistêmica.

Efeitos Deletérios do Oxigênio

- Depressão do sistema respiratório (hipercapnia).
- Atelectasias por absorção.
- Diminuição da relação V/Q.
- Diminuição do surfactante pulmonar.
- Retinopatia.
- Contaminação bacteriana.
- Toxicidade pulmonar: $FiO_2 > 60\%$ por mais de 48 h;
  $FiO_2 = 100\%$ por 12 horas.

A toxicidade afeta os pulmões e o sistema nervoso central, dependendo da quantidade e do tempo de exposição à oxigenoterapia. Os efeitos neurológicos centrais incluindo tremores, contrações e convulsões tendem a ocorrer somente quando o paciente for submetido às pressões superiores a 1 atmosfera (oxigenoterapia hiperbárica), no entanto, as respostas pulmonares ocorrem entre 12 e 72 horas de exposição a 100% de O_2 inspirado (Tabela 4.6).

Tabela 4.6. Tempo de Exposição ao O_2 versus Resposta Fisiológica

Tempo de Exposição (h)	Resposta Fisiológica
12-24	Traqueobronquite; tosse seca; dor torácica subesternal; diminuição da *clearance* mucociliar; diminuição da capacidade vital
24-30	Parestesias; náuseas; vômitos; alteração da síntese proteica nas células endoteliais; alterações na função celular
30-48	Diminuição da complacência pulmonar; aumento da $P(A-a)O_2$; diminuição da capacidade de difusão
48-60	Inativação do surfactante; edema alveolar por aumento da permeabilidade
> 60	SDRA: morte

Cuidados na Administração de Oxigênio

- Avaliação do paciente: observar e considerar o nível de consciência, sinais vitais, coloração da pele e leitos ungueais, saturação de O_2, esforço respiratório (batimento de asa de nariz, utilização de musculatura acessória.).
- O oxigênio resseca e irrita as mucosas, motivo pelo qual é muito importante aumentar a ingestão de líquidos; não se deve administrar O_2 puro não umedecido.
- Trocar sistemas de umidificadores, névoas, cateter nasal a de acordo com a SCIH.
- Manter cabeceira elevada e oferecer conforto e adequado posicionamento no leito.
- Atentar para sinais de intoxicação por O_2.

- Se for necessário, aspirar o paciente quando detectados ruídos adventícios característicos de secreção pulmonar.
- Não administrar oxigênio sem o redutor de pressão e o fluxômetro.
- Colocar umidificador com água destilada ou esterilizada até o nível indicado.
- Observar se a máscara ou o cateter estão bem adaptados e em bom funcionamento.
- Explicar as condutas e as necessidades da oxigenoterapia ao paciente e acompanhantes.
- Observar e palpar a região epigástrica para constatar o aparecimento de distensão abdominal.
- Manter os artigos de oxigenoterapia longe de aparelhos elétricos e de fontes de calor.

Bibliografia Consultada

- Knobel E. Terapia Intensiva: Enfermagem. São Paulo: Atheneu; 2010.
- Pádua AI, Alvare F, Martinez JAB. Insuficiência respiratória. Medicina, Ribeirão Preto. abr./dez. 2003;36:205-213.
- Sandri P, Morato JB, Galassi MS, Guimarães HP. Manual prático de ventilação mecânica em pronto socorro e UTI. São Paulo: Ed. Atheneu; 2014.
- Sanho NK. Oxigenoterapia e ventilação não invasiva. Hospital Municipal Miguel Couto. Centro de Terapia Intensiva. Disponível em: http://www.szpilman.com/CTI/protocolos/Oxig%C3%AAnio%20e%20ventila%C3%A7%C3%A3o%20n%C3%A3o%20invasiva.pdf Acessado em: 18/07/2016.
- Smeltzer SC, Bare BG, Hinkle JL et al. Tratado de Enfermagem Médico-Cirúrgica. Rio de Janeiro: Guanabara Koogan; 2009.

capítulo 5

Tipos de Ventiladores Mecânicos

- Íbis Ariana Peña de Moraes
- Cinthia Mucci Ribeiro
- Mieko Cláudia Miura

■ Siglas

PCV = ventilação assisto-controlada a pressão

VCV = ventilação assisto-controlada a volume

SIMV = ventilação mandatória intermitente sincronizada (a volume ou a pressão)

PSV = ventilação com pressão de suporte

CPAP = pressão positiva contínua nas vias aéreas

APRV = ventilação com liberação de pressão nas vias aéreas

PRVC = volume controlado com pressão regulada

AAC ou ATC = compensação de via aérea artificial

Auto-Flow = adaptação automática do fluxo inspiratório em modos volume controlado

MMV = ventilação mandatória-minuto

PPS = pressão de suporte proporcional

SmartCare = desmame automático

HFV = ventilação de alta frequência

VAPS = pressão de suporte com volume corrente garantido

TCPLV = tempo controlado pressão limitada e fluxo contínuo

Bi-level = semelhante ao BIPAP/dois níveis de pressão positiva nas vias aéreas

PAV = ventilação assistida proporcional

Vela

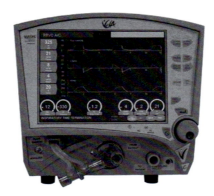

Pacientes que podem utilizar o ventilador	Adultos e pediátricos
Volume corrente	50-2.000 mL
PEEP máxima	35 cmH$_2$O (em APRV 45 a 60 cmH$_2$O)
Modos ventilatórios disponíveis	PCV; VCV; SIMV (a volume e a pressão); PSV; CPAP; APRV; PRVC
Possibilidade de usar ventilação não invasiva	Sim
Capacidade de compensar perdas	40 L/min
Método de disparo	Fluxo
Possibilidades de monitoração	Básica e mecânica respiratória
Curvas disponíveis	Pressão, fluxo e volume pelo tempo
Capacidade da bateria do ventilador	6 horas
Utilização de nebulizador	Sim
Pode ser utilizado como ventilador de transporte	Sim

Avea

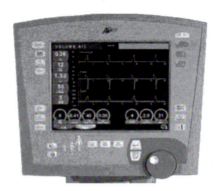

Pacientes que podem utilizar o ventilador	Adultos, pediátricos e neonatais
Volume corrente	2-2.500 mL
PEEP máxima	50 cmH$_2$O
Modos ventilatórios disponíveis	PCV; VCV; SIMV (a volume e a pressão); PSV; CPAP; APRV; PRVC; AAC
Possibilidade de usar ventilação não invasiva	Sim
Capacidade de compensar perdas	80 L/min
Método de disparo	Fluxo e pressão
Possibilidades de monitoração	Básica e mecânica respiratória
Curvas disponíveis	Pressão da via aérea, fluxo e volume pelo tempo; pressão esofágica; pressão traqueal; pressão transpulmonar
Capacidade da bateria do ventilador	2 horas (opcional com bateria externa até 6 horas)
Utilização de nebulizador	Sim
Pode ser utilizado como ventilador de transporte	Não

■ Sensormedics 3100A

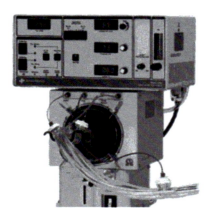

Pacientes que podem utilizar o ventilador	Pediátricos e neonatais (até 30 kg)
Modos ventilatórios disponíveis	HFV
Limite máximo de pressão	45 cmH$_2$O
Possibilidade de usar ventilação não invasiva	Não
Possibilidades de monitoração	Básica, pressão média e amplitude oscilatória
Capacidade da bateria do ventilador	Carga baixa – não especificada
Utilização de nebulizador	Não
Pode ser utilizado como ventilador de transporte	Não

LTV 1200

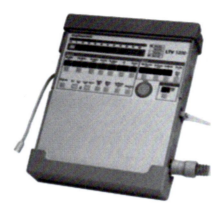

Pacientes que podem utilizar o ventilador	Adultos e pediátricos
Volume corrente	50-2.000 mL
PEEP máxima	20 cmH$_2$O
Modos ventilatórios disponíveis	PCV; VCV; SIMV (a volume e a pressão); PSV; CPAP
Possibilidade de usar ventilação não invasiva	Sim
Capacidade de compensar perdas	6 L/min
Método de disparo	Fluxo e pressão
Possibilidades de monitoração	Básica
Capacidade da bateria do ventilador	1 hora
Utilização de nebulizador	Não
Pode ser utilizado como ventilador de transporte	Sim

Savina

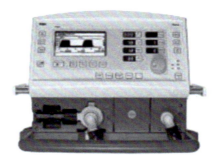

Pacientes que podem utilizar o ventilador	Adultos e pediátricos
Volume corrente	50-2.000 mL
PEEP máxima	35 cmH$_2$O
Modos ventilatórios disponíveis	PCV; VCV; SIMV (a volume e a pressão); PSV; CPAP; Auto-Flow
Possibilidade de usar ventilação não invasiva	Sim
Capacidade de compensar perdas	25 L/min
Método de disparo	Fluxo
Possibilidades de monitoração	Básica e temperatura do gás respiratório
Curvas disponíveis	Pressão e fluxo pelo tempo
Capacidade da bateria do ventilador	45 min (opcional bateria externa até 7 horas)
Utilização de nebulizador	Sim
Pode ser utilizado como ventilador de transporte	Sim

Evita XL

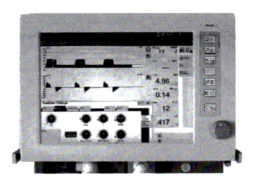

Pacientes que podem utilizar o ventilador	Adultos, pediátricos e neonatais
Volume corrente	3-2.000 mL
PEEP máxima	50 cmH$_2$O
Modos ventilatórios disponíveis	PCV; VCV; SIMV (a volume e a pressão); PSV; CPAP; APRV; MMV; Auto-Flow; ATC
Possibilidade de usar ventilação não invasiva	Sim
Capacidade de compensar perdas	30 L/min
Método de disparo	Fluxo
Possibilidades de monitoração	Básica, capnografia, medida do espaço morto e temperatura dos gases
Curvas disponíveis	Pressão, fluxo e volume pelo tempo
Capacidade da bateria do ventilador	10 min (opcional com bateria externa até 2 horas)
Utilização de nebulizador	Sim
Pode ser utilizado como ventilador de transporte	Sim

Evita 2

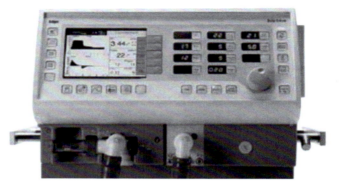

Pacientes que podem utilizar o ventilador	Adultos, pediátricos e neonatais
Volume corrente	3-2.000 mL
PEEP máxima	35 cmH$_2$O.
Modos ventilatórios disponíveis	PCV; VCV; SIMV (a volume e a pressão); PSV; CPAP; APRV; MMV; Auto-Flow; ATC
Possibilidade de usar ventilação não invasiva	Sim
Capacidade de compensar perdas	180 L/min
Método de disparo	Fluxo
Possibilidades de monitoração	Básica, mecânica respiratória, capnografia, medida do espaço morto e temperatura dos gases
Curvas disponíveis	Pressão, fluxo e volume pelo tempo
Capacidade da bateria do ventilador	10 min (opcional com bateria externa até 2 horas)
Utilização de nebulizador	Sim
Pode ser utilizado como ventilador de transporte	Sim

Evita 4

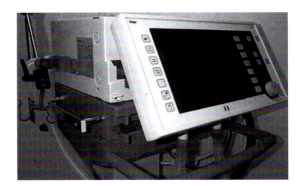

Pacientes que podem utilizar o ventilador	Adultos, pediátricos e neonatais
Volume corrente	3-2.000 mL
PEEP máximo	35 cmH$_2$O
Modos ventilatórios disponíveis	PCV; VCV; SIMV (a volume e a pressão); PSV; CPAP; APRV; MMV; Auto-Flow; ATC; PPS
Possibilidade de usar ventilação não invasiva	Sim
Capacidade de compensar perdas	30 L/min
Método de disparo	Fluxo
Possibilidades de monitoração	Básica, mecânica respiratória, capnografia, medida do espaço morto e temperatura dos gases
Curvas disponíveis	Pressão, fluxo e volume pelo tempo
Capacidade da bateria do ventilador	10 min (opcional com bateria externa até 2 horas)
Utilização de nebulizador	Sim
Pode ser utilizado como ventilador de transporte	Sim

Evita Infinity V500

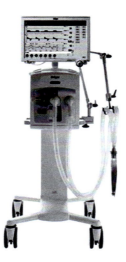

Pacientes que podem utilizar o ventilador	Adultos, pediátricos e neonatais
Volume corrente	2-3.000 mL
PEEP máxima	50 cmH$_2$O
Modos ventilatórios disponíveis	PCV; VCV; SIMV (a volume e a pressão); PSV; CPAP; APRV; MMV; Auto-Flow; ATC; PPS; SmartCare
Possibilidade de usar ventilação não invasiva	Sim
Capacidade de compensar perdas	30 L/min
Método de disparo	Fluxo
Possibilidades de monitoração	Básica, mecânica respiratória e capnografia
Curvas disponíveis	Pressão, fluxo e volume pelo tempo, complacência e resistência
Capacidade da bateria do ventilador	6:30 horas
Utilização de nebulizador	Sim
Pode ser utilizado como ventilador de transporte	Sim

Oxylog 3000

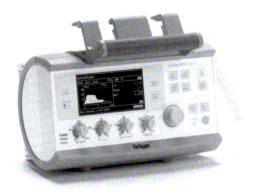

Pacientes que podem utilizar o ventilador	Adultos e pediátricos
Volume corrente	50-2.000 mL
PEEP máxima	20 cmH$_2$O
Modos ventilatórios disponíveis	PCV; VCV; SIMV (a volume e a pressão); PSV; CPAP; Auto-Flow
Possibilidade de usar ventilação não invasiva	Sim
Capacidade de compensar perdas	30 L/min
Método de disparo	Fluxo
Possibilidades de monitoração	Básica
Curvas disponíveis	Pressão, fluxo e volume pelo tempo
Capacidade da bateria do ventilador	4 horas
Utilização de nebulizador	Sim
Pode ser utilizado como ventilador de transporte	Sim

Tipos de Ventiladores Mecânicos

Babylog 8000 PLUS

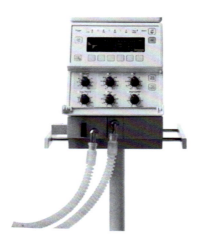

Pacientes que podem utilizar o ventilador	Neonatais
Volume corrente	2-100 mL
PEEP máxima	25 cmH$_2$O
Modos ventilatórios disponíveis	PCV; VCV; SIMV (a volume e a pressão); PSV; CPAP; ATC; HFV
Possibilidade de usar ventilação não invasiva	Sim
Capacidade de compensar perdas	10 L/min
Método de disparo	Fluxo
Possibilidades de monitoração	Básica e mecânica respiratória
Curvas disponíveis	Pressão da via aérea, fluxo e volume pelo tempo
Capacidade da bateria do ventilador	5 horas
Utilização de nebulizador	Sim
Pode ser utilizado como ventilador de transporte	Sim

■ DX 3012

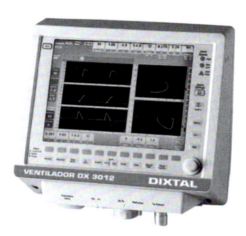

Pacientes que podem utilizar o ventilador	Adultos, pediátricos e neonatais
Volume corrente	5-2.500 mL
PEEP máxima	50 cmH$_2$O
Modos ventilatórios disponíveis	PCV; VCV; SIMV (a volume e a pressão); PSV; CPAP; MMV; VAPS; APRV
Possibilidade de usar ventilação não invasiva	Sim
Capacidade de compensar perdas	180 L/min
Método de disparo	Fluxo e pressão
Possibilidades de monitoração	Básica e mecânica respiratória
Curvas disponíveis	Pressão da via aérea, fluxo e volume pelo tempo
Capacidade da bateria do ventilador	2:30 horas
Utilização de nebulizador	Sim
Pode ser utilizado como ventilador de transporte	Sim

Dixtal 3023

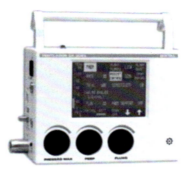

Pacientes que podem utilizar o ventilador	Adultos e pediátricos
Volume corrente	5-2.500 mL
PEEP máxima	50 cmH$_2$O
Modos ventilatórios disponíveis	PCV; VCV; SIMV (a volume e a pressão); PSV; CPAP; APRV; PRVC; VAPS
Possibilidade de usar ventilação não invasiva	Sim
Capacidade de compensar perdas	50 L/min
Método de disparo	Fluxo e pressão
Possibilidades de monitoração	Básica e mecânica respiratória
Curvas disponíveis	Pressão, fluxo e volume pelo tempo
Capacidade da bateria do ventilador	2:30 horas
Utilização de nebulizador	Sim
Pode ser utilizado como ventilador de transporte	Sim

Centiva 5

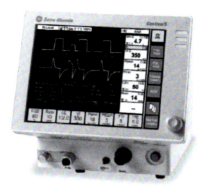

Pacientes que podem utilizar o ventilador	Adultos, pediátricos e neonatais
Volume corrente	3-2.000 mL
PEEP máxima	35 cmH$_2$O
Modos ventilatórios disponíveis	PCV; VCV; SIMV (a volume e a pressão); PSV; CPAP; ATC
Possibilidade de usar ventilação não invasiva	Sim
Capacidade de compensar perdas	50% do volume corrente ajustado
Método de disparo	Fluxo
Possibilidades de monitoração	Básica e mecânica respiratória
Curvas disponíveis	Pressão e fluxo pelo tempo
Capacidade da bateria do ventilador	30 min
Utilização de nebulizador	Sim
Pode ser utilizado como ventilador de transporte	Sim

Engstrom Pro

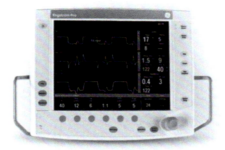

Pacientes que podem utilizar o ventilador	Adultos, pediátricos e neonatais
Volume corrente	3-2.000 mL
PEEP máxima	50 cmH$_2$O
Modos ventilatórios disponíveis	PCV; VCV; SIMV (a volume e a pressão); PSV; CPAP; APRV; PRVC; ATC; Bi-level
Possibilidade de usar ventilação não invasiva	Sim
Capacidade de compensar perdas	200 L/min
Método de disparo	Fluxo e pressão
Possibilidades de monitoração	Básica, mecânica respiratória e capnografia
Curvas disponíveis	Pressão, fluxo e volume pelo tempo
Capacidade da bateria do ventilador	2 horas
Utilização de nebulizador	Sim
Pode ser utilizado como ventilador de transporte	Sim

Engstrom Carestation

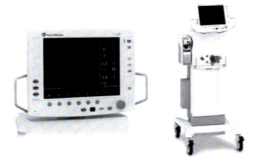

Pacientes que podem utilizar o ventilador	Adultos, pediátricos e neonatais
Volume corrente	3-2.000 mL
PEEP máxima	50 cmH$_2$O
Modos ventilatórios disponíveis	PCV; VCV; SIMV (a volume e a pressão); PSV; CPAP; PRVC; ATC; Bi-level
Possibilidade de usar ventilação não invasiva	Sim
Capacidade de compensar perdas	200 L/min
Método de disparo	Fluxo e pressão
Possibilidades de monitoração	Básica, mecânica respiratória e capnografia
Curvas disponíveis	Pressão, fluxo e volume pelo tempo
Capacidade da bateria do ventilador	2 horas
Utilização de nebulizador	Sim
Pode ser utilizado como ventilador de transporte	Sim

Hamilton G5

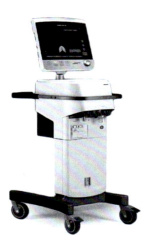

Pacientes que podem utilizar o ventilador	Adultos, pediátricos e neonatais
Volume corrente	2-2.000 mL
PEEP máxima	50 cmH$_2$O
Modos ventilatórios disponíveis	PCV; VCV; SIMV (a volume e a pressão); PSV; CPAP; PRVC; VAPS
Possibilidade de usar ventilação não invasiva	Sim
Capacidade de compensar perdas	80% do volume corrente ajustado
Método de disparo	Fluxo e pressão
Possibilidades de monitoração	Básica, mecânica respiratória, capnografia, pressão de *cuff* e pulmão dinâmico
Curvas disponíveis	Pressão, fluxo e volume pelo tempo
Capacidade da bateria do ventilador	1 hora (opcional com bateria externa até 2 horas)
Utilização de nebulizador	Sim
Pode ser utilizado como ventilador de transporte	Sim

■ Raphael Color

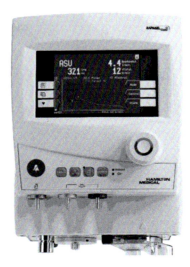

Pacientes que podem utilizar o ventilador	Adultos e pediátricos
Volume corrente	50-2.000 mL
PEEP máxima	35 cmH$_2$O
Modos ventilatórios disponíveis	PCV; VCV; SIMV (a volume e a pressão); PSV; CPAP; APRV; ATC; VAPS
Possibilidade de usar ventilação não invasiva	Sim
Capacidade de compensar perdas	180 L/min
Método de disparo	Fluxo
Possibilidades de monitoração	Básica e mecânica respiratória
Curvas disponíveis	Pressão, fluxo e volume pelo tempo
Capacidade da bateria do ventilador	2 horas
Utilização de nebulizador	Sim
Pode ser utilizado como ventilador de transporte	Sim

Galileo

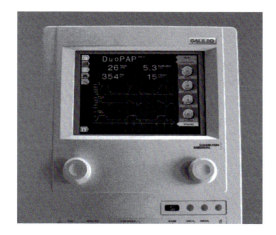

Pacientes que podem utilizar o ventilador	Adultos, pediátricos e neonatais
Volume corrente	10-2.000 mL
PEEP máxima	50 cmH$_2$O
Modos ventilatórios disponíveis	PCV; VCV; SIMV (a volume e a pressão); PSV; CPAP; APRV; AAC; VAPS
Possibilidade de usar ventilação não invasiva	Sim
Capacidade de compensar perdas	180 L/min
Método de disparo	Fluxo e pressão
Possibilidades de monitoração	Básica e mecânica respiratória
Curvas disponíveis	Pressão, fluxo e volume pelo tempo
Capacidade da bateria do ventilador	1 hora
Utilização de nebulizador	Sim
Pode ser utilizado como ventilador de transporte	Sim

■ Inter 5

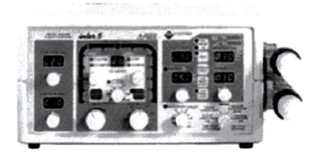

Pacientes que podem utilizar o ventilador	Adultos, pediátricos e neonatais
Volume corrente	20-2.000 mL
PEEP máxima	30 cmH$_2$O
Modos ventilatórios disponíveis	PCV; VCV; SIMV (a volume e a pressão); PSV; CPAP
Possibilidade de usar ventilação não invasiva	Sim
Capacidade de compensar perdas	40 L/min
Método de disparo	Fluxo e pressão
Possibilidades de monitoração	Básica
Curvas disponíveis	Não disponível
Capacidade da bateria do ventilador	2 horas
Utilização de nebulizador	Sim
Pode ser utilizado como ventilador de transporte	Sim

Inter Plus

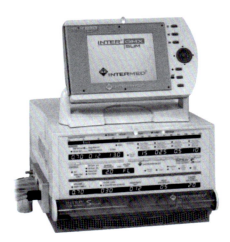

Pacientes que podem utilizar o ventilador	Adultos, pediátricos e neonatais
Volume corrente	10-2.000 mL
PEEP máxima	50 cmH$_2$O
Modos ventilatórios disponíveis	PCV; VCV; SIMV (a volume e a pressão); PSV; CPAP; VAPS
Possibilidade de usar ventilação não invasiva	Sim
Capacidade de compensar perdas	40 L/min
Método de disparo	Fluxo e pressão
Possibilidades de monitoração	Básica e mecânica respiratória
Curvas disponíveis	Pressão, fluxo e volume pelo tempo
Capacidade da bateria do ventilador	2 horas
Utilização de nebulizador	Sim
Pode ser utilizado como ventilador de transporte	Sim

■ Inter 7 Plus

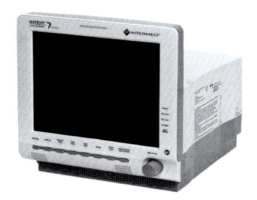

Pacientes que podem utilizar o ventilador	Adultos, pediátricos e neonatais
Volume corrente	10-2.000 mL
PEEP máxima	50 cmH$_2$O
Modos ventilatórios disponíveis	PCV; VCV; SIMV (a volume e a pressão); PSV; CPAP
Possibilidade de usar ventilação não invasiva	Sim
Capacidade de compensar perdas	40 L/min
Método de disparo	Fluxo e pressão
Possibilidades de monitoração	Básica e mecânica respiratória
Curvas disponíveis	Pressão, fluxo e volume pelo tempo
Capacidade da bateria do ventilador	3 horas
Utilização de nebulizador	Sim
Pode ser utilizado como ventilador de transporte	Sim

IX5

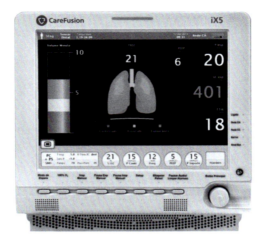

Pacientes que podem utilizar o ventilador	Adultos, pediátricos e neonatais
Volume corrente	10-2.000 mL
PEEP máxima	50 cmH$_2$O
Modos ventilatórios disponíveis	PCV; VCV; TCPLV
Possibilidade de usar ventilação não invasiva	Sim
Capacidade de compensar perdas	Até 50% do volume corrente ajustado
Método de disparo	Fluxo e pressão
Possibilidades de monitorização	Básica, mecânica respiratória e pulmão dinâmico
Curvas disponíveis	Pressão, fluxo e volume pelo tempo
Capacidade da bateria do ventilador	Não especificado
Utilização de nebulizador	Sim
Pode ser utilizado como ventilador de transporte	Sim

■ Smart

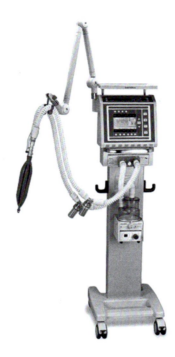

Pacientes que podem utilizar o ventilador	Adultos, pediátricos e neonatais
Volume corrente	20-2.000 mL
PEEP máxima	50 cmH$_2$O
Modos ventilatórios disponíveis	PCV; VCV; SIMV (a volume e a pressão); PSV; CPAP
Possibilidade de usar ventilação não invasiva	Sim
Capacidade de compensar perdas	40 L/min
Método de disparo	Fluxo, pressão e volume
Possibilidades de monitoração	Básica e mecânica respiratória
Curvas disponíveis	Pressão, fluxo e volume pelo tempo
Capacidade da bateria do ventilador	2 horas
Utilização de nebulizador	Sim
Pode ser utilizado como ventilador de transporte	Sim

Carmel

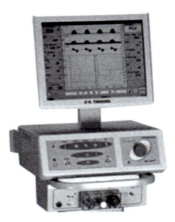

Pacientes que podem utilizar o ventilador	Adultos, pediátricos e neonatais
Volume corrente	20-2.500 mL
PEEP máxima	50 cmH$_2$O
Modos ventilatórios disponíveis	PCV; VCV; SIMV (a volume e a pressão); PSV; CPAP
Possibilidade de usar ventilação não invasiva	Sim
Capacidade de compensar perdas	40 L/min
Método de disparo	Fluxo, pressão e volume
Possibilidades de monitoração	Básica e mecânica respiratória
Curvas disponíveis	Pressão, fluxo e volume pelo tempo
Capacidade da bateria do ventilador	2 horas
Utilização de nebulizador	Sim
Pode ser utilizado como ventilador de transporte	Sim

Color

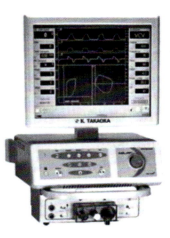

Pacientes que podem utilizar o ventilador	Adultos, pediátricos e neonatais
Volume corrente	20-2.500 mL
PEEP máxima	50 cmH$_2$O
Modos ventilatórios disponíveis	PCV; VCV; SIMV (a volume e a pressão); PSV; CPAP; MMV
Possibilidade de usar ventilação não invasiva	Sim
Capacidade de compensar perdas	40 L/min
Método de disparo	Fluxo, pressão e volume
Possibilidades de monitoração	Básica e mecânica respiratória
Curvas disponíveis	Pressão, fluxo e volume pelo tempo
Capacidade da bateria do ventilador	2 horas
Utilização de nebulizador	Sim
Pode ser utilizado como ventilador de transporte	Sim

Microtak 920 Resgate

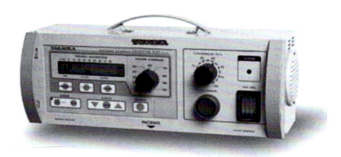

Pacientes que podem utilizar o ventilador	Adultos e pediátricos
Volume corrente	200-1.000 mL
PEEP máxima	20 cmH$_2$O
Modos ventilatórios disponíveis	PCV; VCV; SIMV (a volume e a pressão)
Possibilidade de usar ventilação não invasiva	Não
Capacidade de compensar perdas	Não especificado
Método de disparo	Fluxo e pressão
Possibilidades de monitoração	Básica
Curvas disponíveis	Não disponível
Capacidade da bateria do ventilador	8 horas
Utilização de nebulizador	Sim
Pode ser utilizado como ventilador de transporte	Sim

■ Servoi

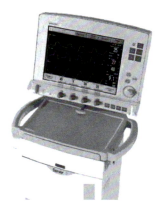

Pacientes que podem utilizar o ventilador	Adultos, pediátricos e neonatais
Volume corrente	2-4.000 mL
PEEP máxima	50 cmH$_2$O
Modos ventilatórios disponíveis	PCV; VCV; SIMV (a volume e a pressão); PSV; CPAP; PRVC; Bi-level
Possibilidade de usar ventilação não invasiva	Sim
Capacidade de compensar perdas	50 L/min
Método de disparo	Fluxo e pressão
Possibilidades de monitoração	Básica, mecânica respiratória e capnografia
Curvas disponíveis	Pressão, fluxo e volume pelo tempo
Capacidade da bateria do ventilador	3 horas
Utilização de nebulizador	Sim
Pode ser utilizado como ventilador de transporte	Sim

Puritan Bennett 840

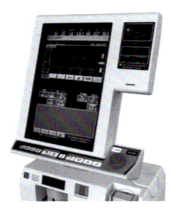

Pacientes que podem utilizar o ventilador	Adultos, pediátricos e neonatais
Volume corrente	5-2.500 mL
PEEP máxima	45 cmH$_2$O
Modos ventilatórios disponíveis	PCV; VCV; SIMV (a volume e a pressão); PSV; CPAP; APRV; ATC; Bi-level; PAV
Possibilidade de usar ventilação não invasiva	Sim
Capacidade de compensar perdas	20 L/min
Método de disparo	Fluxo e pressão
Possibilidades de monitoração	Básica e mecânica respiratória
Curvas disponíveis	Pressão, fluxo e volume pelo tempo
Capacidade da bateria do ventilador	30 min
Utilização de nebulizador	Não
Pode ser utilizado como ventilador de transporte	Sim

Newport E360

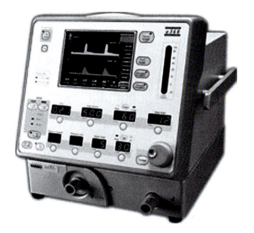

Pacientes que podem utilizar o ventilador	Adultos e pediátricos
Volume corrente	5-3.000 mL
PEEP máxima	45 cmH$_2$O
Modos ventilatórios disponíveis	PCV; VCV; SIMV (a volume e a pressão); PSV; CPAP; APRV; PRVC
Possibilidade de usar ventilação não invasiva	Sim
Capacidade de compensar perdas	15 L/min
Método de disparo	Fluxo e pressão
Possibilidades de monitoração	Básica e mecânica respiratória
Curvas disponíveis	Pressão, fluxo e volume pelo tempo
Capacidade da bateria do ventilador	45 min
Utilização de nebulizador	Não
Pode ser utilizado como ventilador de transporte	Sim

Trilogy 100

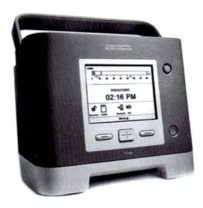

Pacientes que podem utilizar o ventilador	Adultos e pediátricos
Volume corrente	21-2.000 mL
PEEP máxima	25 cmH$_2$O
Modos ventilatórios disponíveis	PCV; VCV; SIMV (a volume e a pressão); PSV; CPAP; APRV; VAPS
Possibilidade de usar ventilação não invasiva	Sim
Capacidade de compensar perdas	200 L/min
Método de disparo	Fluxo
Possibilidades de monitoração	Básica e mecânica respiratória
Curvas disponíveis	Pressão
Capacidade da bateria do ventilador	4 horas
Utilização de nebulizador	Não
Pode ser utilizado como ventilador de transporte	Sim

Bibliografia Consultada

- Morato J, Sandri P, Guimarães HP. Série Emergências de Bolso Vol.II - ABC da Ventilação Mecânica. 1ª ed. São Paulo: Atheneu; 2015. p. 174-225. ISBN: 9788538806325.
- Sandri P, Morato JB, Galassi MS. Manual Prático de Ventilação Mecânica em Pronto socorro e UTI. 1ª ed. São Paulo: Atheneu; 2014. p. 177-200. ISBN: 9788538805144.
- Toufen Junior C, Carvalho CRRD. Ventiladores mecânicos. Jornal Brasileiro de Pneumologia. 2007;33:71-91. ISSN: 1806-3713.

capítulo 6

Modos Ventilatórios e Ajustes de Alarmes

- **Leandro Luti Gonçalves de Souza**
- **Maíra Ferreira Lobo**
- **Marcia Maria de Souza**

A ventilação mecânica trata-se de um método de suporte para tratamento de pacientes com insuficiência respiratória aguda ou crônica agudizada e como suporte ventilatório para pacientes no intra e no pós-operatório, até que estejam capacitados a reassumir a ventilação espontânea.

Existem diversas modalidades ventilatórias, sendo extremamente importante o entendimento e os cuidados com cada uma delas.

■ Modos Ventilatórios

Ciclo Ventilatório

O ciclo respiratório, durante a ventilação mecânica com pressão positiva, pode ser dividido em quatro fases:

I – Fase inspiratória: o ventilador mecânico deverá insuflar os pulmões do paciente, vencendo as propriedades elásticas e resistivas do sistema respiratório. Ao final da insuflação pulmonar, uma pausa inspiratória poderá, ainda, ser introduzida, prolongando-se a fase, de acordo com o necessário para uma melhor troca gasosa.

II - Mudança da fase inspiratória para a fase expiratória: o respirador deverá interromper a fase inspiratória e permitir o início da fase expiratória; é o que se chama de ciclagem, dispondo-se hoje de ciclagem por critérios de pressão, fluxo, volume e tempo.

III - Fase expiratória: o respirador deverá permitir o esvaziamento dos pulmões, normalmente, de forma passiva.

IV - Mudança da fase expiratória para a fase inspiratória: essa transição pode ser desencadeada pelo respirador ou pelo paciente. É o que se chama de ciclo respiratório, dispondo-se, hoje, de mecanismos de disparo por tempo, pressão ou fluxo (Figura 6.1).

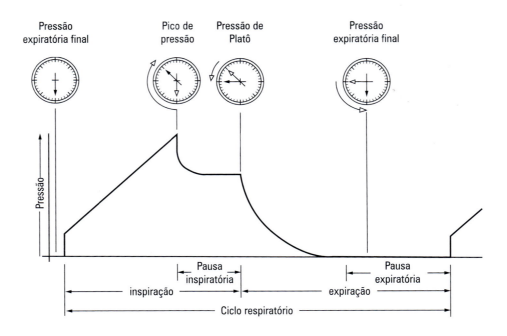

■ **Figura 6.1** – Ciclo ventilatório.

Curvas de Fluxo

O fluxo geralmente é medido diretamente pelo respirador, através de sensores de pressão diferencial que estão localizados entre a cânula endotraqueal e o "Y" do circuito do respirador. O fluxo inicia-se, nos modos controlados, depois de determinado intervalo de tempo (depende da f [frequência respiratória] ou da relação I:E – TI/TE) ou mediante um limite de sensibilidade preestabelecido. Duas técnicas são utilizadas na prática para o disparo de um ciclo ventilatório: a queda de pressão ou a geração de fluxo. Após o início do ciclo (disparo), o fluxo aumenta até atingir um valor pré-fixado, denominado de pico de fluxo.

Este valor é definido pelo operador no modo volume controlado e pode ser mantido constante ou ter valor decrescente no tempo. O fluxo, nessa modalidade, vai definir o tempo que a válvula inspiratória permanecerá aberta (TI), de acordo com o VC estabelecido. Por exemplo: Ventilação com volume controlado com VC de 500 mL e fluxo de 60 L/min; logo o TI será de 0,5 s – tempo que a válvula inspiratória permanecerá aberta para propiciar a entrada de 1/2 L de ar. O fluxo inspiratório encerra-se conforme o modo de ciclagem estabelecido, ou seja, fecha-se a válvula inspiratória e abre-se a válvula expiratória do aparelho, começando então o fluxo expiratório. As características da curva de fluxo nos modos espontâneos são determinadas pela demanda do paciente. O começo e o final da inspiração são minimamente afetados pelo tempo de resposta do sistema de demanda. Porém, em casos de alta demanda (por parte do paciente), o retardo na abertura da válvula inspiratória pode gerar dissincronia paciente-ventilador.

Na Figura 6.2 apresentamos o exemplo de uma onda de fluxo quadrada (fluxo constante) no modo volume controlado. Apresentamos ainda a característica da onda de fluxo na ventilação espontânea sem o uso de suporte ventilatório.

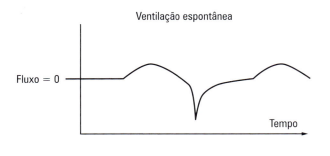

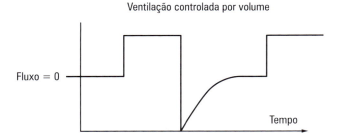

- **Figura 6.2** – Curvas de fluxo.

A forma da onda de fluxo pode ser modificada no ventilador diretamente ou indiretamente conforme o modo ventilatório escolhido. A seguir, alguns exemplos de curva de fluxo (Figura 6.3).

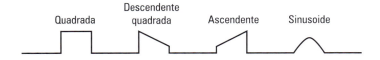

- **Figura 6.3** – Formas da curva de fluxo.

As formas mais utilizadas na prática clínica são a quadrada, permite a realização da monitoração da mecânica respiratória, e a descendente, proporciona uma melhor distribuição do ar inspirado.

Curvas de Pressão

A pressão é geralmente medida pelo ventilador diretamente, através de transdutor instalado próximo ao tubo endotraqueal ("Y" do circuito do ventilador).

Durante a ventilação espontânea, na inspiração, devido à contração da musculatura respiratória, ocorre uma queda da pressão nos alvéolos/vias aéreas para que seja gerado o fluxo inspiratório (Figura 6.2). Na ventilação assistida e em modos espontâneos como a pressão de suporte, a contração da musculatura vai depender da demanda metabólica do paciente (controle neural – *drive*), vai proporcionar a queda de pressão no circuito e, de acordo com a sensibilidade ajustada, promover a abertura da válvula gerando um pico de fluxo inspiratório, aumentando progressivamente a pressão no sistema respiratório do paciente. Na expiração, ao contrário, como a pressão no sistema está elevada, a abertura da válvula expiratória promoverá a saída passiva do ar.

No gráfico abaixo (Figura 6.4), o traçado de pressão nas vias aéreas começa e termina no nível zero. Entretanto, é possível utilizar uma pressão positiva ao final da expiração (PEEP, do inglês *positive end expiratory pressure*), quando, então, o traçado partirá e terminará em um nível de pressão acima de zero. Note que na ventilação espontânea a pressão intratorácica é negativa na inspiração e positiva na expiração, enquanto durante a ventilação mecânica, a pressão nas vias aéreas se mantém positiva durante todo o ciclo (desde que se use uma PEEP). Esse fato gera repercussões hemodinâmicas que devem ser do conhecimento do profissional responsável pelo suporte ventilatório do paciente.

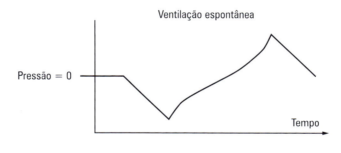

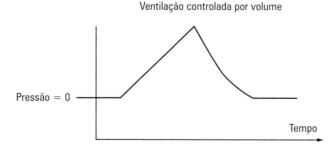

■ **Figura 6.4** – Curvas de pressão nas vias aéreas.

Componentes da Pressão Inspiratória

Como observado no gráfico da Figura 6.4, à medida que o fluxo de ar entra no sistema respiratório, a pressão inspiratória vai se elevando, pois é necessária para vencer dois componentes: um resistivo (devido à resistência ao fluxo de ar passando pelas vias aéreas) e outro elástico (decorrente da distensão dos pulmões e da parede torácica). Estes dois componentes são demonstrados a seguir, quando certo volume é fornecido com fluxo constante até determinado ponto (1), quando ocorre uma interrupção do fluxo (pausa inspiratória) que determina a pressão de platô (2) (Figura 6.5).

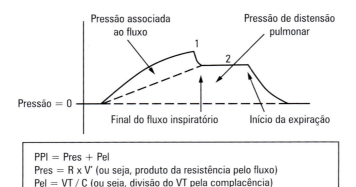

■ **Figura 6.5** – Componentes da pressão inspiratória.

O ponto (1) representa o pico de pressão (PPI) nas vias aéreas, que sofre interferência tanto do fluxo (Pres = pressão resistiva) como da variação de volume (Pel = pressão elástica). Já o ponto (2) marca a pressão de platô (PPLATÔ) das vias aéreas, que representa a pressão de equilíbrio do sistema respiratório, na ausência de fluxo (não existe fluxo, portanto não há o componente de resistência das vias aéreas).

Na situação de fluxo zero (pausa inspiratória), observa-se que a Pel corresponde à pressão no sistema que equilibrou aquele volume de ar que entrou (VC). Portanto sua relação é a complacência do sistema respiratório, pois na situação de fluxo zero, a pressão resistiva é zero e a pressão observada no sistema (pressão de platô), corresponde à pressão elástica do sistema respiratório (diferença entre a PPLATÔ e a PEEP).

Disparo do Ventilador

Durante a ventilação mecânica, uma variável de disparo predeterminada deve ser alcançada para iniciar a inspiração. Com a ventilação controlada, a variável é o tempo e é independente do esforço do paciente. Nos modos que permitem ciclos assistidos e espontâneos, a inspiração começa quando se alcança um nível de pressão ou fluxo predeterminado (sensibilidade).

No disparo à pressão, o ventilador detecta uma queda na pressão de vias aéreas ocasionada pelo esforço do paciente. Este esforço pode iniciar a inspiração, quando a pressão negativa realizada ultrapassar o limiar de pressão para o disparo, ou pode não disparar o ciclo, caso a pressão negativa não ultrapasse este limiar, gerando apenas trabalho respiratório e dissincronia (Figura 6.6).

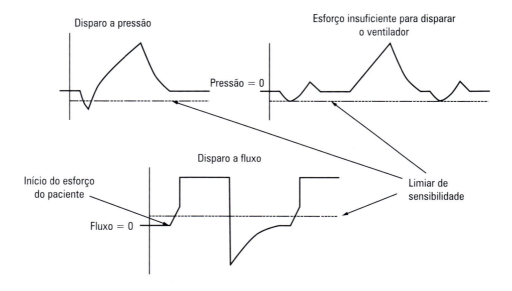

■ **Figura 6.6** – Disparo do ventilador por pressão de fluxo.

O limiar de pressão é determinado pelo operador no ventilador, que indicará sempre a pressão negativa abaixo da PEEP necessária para disparar o ventilador. O disparo a fluxo envolve o uso de um fluxo inspiratório basal contínuo (*bias flow* ou *continuous flow*). Quando a diferença entre o fluxo inspiratório e o fluxo expiratório alcançar um determinado limite de sensibilidade, abre-se a válvula inspiratória e um novo ciclo ventilatório começa.

Sensibilidade e tempo de resposta do ventilador: quando o disparo é determinado pelo paciente existe um intervalo entre o início da deflexão negativa da pressão e o início do fluxo inspiratório. A este intervalo chamamos de "tempo de resposta do ventilador". Este tempo depende da sensibilidade da válvula inspiratória do ventilador e da capacidade do ventilador em gerar o fluxo (Figura 6.7). Quando o tempo de resposta do ventilador é elevado, o paciente fará um esforço acima do necessário até que o fluxo se inicie, aumentando o trabalho respiratório e gerando dissincronia paciente-ventilador.

Curvas de Volume

O gráfico de volume representa, em sua porção ascendente, o volume pulmonar inspirado e, em sua curva descendente, o volume pulmonar total expirado. Os volumes são iguais a menos que esteja ocorrendo vazamento, desconexão do circuito ou aprisionamento aéreo (Figura 6.8).

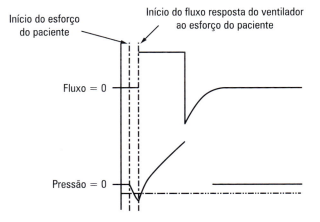

■ **Figura 6.7** – Sensibilidade e responsividade.

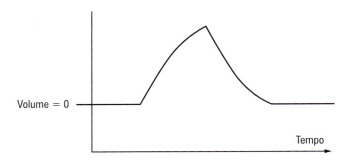

■ **Figura 6.8** – Curva de volume.

Curvas de Fluxo, Pressão e Volume em Função do Tempo

Individualmente, as curvas de fluxo, pressão e volume são importantes, porém podemos utilizar e completar melhor as curvas quando estão associadas. A seguir, na Figura 6.9, são mostradas as três formas de curvas em associação, durante as ventilações controlada, assistida e espontânea.

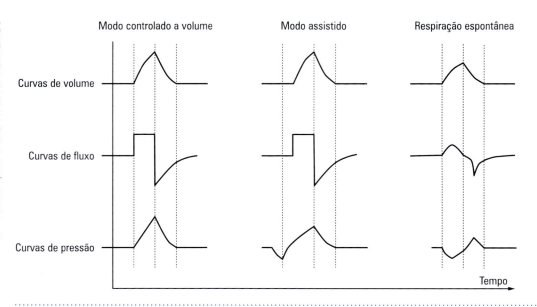

- Figura 6.9 – Associação de curvas.

Ventilação Mandatória Contínua

Todos os ciclos ventilatórios são disparados e/ou ciclados pelo ventilador (ciclos mandatórios). Quando o disparo ocorre pelo tempo, o modo é apenas controlado e, quando o disparo ocorre de acordo com a pressão negativa ou fluxo positivo, realizado pelo paciente, chamamos o modo de assistido/controlado.

Nos ventiladores mecânicos mais modernos, a ventilação mandatória contínua pode ocorrer com volume controlado ou com pressão controlada.

- Volume controlado: os ciclos mandatórios têm como variável de controle o volume, são limitados a fluxo e ciclados a volume.
- Pressão controlada: os ciclos mandatórios têm como variável de controle a pressão, são limitados a pressão e ciclados a tempo.

■ VCV

Ventilação Mandatória Contínua com Volume Controlado – Modo Controlado

Nesta modalidade, a frequência respiratória e o volume corrente são constantes e predeterminados. O fluxo inspiratório também é fixo.

O ventilador inicia a respiração seguinte (disparo) após um tempo estipulado, de acordo com a frequência respiratória preestabelecida, e o disparo ocorre exclusivamente por tempo, ficando o comando sensibilidade desativado (Figura 6.10).

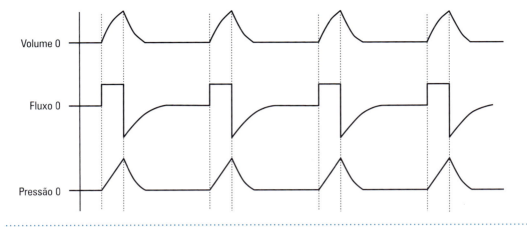

■ **Figura 6.10** – Ventilação mecânica controlada.

A transição entre a inspiração e a expiração (ciclagem) ocorre após a liberação do volume corrente preestabelecido em velocidade determinada pelo fluxo, que também foi previamente estabelecido.

Este modo ventilatório, como todo modo controlado, aplica-se a pacientes sedados, que não têm condições de realizar o esforço necessário para disparar o ventilador.

■ VCV/AC

Ventilação Mandatória Contínua com Volume Controlado – Modo Assisto-controlado

O ventilador permite um mecanismo misto de disparo da fase inspiratória.

Disparo por pressão: é decorrente do esforço inspiratório do paciente, que gera uma pressão negativa, atinge o valor predeterminado de sensibilidade e realiza o disparo do ventilador.

Disparo por tempo: caso o paciente não atinja o valor predeterminado de sensibilidade para disparar o aparelho, este manterá ciclos ventilatórios de acordo com a frequência respiratória indicada pelo operador (Figura 6.11).

Nesta modalidade, a frequência respiratória pode variar de acordo com o disparo decorrente do esforço inspiratório do paciente, porém se mantêm fixos tanto o volume corrente como o fluxo.

Aplica-se esse modo ventilatório a pacientes que apresentem nível de consciência suficiente para disparar o ventilador mecânico, determinando a própria frequência respiratória.

Modos Ventilatórios e Ajustes de Alarmes

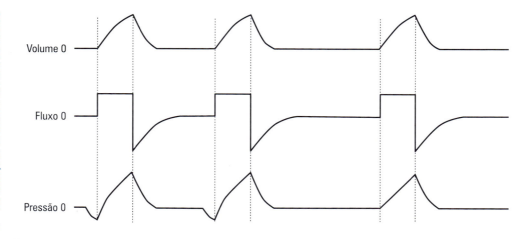

■ **Figura 6.11** – Ventilação mecânica controlada limitada a volume.

■ PCV

Ventilação Mandatória Contínua com Pressão Controlada – Modo Controlado

Neste modo ventilatório, fixa-se a frequência respiratória, o tempo inspiratório ou a relação inspiração:expiração (relação I:E) e o limite de pressão inspiratória.

O disparo é predeterminado de acordo com a frequência respiratória indicada, porém a transição entre inspiração e expiração (ciclagem) acontece de acordo com o tempo inspiratório e a relação I:E. O volume corrente passa a depender da pressão inspiratória preestabelecida, das condições de impedância do sistema respiratório e do tempo inspiratório selecionado (Figura 6.12).

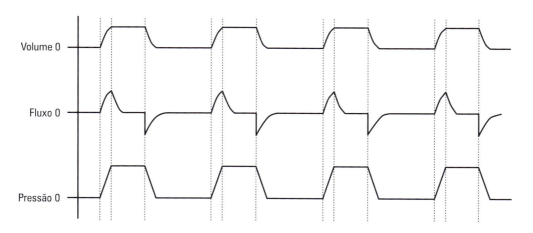

■ **Figura 6.12** – Ventilação mecânica controlada limitada a pressão.

■ PCV/AC

Ventilação Mandatória Contínua com Pressão Controlada – Modo Assistido-Controlado

No modo assistido-controlado os ciclos ocorrem conforme o esforço do paciente ultrapasse a sensibilidade, o volume corrente obtido passa a depender também desse esforço (Figura 6.13).

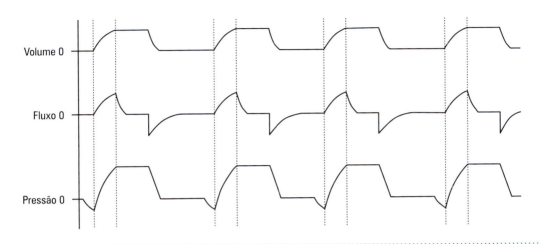

■ **Figura 6.13** – Ventilação assistido-controlada limitada por pressão.

Este modo ventilatório tem como objetivo permitir que o paciente possa disparar o ventilador, reduzindo sua necessidade de sedação e mantendo sua musculatura respiratória em atividade, porém com o limite de pressão e o tempo inspiratório controlados.

Ventilação Mandatória Intermitente

Seria a combinação de ciclos mandatórios a uma frequência predeterminada, com ciclos espontâneos (ciclos ventilatórios disparados e ciclados pelo paciente).

Nos intervalos das respirações mandatórias, o paciente pode iniciar respirações espontâneas.

■ SIMV

Ventilação Mandatória Intermitente Sincronizada (do Inglês, *Synchronized Intermittent Mandatory Ventilation*)

O ventilador permite que o disparo dos ciclos mandatórios ocorra em sincronia com os disparos realizados pelo paciente, seja por pressão negativa ou por fluxo positivo.

Os esforços do paciente são monitorados pelo ventilador dentro de uma janela de tempo. Dentro desta janela, no momento do esforço inspiratório do paciente, é desencadeada uma inspiração. Caso o paciente não inspire (apneia), será fornecida uma ventilação mandatória, um ciclo disparado por tempo, até que retornem as incursões inspiratórias do paciente (Figura 6.14).

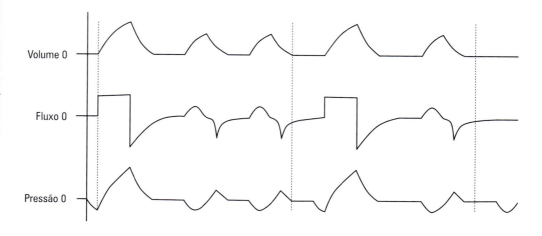

■ **Figura 6.14** – Ventilação mandatória intermitente sincronizada.

Esta modalidade pode ser utilizada na transição entre um modo ventilatório totalmente controlado para um modo ventilatório espontâneo, em momentos em que o paciente alterna períodos de despertar com períodos de apneia, ainda sob efeito de sedação (Figura 6.15).

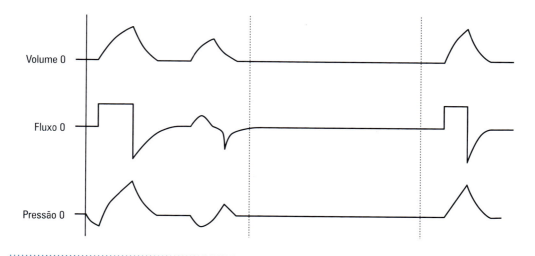

■ **Figura 6.15** – Ventilação mandatória intermitente sincronizada com apneia.

SIMV com Volume Controlado

Fixa-se a frequência respiratória, volume corrente e o fluxo inspiratório, além do critério de sensibilidade para a ocorrência do disparo do ventilador pelo paciente.

Os ciclos mandatórios são limitados a fluxo e ciclados a volume.

SIMV com Pressão Controlada

Os parâmetros definidos são a frequência respiratória, o tempo inspiratório ou a relação inspiração:expiração (relação TI:TE), e o limite de pressão inspiratória, além do critério de sensibilidade para a ocorrência do disparo do ventilador pelo paciente.

Os ciclos mandatórios são limitados à pressão e ciclados a tempo.

SIMV (com Volume Controlado ou com Pressão Controlada) Associada à Ventilação com Pressão de Suporte

Combinação das ventilações mandatórias sincronizadas com ventilações espontâneas assistidas através de pressão inspiratória preestabelecida (Pressão de Suporte) (Figura 6.16).

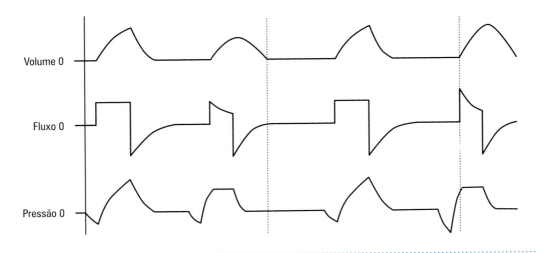

■ **Figura 6.16** – Ventilação mandatória intermitente sincronizada.

Os ciclos espontâneos entre os ciclos mandatórios são ciclos assistidos, com disparo realizado pelo paciente e presença de pressão de suporte na fase inspiratória.

Ventilação Espontânea Contínua

Todos os ciclos ventilatórios são espontâneos, ou seja, disparados e ciclados pelo paciente.

A ventilação espontânea contínua pode ser assistida pelo ventilador (o ventilador busca alcançar pressões predeterminadas durante a inspiração – ventilação com pressão de suporte – PSV) ou não assistida pelo ventilador (o ventilador mantém uma pressão positiva durante todo o ciclo respiratório, tanto na inspiração como na expiração – pressão positiva nas vias aéreas – CPAP).

PSV

Ventilação com Pressão de Suporte

Modo que funciona apenas quando o paciente apresenta *drive* respiratório é disparado e ciclado pelo paciente, e o ventilador assiste a ventilação por meio da manutenção de uma pressão positiva predeterminada durante a inspiração até que o fluxo inspiratório do paciente se reduza a um nível crítico, normalmente 25% do pico de fluxo inspiratório atingido (Figura 6.17).

Isto permite que o paciente controle a frequência respiratória e o tempo inspiratório e, dessa forma, o volume de ar inspirado.

Assim, o volume corrente depende do esforço inspiratório, da pressão de suporte preestabelecida e da mecânica do sistema respiratório.

Este é o modo ventilatório mais utilizado em pacientes despertos com perspectiva de extubação.

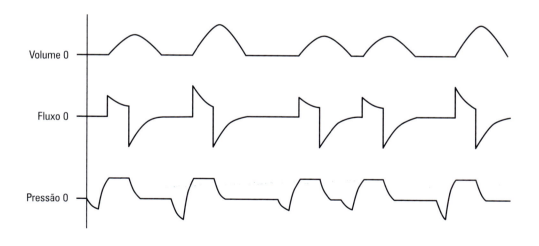

Figura 6.17 – Ventilação com pressão de suporte.

CPAP

Pressão Positiva Contínua nas Vias Aéreas (do Inglês, *Continuous Positive Airway Pressure*)

No modo pressão positiva contínua de vias aéreas, ou CPAP. O ventilador permite que o paciente ventile espontaneamente, porém fornece uma pressurização contínua tanto na inspiração quanto na expiração. Este é um modo de ventilação espontânea não assistida pelo ventilador. O volume corrente depende do esforço inspiratório do paciente e das condições da mecânica respiratória do pulmão e da parede torácica (Figura 6.18).

Para ser utilizado, esse método necessita de doentes com capacidade ventilatória mantida. A aplicação de CPAP pode ser feita inclusive em pacientes extubados, com máscaras acopladas a dispositivos mecânicos especiais.

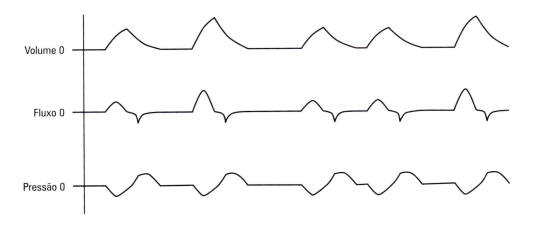

■ **Figura 6.18** – Pressão positiva contínua nas vias aéreas (CPAP).

BIPAP

Ventilação com Pressão Positiva em Dois Níveis Pressóricos (do Inglês, *Bilevel Positive Airway Pressure Ventilation*)

O modo BIPAP (ventilação com pressão positiva em dois níveis pressóricos), permite uma respiração espontânea em dois níveis de pressão: uma pressão inspiratória maior e outra pressão expiratória menor que se alternam nas vias aéreas durante todo ciclo respiratório. A diferença entre o modo BIPAP e o modo pressão controlada (PCV) com PEEP é que no BIPAP, o paciente pode exalar durante o período de pressão elevada, isso não é possível no modo PCV clássico, pois a válvula expiratória está fechada. Quando o paciente não está fazendo esforço inspiratório, o BIPAP é semelhante ao modo PCV.

Novas Modalidades

As modalidades a seguir, são relativamente recentes.

Estudos comparativos com outras modalidades são escassos.

A capacidade das mesmas em melhorar desfechos clínicos importantes para os pacientes em VM, ainda não foi claramente demonstrada.

■ APRV

Ventilação com Liberação de Pressão nas Vias Aéreas (do Inglês, *Airway Pressure Release Ventilation*)

Trabalha em dois níveis de pressão.

Em intervalos predefinidos, ocorre alívio transitório do limite superior para o limite inferior, e, posteriormente, restabelece-se a pressão mais alta.

Podemos dizer que, quando o paciente não tem respirações espontâneas, o APRV é similar ao modo pressão controlada. Mas diferente do PCV, o modo APRV permite ciclos espontâneos em qualquer parte do ciclo respiratório (isto é, nos dois níveis de CPAP).

A modalidade APRV foi concebida para ser usada em pacientes com insuficiência respiratória aguda que ainda conseguem manter um bom controle ventilatório.

Apesar das vantagens de permitir respiração espontânea, na APRV, o volume-minuto é dependente da mecânica respiratória, do tempo de liberação da pressão e do esforço do paciente, o que de certo modo dificulta o ajuste do modo.

■ VAPSV

Ventilação com Pressão de Suporte e Volume Garantido (do Inglês, *Volume Assured Pressure Ventilation*)

O VAPSV foi desenvolvido para conjugar os modos PSV e VCV dentro de um mesmo ciclo. Nesta modalidade, o paciente recebe uma pressão de suporte com o fluxo "livre" da pressão de suporte e, se o ventilador detectar que o volume corrente desejado não foi obtido ao atingir o critério de ciclagem da pressão de suporte, a inspiração se prolonga com um fluxo constante, como o fluxo do modo volume controlado, até que o volume ajustado seja atingido.

Neste modo, também denominado PA (*pressure augmentation*), são ajustados o nível de pressão de suporte, o volume corrente, o fluxo e a frequência respiratória, além da FiO_2 e PEEP.

No VAPS, dois tipos de modos podem ocorrer dentro de um ciclo, caracterizando-se como um modo disparado pelo paciente, ou tempo, limitado a pressão ou a volume (dependendo se foi ou não atingido o volume ajustado) e ciclado a volume ou a fluxo.

O VAPSV pode ser utilizado para os pacientes em que se optou pela ventilação controlada a volume, mas se deseja melhorar a sincronia paciente-ventilador durante a fase inspiratória.

■ PRVC

Ventilação Controlada a Volume com Pressão Regulada (do Inglês, *Pressure-regulated Volume Control*)

Também é denominado AutoFlow, VC+ (*volume control plus*) ou APV (*adaptative pressure ventilation*).

Neste modo, a ventilação é similar à do modo PCV, com a diferença que um valor de volume corrente, e não de pressão inspiratória, é ajustado. O ventilador regula automaticamente uma pressão inspiratória para obter o volume corrente desejado, gerando um padrão de pressão semelhante ao obtido no modo pressão controlada. Caso ocorra a queda ou aumento do volume corrente, por variação na complacência ou no esforço do paciente, a pressão inspiratória é aumentada ou reduzida nos próximos ciclos para obter o volume ajustado.

Nesse modo, são ajustados o volume corrente, o tempo inspiratório, a aceleração do fluxo e a frequência respiratória, além da FiO_2 e PEEP.

A principal vantagem dessa modalidade, além de permitir a garantia de um volume corrente adequado, é contar com um fluxo livre, que pode possibilitar maior sincronia do paciente com o ventilador e reduzir o trabalho respiratório do paciente. Além disso, o modo permite reduzir as pressões inspiratórias caso o paciente esteja fazendo um volume corrente adequado.

■ VS

Volume Support

O modo VS é similar ao modo PSV, com a diferença de que um volume corrente é ajustado em vez de ser ajustada uma pressão de suporte. O ventilador ajusta automaticamente uma pressão de suporte para obter o volume corrente desejado. O VS é semelhante ao modo PRVC, com a diferença de que o modo VS cicla por fluxo, enquanto o modo PRVC cicla por tempo.

A pressão inspiratória é regulada baseada na pressão/volume do ciclo anterior comparada com o valor de volume corrente que se ajustou.

Nesse modo, são ajustados o volume corrente, o critério de ciclagem da pressão de suporte e a aceleração do fluxo, além da FiO_2 e PEEP. É um modo disparado pelo paciente, limitado a pressão e ciclado a fluxo.

Caso ocorra uma deterioração da mecânica respiratória do paciente, o nível de pressão de suporte será gradativamente elevado, de forma a manter o volume corrente ajustado. Inversamente, caso o paciente aumente o nível de esforço inspiratório ou melhore a complacência pulmonar, o nível de pressão de suporte é diminuído.

■ MRV

Ventilação com Frequência Mandatória (do Inglês, *Mandatory Rate Ventilation*)

O modo MRV é uma forma de PSV na qual a pressão inspiratória é automaticamente ajustada baseada em um alvo de frequência respiratória ajustada pelo operador, juntamente com um valor inicial de pressão de suporte. O ventilador compara a média da frequência respiratória dos últimos quatro ciclos e, caso ela seja menor que o alvo, reduz a pressão inspiratória e, caso maior, aumenta a pressão inspiratória. Pode ser usado para auxiliar no desmame do ventilador.

Neste modo, são ajustados a frequência respiratória, a pressão de suporte inicial, o critério de ciclagem e a aceleração do fluxo, além da FiO_2 e da PEEP. É um modo disparado a pressão ou fluxo, limitado a pressão e ciclado a fluxo.

■ MMV

Ventilação-Minuto-Minuto Mandatória (do Inglês, *Mandatory Minute Ventilation*)

É um modo ventilatório com volume-minuto pré-ajustado (ajusta-se a frequência respiratória e o volume corrente) e, caso o volume-minuto fique inferior ao objetivo, ciclos mandatórios serão disparados pelo ventilador. É um modo que pode ser usado para desmame do ventilador.

■ PAV

Ventilação Assistida Proporcional (do Inglês, *Proportional Assist Ventilation*) e PAV+ T3

A PAV é um modo ventilatório espontâneo, desenvolvido para reduzir o trabalho da musculatura respiratória, utilizando uma pressão inspiratória variável, proporcional ao esforço do paciente, em vez de aplicar uma pressão inspiratória ou volume corrente fixos. Também é denominado como PPS (*proportional pressure support*).

Caso o esforço do paciente se reduza, a ajuda do ventilador também irá se reduzir. A pressão inspiratória gerada a cada instante da inspiração resultará da mecânica respiratória e *drive* respiratório do paciente.

No modo PAV+ (PAV *plus*), o *software* monitora em tempo real o trabalho respiratório, a resistência e a complacência do paciente. Essas medidas são realizadas de maneira automática e aleatória a cada quatro a dez respirações. A porcentagem de assistência tem um único ajuste, igual para o fluxo e o volume, que varia de 5 a 95%, sendo mudada para manter o trabalho respiratório do paciente e evitar fadiga. Além da assistência, neste modo, o operador também ajusta o critério de ciclagem, o limite de volume corrente e de pressão, o tipo de tubo (traqueostomia ou cânula) e o diâmetro do tubo.

■ ATC

Compensação Automática do Tubo

Durante a inspiração, o paciente deve exercer um esforço inspiratório suficiente para vencer a resistência das vias aéreas e do tubo endotraqueal. Quanto maior o fluxo inspiratório ou maior a resistência do tubo endotraqueal, maior será a diferença de pressão através do tubo (pressão no Y do ventilador – pressão traqueal).

O recurso de compensação da resistência do tubo endotraqueal – ATC ou TC – *automatic tube compensation* ou compensação automática do tubo –caracteriza-se por aumentar o nível de pressão de suporte utilizando uma equação que caracteriza o comportamento resistivo do tubo endotraqueal. Para realizar a compensação, deve-se ajustar o tipo de tubo (traqueostomia ou cânula orotraqueal), o número do tubo utilizado e a porcentagem de compensação desejada (de 10 a 100%). O ventilador irá medir, a cada instante, o fluxo na via aérea, calcular a pressão necessária para vencer a resistência do tubo endotraqueal e adicionar essa pressão no nível de pressão de suporte ajustado, conforme a porcentagem de compensação ajustada. O resultado é uma pressão de suporte que varia para manter a pressão constante no interior da traqueia. Isso permite reduzir o trabalho inspiratório do paciente com relação ao modo PSV, melhorando a sincronia com o ventilador.

Além disso, em alguns ventiladores, também é possível habilitar o ATC na expiração, o que possibilita uma redução na PEEP conforme necessário para compensar parcialmente a resistência do tubo traqueal durante o início da expiração.

■ NAVA

Ventilação Assistida Ajustada Naturalmente (do Inglês, *Neurally Adjusted Ventilatory Assist*)

É um modo ventilatório que captura a atividade elétrica do diafragma (Eadi, do inglês, *eletric activity of the diaphragm*), através de eletrodos em um cateter colocado no esôfago e a utiliza para o controle da ventilação. A Eadi pode ser captada em qualquer modo ventilatório, podendo ser usada na monitoração respiratória.

O modo NAVA, de maneira equivalente ao PAV, fornece suporte proporcional ao esforço do paciente. No modo NAVA, o disparo do ventilador pode ser pneumático (a fluxo ou pressão ou neural (início da contração do diafragma), dependendo do que for detectado primeiro, reduzindo o risco de assincronia no disparo).

Neste modo, são ajustadas a PEEP, a FiO_2, o nível NAVA para ajustar a pressão inspiratória, o valor de Eadi utilizado para disparo, o ajuste de disparo a fluxo e ajustes de ventilação de resgate nos modos PSV e PCV, caso o sinal de Eadi seja perdido, como nas retiradas acidentais do cateter esofágico, ou quando não haja disparo do ventilador pelo paciente.

O modo NAVA permite melhor sincronia com o paciente, pois além de obter o sinal elétrico do diafragma, que precede as variações de pressão e fluxo nas vias aéreas, é imune às assincronias causadas por vazamento. Em estudos clínicos, o uso do NAVA determinou melhora da sincronia com o ventilador, redução da necessidade de sedativos em alguns pacientes e, também, possibilitou reduzir a pressão média de vias aéreas. O modo NAVA está indicado para pacientes que necessitem de ventilação por tempo prolongado e que apresentem assincronia importante com o ventilador em modos espontâneos, como a pressão de suporte. Uma das desvantagens do modo é que necessita de passagem do cateter esofágico com eletrodos que devem estar posicionados corretamente no esôfago para captar adequadamente o sinal elétrico do diafragma.

■ ASV

Ventilação de Suporte Adaptativa (do Inglês, *Adaptative Support Ventilation*)

Utiliza um algoritmo que estabelece automaticamente, mediante uma fórmula estabelecida por Otis, em 1950, a frequência respiratória (FR) e o volume corrente (VC) que, combinados, minimizam o trabalho respiratório do paciente, levando-se em consideração a constante de tempo do sistema respiratório, o volume do espaço morto alveolar e o volume-minuto ideal, estimado em 100 mL/min/kg de peso ideal para pacientes maiores que 15 kg. O operador pode ajustar a porcentagem do volume-minuto ideal a ser obtido entre 25 e 350%, levando-se em conta as variações na relação ventilação/perfusão e na ventilação alveolar.

Além do peso ideal e da porcentagem desejada do volume-minuto a ser oferecida, o operador ajusta a PEEP, a FiO_2, a aceleração de fluxo e o critério de ciclagem do modo espontâneo (PSV). Conhecendo o volume-minuto ideal estimado, o ventilador calcula a FR a ser atingida e define um valor de volume corrente. Nas ventilações espontâneas, disparadas pelo paciente, é utilizado o modo PSV com pressão inspiratória ajustada para atingir o volume corrente calculado. Caso as ventilações espontâneas não atinjam o alvo de volume-minuto, ciclos mandatórios, do tipo pressão controlada, com pressão inspiratória ajustada pelo ventilador para atingir o volume corrente calculado, são disparados pelo ventilador. O ventilador também ajusta a relação I:E e o tempo inspiratório dos ciclos mandatórios para prevenir o aparecimento de PEEP intrínseca.

O modo ASV pode ser usado durante todo o período de ventilação, da intubação ao desmame. Entre as potenciais vantagens do modo ASV estariam um ajuste mais adequado dos padrões ventilatórios do paciente, resultando em redução do trabalho respiratório e aumento do conforto, estímulo para respirações espontâneas, menor necessidade de intervenção do operador e redução do tempo de desmame do ventilador.

Smart Care/PS

É um modo baseado em regras definidas por especialistas para ajuste do modo PSV com o objetivo de fazer um desmame automático do ventilador. O modo somente é utilizado quando se quer realizar o desmame da ventilação mecânica invasiva.

Neste modo, a pressão inspiratória do modo PSV é ajustada para manter níveis aceitáveis de frequência respiratória, volume corrente e $EtCO_2$, considerados com uma "região de conforto respiratório". Esta região de conforto é variável conforme o diagnóstico do paciente. A pressão de suporte é progressivamente reduzida, contanto que o paciente ainda se mantenha na região de conforto, até atingir um nível mínimo de pressão de suporte que será variável conforme o tipo de tubo (traqueostomia ou cânula orotraqueal), tipo de dispositivo de umidificação (HME ou umidificador aquecido) e uso ou não de ATC (*automatic tube compensation*).

Quando esse nível mínimo de pressão de suporte é atingido, o ventilador gera um aviso sonoro e visual (na tela), e é iniciado um teste de respiração espontânea automático de 1 hora de duração. Após esse período de tempo, se o paciente manteve-se na zona de conforto, o ventilador fornece a informação que a extubação deve ser considerada.

Intellivent® (IASV)

É um modo que promove um ajuste automático de oxigenação e ventilação durante todo o período de ventilação mecânica, inclusive aplicando estratégias de ventilação mecânica protetora para pacientes com insuficiência respiratória grave.

O modo IASV é baseado no modo ASV (*adaptative support ventilation*), mas permite, além do ajuste do volume-minuto, o ajuste automático da PEEP e da FiO_2. Esses três parâmetros podem ser ajustados, separadamente, para modo automático ou manual. Há um módulo de desmame automático que pode ser habilitado ou não.

Para este novo algoritmo de ASV, além das medidas de mecânica respiratória, as medidas de $EtCO_2$ e de saturação de oxigenação periférica também são usadas. Três condições especiais do paciente podem ser escolhidas: SDRA (síndrome do desconforto respiratório agudo), DPOC (doença pulmonar obstrutiva crônica) e lesão cerebral. A medida de $EtCO_2$ para o ajuste automático do volume-minuto e, conforme a condição escolhida, tolera hipercapnia permissiva.

A oxigenação é guiada pela complacência pulmonar e pela oximetria de pulso, sendo os valores de FiO_2 e PEEP alterados automaticamente para manter uma saturação adequada. A elevação da PEEP para melhorar a oxigenação segue o protocolo ARDSnet, o qual utiliza uma tabela que relaciona os ajustes de PEEP e FiO_2, e a saturação periférica de oxigênio. Dados da interação cardiopulmonar, por meio da estimativa da variação da pressão de pulso, dada pela onda da oximetria de pulso, podem ser utilizados para limitar o aumento da PEEP acima de valores que levem à deterioração da função cardiovascular do paciente. A redução da PEEP segue os princípios do protocolo *Open Lung*, fazendo com que primeiro se reduza FiO_2 e depois a PEEP, determinando assim menos colapso pulmonar.

Ajustes de Alarmes

Pressões Inspiratórias Altas e Baixas

Os alarmes de pressão são teoricamente a segurança da assistência ventilatória mandatória moderna contra aumentos abruptos ou queda da mesma, por vazamento ou desconexões.

A pressão inspiratória máxima é o maior volume de pressão atingido durante a inspiração do VT, durante um ciclo de ventilação mecânica. Valores excessivos podem cursar com traumas associados à ventilação mecânica, tais como pneumotórax e pneumomediastino.

Seus valores de rotina são descritos pelo Consenso de Ventilação Mecânica Brasileira, que fixa para pressão de pico inspiratório ou pressão inspiratória máxima, o valor de 45 cmH_2O, para a pressão de platô inspiratório o valor de 30 cmH_2O e para a pressão de limite mínimo, o valor de 5 a 10 cmH_2O.

Apneia e Frequência Respiratória de Segurança (*Backup*)

O alarme de apneia é empregado para aumentar a segurança da assistência ventilatória em modos de ventilação espontânea, como o modo de pressão de suporte ventilatório (PSV), ou no modo mandatório totalmente assistido, ou seja, sem programação da FR.

O tempo de apneia estabelecido pelo Consenso Brasileiro é de 10 a 15 segundos, frequências respiratórias de segurança ou *backup*, no modo mandatório a volume ou a pressão pré-programados.

As possíveis interações com a apneia nesta situação são: alcalose respiratória iatrogênica, depressão do sistema nervoso central, lesão do tronco cerebral e/ou córtex cerebral, ou, déficit muscular respiratório grave.

Frequência Respiratória e Volume-Minuto

Este sistema de alarme traduz uma importante realidade da dinâmica da terapia intensiva, que deve ser ajustada dentro da expectativa de ventilação de cada paciente, permitindo que não haja aumento demasiado da ventilação-minuto, para a promoção de alcalose respiratória iatrogênica e inversão da relação dos tempos ventilatórios, que promovem depressão do SNC por hipoperfusão cerebral, aumento da pressão intratorácica média por aprisionamento de ar, que pode levar a lesão pulmonar aguda e alterações hemodinâmicas significativas.

Para melhor ajuste deste parâmetro do sistema de alarmes, deve-se levar em conta a necessidade ventilatória de cada paciente, e o melhor formato entre volume inspirado e FR para alcançar uma ventilação alveolar ideal.

Falha na Rede de Gás

A falha da rede de gás, desde a queda dos níveis pressóricos ideais, como a completa ausência, inviabiliza a assistência ventilatória adequada.

- Alarmes ajustáveis: alto ou baixo volume corrente, alto ou baixo volume-minuto, alta FR, alta ou baixa pressão, auto-PEEP, tempo de apneia.
- Alarmes não ajustáveis: alta pressão durante o suspiro, pressão não liberada, pressão interna baixa, alimentação de O_2 e ar comprimido, verificação de sensor de fluxo, desconexão de ventilador e/ou paciente.

Bibliografia Consultada

- Barbas CS, Ísola AM, Farias AM et al. Recomendações brasileiras de ventilação mecânica 2013. J Bras Pneumol. 2014;40(4):327-363.
- Batista PACS, Nunes N, Camacho AA et al. Ventilação mandatória intermitente sincronizada versus ventilação com suporte pressórico e volume garantido em coelhos induzidos à hemorragia aguda. Arq Bras Med Vet Zootec. 2012;64(6):1555-1562.
- Bekos V, Marine JJ. Monitoring the mechanically ventilated patient. Crit Care. 2007;23:575-611.
- Bonassa J. Princípios básicos dos ventiladores artificiais. In: Carvalho CRR (ed.). Ventilação Mecânica. Vol. 1 – básico. São Paulo: Atheneu; 2000.
- Carvalho CRR, Ferreira JC, Costa ELV. Ventilação Mecânica – princípios e aplicação. 1ª ed. São Paulo: Editora Atheneu; 2015. p. 69-97.
- Carvalho CRR, Toufen Jr C, Franca AS. III Consenso Brasileiro de Ventilação Mecânica. Ventilação mecânica: princípios, análise gráfica e modalidades ventilatórias. J Bras Pneumol. 2007;33(supl.2):54-70.
- Couto LP, Barbas CSV. Ventilação assistida proporcional plus (PAV+): uma atualização. Pulmão RJ. 2011;20(3):34-8.
- Kacmarek RM. Proportional assist ventilation and neurally adjusted ventilatory assist. Respir Care. 2011;56:140-148.
- Mendes NT, Tallo FS, Guimarães HP. Guia de Ventilação Mecânica para Enfermagem. São Paulo: Editora Atheneu; 2012. p. 69-75.
- Morato JB, Sakuma MTA, Ferreira JC, Caruso P. Comparison of 3 modes of automated weaning from mechanical ventilation: A bench study. Journal of Critical Care. 2012 Dec;27(6):741.
- Pádua AI, Martinez JAB. Modos de assistência ventilatória. Medicina, Ribeirão Preto. 2001;34:134.
- Sakurai D, Kanzato R. Assistência ventilatória ajustada neuralmente (NAVA). Pulmão RJ. 2011;20(3):29-33.

- Sasidhar M, Chatburn RL. Tidal Volume Variability During Airway Pressure Release Ventilation: Case Summary and Theoretical Analysis. Respir Care. 2012;57(8):1325-1333.
- Souza LC. Fisioterapia Intensiva. São Paulo: Editora Atheneu; 2007. p. 195-233.
- Suarez-Sipmann F, Pérez MM, González AP. New modes of ventilation: NAVA. Med Intensive. 2008;32(8):398-403.
- Tallo FS, Sandri P, Galassi MS, Laranjeira LN, Guimarães HP. Guia de Ventilação Mecânica para Fisioterapia. São Paulo: Editora Atheneu; 2012. p. 63-65.

capítulo 7

Monitoração Respiratória – Capnografia Convencional e Volumétrica, Oximetria de Pulso e Gasometria Arterial

• Carolina Padrão Amorim Marinelli

A função da respiração é essencial à manutenção da vida e pode ser definida, de um modo simplificado, como uma troca de gases entre as células do organismo e a atmosfera. A função respiratória se processa mediante três atividades distintas, mas coordenadas: a ventilação, através da qual o ar da atmosfera chega aos alvéolos; a perfusão, processo pelo qual o sangue venoso procedente do coração chega aos capilares dos alvéolos, e a difusão, processo em que o oxigênio do ar contido nos alvéolos passa para o sangue, ao mesmo tempo em que o gás carbônico contido no sangue passa para os alvéolos.

A monitoração da respiração é fundamental para o adequado tratamento do paciente, inclui informações sobre a qualidade do gás inalado e exalado, volumes, fluxos e pressões associados, e objetiva demonstrar alterações funcionais da ventilação, fornecendo parâmetros para avaliação da ventilação para que sejam realizados ajustes prevenindo complicações.

■ Capnografia

O metabolismo aeróbico final dos tecidos orgânicos gera CO_2, este é carreado pela corrente sanguínea e encaminhado aos pulmões e eliminado durante a expiração.

A avaliação numérica da medida de pressão de parcial de CO_2 expirado, chamada de caponometria, é um método rápido, seguro, contínuo e não invasivo, e possibilita a avaliação da ventilação durante todo o ciclo respiratório e fornece uma medida numérica da concentração de CO_2 no ar expirado no final da expiração ($PETCO_2$). Quando esta informação é transformada em um gráfico em função ao tempo ou volume expirado, chamado capnograma, o conjunto destas recebe o nome de capnografia.

A capnografia é uma importante ferramenta para o monitoramento das vias aéreas para a gestão do ventilador e avaliação cardiorrespiratória geral. Através da análise do capnograma é possível avaliar a ventilação pulmonar e definir as fases do ciclo respiratório, inspiração e expiração. Atualmente são utilizados dois tipos de sistema para análise de CO_2 na capnografia, são eles a espectrometria de massa e a espectrofotometria por luz infravermelha.

A espectrometria de massa pode ser utilizada na monitoração contínua dos gases inalados e exalados. As vantagens desta técnica são a precisão e estabilidade de medidas, o rápido tempo de resposta e a capacidade de medição de múltiplos gases simultaneamente, porém o alto custo da técnica, o tamanho e a complexidade da manutenção do equipamento são fatores que dificultam sua aplicação na prática clínica, bem como a interferência do óxido nítrico na leitura de CO_2 (Figuras 7.1 e 7.2).

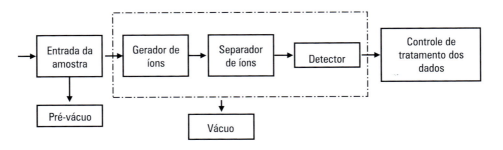

■ **Figura 7.1** – Diagrama funcional da espectrometria de massa.

Na espectrofotometria por luz infravermelha, a medição de CO_2 baseia-se no fato de diferentes componentes absorverem a luz infravermelha em comprimentos de onda específicos, assim, utilizando um feixe monocromático é possível obter a concentração de CO_2, o espectrofotômetro incorpora um detector de feixe de luz infravermelha que converte o feixe de luz em sinal elétrico, este é convertido para um valor digital, que é processado por um microprocessador, que calcula a relação da luz medida para computar a concentração de CO_2 (Figura 7.3). As vantagens desta técnica são o baixo custo e o tamanho do equipamento, porém a presença de vapor de água pode interferir na leitura do CO_2 (Tabela 7.1).

Tabela 7.1. Vantagens e Desvantagens da Espectrometria de Massa e por Luz Infravermelha			
Método	**Espectrometria de Massa**		**Espectrofotometria por Luz Infravermelha**
Vantagens	Precisão Estabilidade das medidas Medição de múltiplos gases		Baixo custo Praticidade Equipamento compacto
Desvantagens	Alto custo Tamanho do equipamento Complexidade da manutenção do equipamento Interferência de óxido nítrico na leitura de CO_2		Interferência de vapor de água na leitura de CO_2 Interferência de óxido nítrico na leitura de CO_2 Medição somente de CO_2 Tubos muito longos podem prejudicar a velocidade da leitura do CO_2

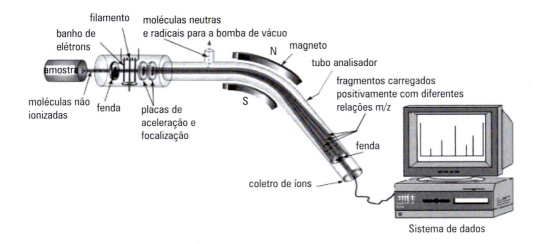

■ **Figura 7.2** – Espectrometria de massa.

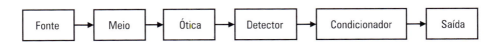

■ **Figura 7.3** – Diagrama funcional do sensor de infravermelho do tipo não dispersivo.
Adaptado de Schaeffer (2004).

Existe um grande número de capnógrafos por espectrofotometria por luz infravermelha. Conforme a localização do sensor eles são classificados como aspirativos (*sidestream*) e não aspirativos (*mainstream*). Ambos os sistemas têm qualidades e limitações que devem ser conhecidas para a escolha e análise mais apropriada. (Figuras 7.4 e 7.5).

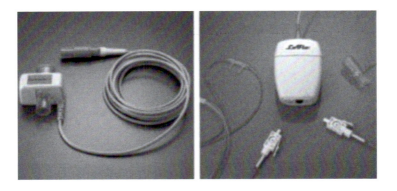

■ **Figura 7.4** – *Mainstream/sidestream.*
Fonte: http://www.cismedica.com/

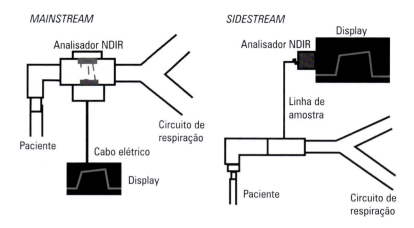

■ **Figura 7.5** – Métodos *mainstream* e *sidestream*.

No sistema *mainstream*, o sensor de CO_2 é posicionado junto às vias aéreas do paciente entre o tubo traqueal e o circuito do ventilador, a pressão de CO_2 é medida durante a passagem de ar através do sensor. A principal vantagem está na resposta rápida da leitura de CO_2, porém o tamanho e o peso do sensor podem provocar deslocamento e dobras em cânulas endotraqueais.

No sistema *sidestream* uma amostra de gás é aspirada das vias aéreas através de um tubo coletor e transportada para o equipamento, onde é analisada. Como diferencial, este sistema pode ser utilizado em pacientes que não estejam com via aérea avançada, desde que seja conectada uma cânula nasal para coleta do ar expirado. A principal desvantagem deste sistema é que a presença de vapor de água ou secreção interfere na leitura do CO_2 (Tabela 7.2).

Tabela 7.2. Vantagens e Desvantagens dos Métodos *Mainstream* e *Sidestream*

Sistema	Mainstream	Sidestream
Vantagem	Rápida leitura de CO_2	Pode ser utilizado em pacientes sem via aérea avançada
Desvantagem	Tamanho e peso do sensor podem provocar dobras ou deslocamento em cânulas endotraqueais	Presença de vapor de água e secreção interfere na leitura do CO_2

Não há contraindicações para o uso de capnografia, mas pode haver certos riscos, perigo está na suposição de um diagnóstico errado devido a leituras imprecisas dos parâmetros, o que pode ocorrer se a calibração estiver inadequada ou se houver vazamento nos tubos ou excesso de umidade, o que pode alterar a medição.

Os métodos de capnografia podem ainda ser separados em capnografia convencional e capnografia volumétrica.

Capnografia Convencional

É a representação do CO_2 em função do tempo durante a ventilação, em todas as fases da respiração, utiliza o sistema de análise de espectrofotometria por luz infravermelha. Na capnografia convencional o capnograma tá dividido em dois segmentos: a expiração e a inspiração; e em quatro fases (fases 0, I, II e III) da onda de CO_2 durante o ciclo respiratório (Figura 7.6).

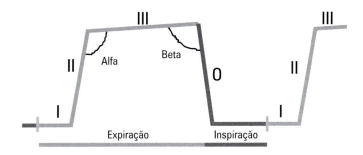

■ **Figura 7.6** – Capnograma dividido em fases.

- A fase I ocorre quando o paciente começa a expirar, inicialmente a taxa de CO_2 não se eleva, pois representa o gás das vias aéreas do espaço morto anatômico, que é livre de CO_2.
- A fase II se caracteriza pela elevação progressiva na concentração de CO_2, representada graficamente por uma elevação no traçado em forma de S, representa a mistura de gases no espaço morto das vias aéreas com o gás alveolar.
- A fase III é a fase de equilíbrio, representa o volume alveolar, apresentado graficamente por um platô, com uma leve inclinação positiva, pois o gás com maior concentração de CO_2 sai por último. O valor de normalidade desta curva varia de 35 a 45 mmHg.
- A fase 0, apresentada graficamente como um declive acentuado no qual a concentração de CO_2 tende a zero, representa a inspiração.

O ângulo alfa ocorre entre as fases II e III, representa o estado ventilação/perfusão do pulmão, o valor de normalidade é de 100°. Já o ângulo beta, que ocorre entre as fases III e 0 e tem valor de normalidade de 90°, representa o início da inspiração. As fases I, II e III estão presentes na expiração e a fase 0 está presente na inspiração.

A curva de capnograma de pessoas saudáveis é sempre idêntica e sem variação. Qualquer alteração na curva deve ser analisada e indica problemas com o paciente; cinco fatores devem ser avaliados na capnografia: a frequência, o ritmo, a altura da onda, a linha de base e a forma da onda.

A interpretação dos valores de capnografia não é conclusiva para a identificação de um diagnóstico, mas a análise das ondas dá indícios de situações potencialmente graves e pode revelar em que circunstância o paciente está.

O aumento da PETCO$_2$ pode alertar para:

- hipoventilação alveolar,
- hipertermia maligna,
- febre,
- sepse,
- estados hipercatabólicos,
- tireotoxicose,
- hiperpirexia,
- embolismo,
- aumento da pressão arterial,
- hipoventilação,
- intubação brônquica,
- obstrução parcial de vias aéreas.

Já a diminuição da PETCO$_2$ indica:

- redução da perfusão pulmonar;
- embolia pulmonar;
- baixo do débito cardíaco;
- hipotensão;
- hipovolemia;
- tamponamento cardíaco;
- hiperventilação;
- apneia;
- extubação acidental;
- intubação esofágica;
- obstrução total de vias aéreas;
- e a ausência abrupta pode ser parada cardiorrespiratória.

A análise da curva de capnografia pode ainda indicar o mau funcionamento dos aparelhos de ventilação, como a presença de reinalação e defeitos nas válvulas unidirecionais do sistema de ventilação.

Durante a ressuscitação cardiopulmonar (RCP) a avaliação da capnografia em pacientes com via aérea avançada é o melhor parâmetro para avaliação da qualidade das compressões torácicas, e permite também a avaliação precoce do retorno da circulação espontânea.

Capnografia Volumétrica

A capnografia volumétrica registra a remoção do CO$_2$ em relação ao volume expirado. Assim como a capnografia convencional, a capnografia volumétrica utiliza o sistema de espectrofotometria por luz infravermelha, o que varia entre as duas tecnologias é que neste caso o gráfico corresponde a um único segmento, a expiração. Somente é representada graficamente a concentração de CO$_2$ eliminado na expiração, não existe o registro da inspiração, portanto não existe a fase 0.

Na capnografia volumétrica o capnograma está dividido em três fases (Figura 7.7).

- A fase I representa o começo da expiração, inicialmente a taxa de CO$_2$ não se eleva devido à ausência de CO$_2$ no espaço morto anatômico e das vias aéreas proximais de condução.
- A fase II representa a região de transição, caracterizada com uma crescente elevação da concentração de CO$_2$, resultante de um esvaziamento progressivo de CO$_2$ de alvéolos mais proximais em direção às vias aéreas centrais.

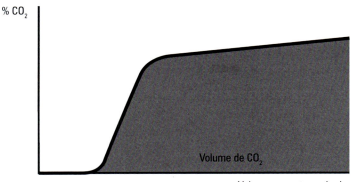

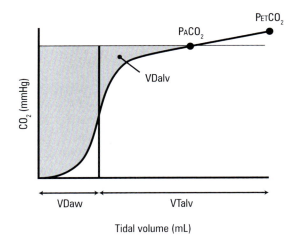

■ **Figura 7.7** – Capnografia volumétrica dividida em fases.

VDaw – espaço morto anatômico

VDalv – espaço morto alveolar

VTalv – volume corrente alveolar

PaCO$_2$ – pressão parcial de CO$_2$ no sangue arterial

- A fase III é caracterizada por um platô, que se deve ao esvaziamento tardio dos alvéolos que permanecem por maior tempo em contato com os capilares pulmonares; consequentemente, possuem uma maior pressão de CO$_2$.

A maior parte do CO$_2$ expirado ocorre na fase III, que apresenta uma leve elevação.

Uma vantagem da capnografia volumétrica é que esta técnica permite a distinção entre o espaço morto anatômico e o espaço morto alveolar.

O espaço morto anatômico corresponde ao volume de ar corrente que não participa da hematose, por não haver perfusão pulmonar neste espaço. Ele é constituído pelas vias aéreas de condução. Este volume gira ao redor de 150 mL no indivíduo adulto. Além do espaço morto anatômico, existe outro espaço morto representado por uma deficiência de perfusão pulmonar que pode ser anatômica (alvéolos sem perfusão) ou funcional (alvéolos parcialmente perfundidos). Este espaço morto é denominado espaço morto alveolar e é pouco expressivo em indivíduos normais, ocorrendo pela distribuição heterogênea.

A capnografia volumétrica avalia a produção de CO_2 (VCO_2), e é possível avaliar problemas de perfusão.

O espaço morto fisiológico é calculado com a equação de Bohr:

$$VD / VT = (PaCO_2 - PECO_2) / PaCO_2$$

Sabendo o espaço gráfico anatômico e fisiológico morto, podemos calcular o espaço morto alveolar.

Uma relação VD/VT aumentada é um indicativo de problema perfusional ou alveolar, e deve ter intervenção clínica precoce.

A seguir, dispusemos uma tabela comparativa entre as duas técnicas quanto à avaliação de CO_2 e outros parâmetros ventilatórios (Tabela 7.3).

Tabela 7.3. Comparação entre Capnografia Convencional e Capnografia Volumétrica

	Capnografia Convencional	Capnografia Volumétrica
Medida	Não invasiva indireta	Não invasiva direta
Atualização de dados (tempo)	A cada 5 minutos	Continua
Relação VD/ VT	Não dá	Estimada
Volume alveolar	Não dá	Continua
Perfusão pulmonar	Não dá	Continua

■ **Oximetria de Pulso**

A avaliação de transporte de oxigênio é possível pela mensuração de algumas variáveis e pelo cálculo de outras. Para tanto, são instituídos procedimentos invasivos, que se por um lado são úteis, pois permitem avaliar o consumo e suprimento de oxigênio, por outro exigem manipulação invasiva, que aumenta o risco de agravamento do estado geral do paciente.

A oximetria de pulso (OP) é um exame utilizado para verificação da saturação periférica de oxigênio, ou seja, da impregnação de oxigênio no sangue. Trata-se de um exame não invasivo que tem o oxímetro como instrumento de detecção.

A OP utiliza o princípio da espectrofotometria, segundo o qual cada substância absorve a luz de forma específica. Os oxímetros de pulso mais comumente utilizados emitem luz vermelha (660 nm) e infravermelha (940 nm) em um dos lados do sensor e captam no outro lado a fração não absorvida da luz emitida para cada comprimento de onda. Somente é analisada a luz referente à massa pulsátil, ou seja, sangue arterial. A oxiemoglobina absorve preferencialmente a luz infravermelha, e a hemoglobina reduzida, a luz vermelha. A partir dessa diferença, e comparando com valores de referência, o aparelho calcula a SpO$_2$ (Figura 7.8).

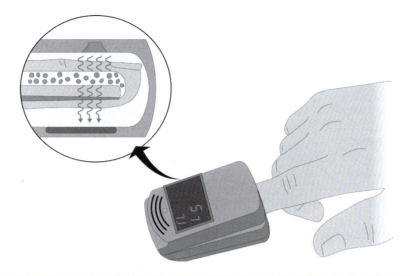

■ **Figura 7.8** – Sensor oxímetro de pulso.
Adaptado de http://pt.wikihow.com/

Os fotodiodos são ligados e desligados várias centenas de vezes por segundo, de modo que a absorção de luz pela oxiemoglobina e desoxiemoglobina é gravada durante o fluxo pulsátil e o fluxo não pulsátil.

Para fornecer uma medida contínua da oxigenação arterial analisando a luz que atinge o fotodetector, o oxímetro de pulso possui dois componentes. O primeiro é o componente basal, com uma transmitância constante ao longo do tempo, originária do conjunto de elementos não pulsáteis, formados por tecidos, capilares, sangue venoso e pele. O segundo componente é pulsátil, decorrente do fluxo fásico de sangue arterial no leito tecidual, que muda de intensidade no tempo, em sincronia com o ciclo cardíaco. Durante a sístole há um aumento do volume de sangue, o que promove maior absorção da luz, com decréscimo correspondente na transmitância; durante a diástole, quando diminui o volume sanguíneo, haverá aumento proporcional na intensidade da luz transmitida (Figura 7.9).

Existem fatores que levam à falta de acurácia da oximetria de pulso, entre eles estão:
- situação em que a saturação de oxigênio está abaixo de 70%;
- hipoxemia local;
- convulsões;
- anemia;
- oclusão arterial próxima ao sensor;
- pigmentação da pele;

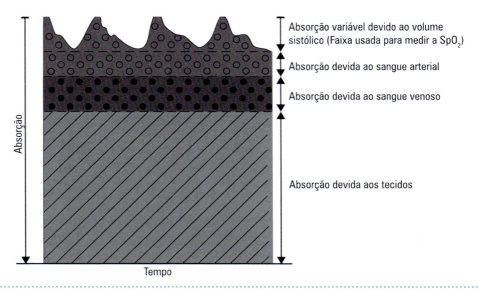

Figura 7.9 – Descrição gráfica de fatores que interferem na absorção de luz.

- esmalte de unha;
- luz ambiente como lâmpadas cirúrgicas, fluorescentes e instrumentos fibroscópicos;
- movimentação do sensor;
- sensor não compatível com o aparelho;
- estados de choque em que há má perfusão tecidual;
- sensor em extremidades com manguito para aferição de pressão arterial ou pressão arterial média;
- erros de leitura em razão de aumentos dos níveis séricos de lipídios e bilirrubina, alterando artificialmente os níveis de carboxiemoglobina e metaemoglobina séricos;
- falta de calibração do aparelho;
- corantes intravasculares como o azul de metileno, indocianino verde e índigo vermelho;
- onicomicose.

Valores de Normalidade

Microprocessadores são calibrados utilizando tabelas com dados baseados em pesquisas com testes em pacientes saudáveis com decréscimo de FIO_2, para alcançar níveis de saturação entre 75-100% pela CO-oximetria (Tabela 7.4).

Cuidados de Enfermagem

- Se as extremidades do paciente estiverem frias, procurar aquecê-las, pois a hipoperfusão distal interfere no valor.
- Remover esmaltes coloridos, pois impossibilitam a leitura infravermelha.
- Em caso de alarme de saturação de oxigênio abaixo do limite, verificar primeiro se o sensor está posicionado adequadamente ao paciente.

Tabela 7.4. Interpretação da Oximetria

Leitura SpO$_2$ (%)	Interpretação
95 – 100	Normal
91 – 94	Hipoxemia leve
86 – 90	Hipoxemia moderada
< 85	Hipoxemia severa

- Alternar o local de posicionamento do sensor, a fim de evitar lesões de pele.
- Ajustar no monitor parâmetros adequados, para que o alarme toque quando houver alguma irregularidade.
- Manter os alarmes ativos.

Gasometria

A gasometria consiste na leitura do pH e das pressões parciais de O_2 e CO_2 em uma amostra de sangue, esta é obtida pela comparação da amostra com padrões internos do equipamento de leitura de gasometria, o gasômetro, também podem realizar a leitura de alguns eletrólitos como sódio, potássio e cálcio iônico.

Existem dois tipos de gasometria:

- a gasometria arterial, na qual é obtida uma amostra de sangue arterial, é indicada para avaliação dos parâmetros ventilatórios, visto que esta amostra informa a hematose e permite o cálculo do conteúdo de oxigênio oferecido aos tecidos;
- a gasometria venosa, na qual é obtida uma amostra de sangue venoso, é indicada para avaliação apenas metabólica, visto que informa o consumo de O_2 nos tecidos e, de forma indireta, o estado do metabolismo celular.

Neste capítulo, discutiremos mais profundamente a gasometria arterial.

Gasometria Arterial

Para podermos avaliar corretamente o resultado da gasometria é importante que saibamos quais são os parâmetros avaliados, quais os valores de normalidade e o que cada um reflete. Comumente, a gasometria arterial avalia o pH sanguíneo, a pressão parcial de oxigênio (PaO$_2$), a pressão parcial de gás carbônico (PaCO$_2$), o bicarbonato necessário para o equilíbrio ácido-base sanguíneo (HCO$_3^-$), excesso de base (BE) e a saturação de oxigênio (SaO$_2$) (Tabela 7.5):

- **pH sanguíneo**: avalia a presença de acidose ou alcalose, o valor de normalidade varia de 7,35 a 7,45, porém o pH normal não indica necessariamente ausência de distúrbio ácido-base, pois nosso organismo possui mecanismos de compensação metabólico e respiratório. O desequilíbrio ácido-base ocorre por distúrbios no sistema respiratório (PaCO$_2$) ou metabólico;
- **PaO$_2$**: exprime a eficácia das trocas de oxigênio entre os alvéolos e os capilares pulmonares, e depende diretamente da pressão parcial de oxigênio no alvéolo, da capacidade

de difusão pulmonar desse gás, da existência de *shunts* anatômicos e da reação ventilação/perfusão pulmonar. O valor de normalidade varia de 35 a 45 mmHg;
- **HCO_3^-**: a concentração de bicarbonato no plasma se refere ao metabolismo celular, distúrbios metabólicos desencadeiam desequilíbrios ácido-base. O valor de normalidade varia de 22 a 28 mEq/L;
- **BE**: sinaliza a quantidade de bases no plasma sanguíneo. O valor de normalidade é de −3 a +3;
- **SaO_2**: corresponde à relação entre o conteúdo de O_2 e a capacidade de O_2, é expressa em porcentagem. O valor de normalidade é acima de 92%.

Tabela 7.5 – Parâmetros da Gasometria

Parâmetro	Valor de Referência	Alteração	
		Elevação	Diminuição
pH	7,35-7,45	Alcalemia	Acidemia
$PaCO_2$	35-45 mmHg	Hipercapnia	Hipocapnia
PaO_2	80-100 mmHg	Hiperoxemia	Hipoxemia
HCO_3^-	22-28 mmHg	Alcalose metabólica	Acidose metabólica
BE	−3 a +3	Retenção de bases (alcalose)	Consumo de bases (acidose)
$SatO_2$	> 92%	Não se aplica	Hipóxia

O equilíbrio do pH sanguíneo depende da proporção de bicarbonato e ácido carbônico presente no plasma sanguíneo. Diversos fatores podem levar ao desequilíbrio do pH, entre eles estão a produção de metabólitos em reações de oxidação em nível celular e a absorção de íons através da alimentação e digestão. Para manter o equilíbrio do pH sanguíneo há a integração entre os sistemas tampão e os mecanismos de regulação respiratório e renal.

Os sistemas tampão formam uma espécie de barreira às alterações do pH sanguíneo. De constituição química, eles possuem uma rapidez essencial para o combate às variações, porém, por outro lado, não solucionam o problema de vez, já que não promovem a eliminação do agente causador do distúrbio.

$$CO_2 + H_2O \qquad H_2CO_3 \qquad H^+ + HCO_3^-$$

Logo, podemos concluir que um pH dentro da normalidade pode ter duas possibilidades, ou não há distúrbio do equilíbrio ácido-base, ou há um distúrbio ácido-base com compensação dos sistemas tampão.

De forma simplificada, existem quatro sistemas tampão:
- tampão extracelular – ocorre no líquido extracelular, há a regulação de íons HCO_3^-;
- tampão intracelular – ocorre a fluxo de íons H^+ para o interior das células;

- tampão respiratório – a acidose estimula os quimiorreceptores que controlam a respiração e aumentam a ventilação alveolar; como resultado, a PaCO$_2$ diminuirá e o pH tenderá à normalidade. A hipocapnia que resulta da hiperventilação induzida pela acidemia é um mecanismo crítico para diminuir o efeito da carga ácida sobre a concentração de HCO$_3^-$;
- tampão renal – o rim realiza a regulação do íons HCO$_3^-$ plasmáticos através da reabsorção do íon HCO$_3$ filtrado, que evita a perda urinária e da excreção de 50 a 100 mEq de H$^+$ em 24 horas.

Quando ocorre um aumento da concentração plasmática de íons H, o paciente apresenta uma diminuição no pH sanguíneo inferior, caracterizada por acidemia, que pode ser secundária à acidose respiratória ou metabólica. A acidose respiratória se caracteriza pelo aumento da concentração de H$^+$ e da PaCO$_2$; como mecanismos de compensação, ocorre a ativação do sistema tampão, no qual a resposta esperada é o aumento da concentração de HCO$_3^-$. A acidose metabólica é o resultado de um processo que aumenta a concentração de H$^+$ e diminui a concentração de HCO$_3^-$; a resposta fisiológica esperada é a diminuição da PaCO$_2$.

Já quando houver uma diminuição de íons H$^+$ no plasma, o paciente tem alcalemia, que pode ser secundária à alcalose metabólica ou respiratória. A alcalose metabólica é o resultado de um processo que diminui a concentração de H$^+$ e aumenta a concentração de HCO$_3^-$; a resposta fisiológica esperada é o aumento da PaCO$_2$, que geralmente é discreto, em decorrência do estímulo do centro respiratório pela hipóxia resultante da hipoventilação. A alcalose respiratória se caracteriza pela diminuição da concentração de H$^+$ e da PaCO$_2$; a resposta fisiológica esperada é a diminuição da concentração plasmática de HCO$_3^-$. Este ajuste é mais significativo na alcalose respiratória crônica que na aguda (Figura 7.10).

Discorreremos mais detalhadamente sobre os distúrbios de desequilíbrio ácido-base respiratórios.

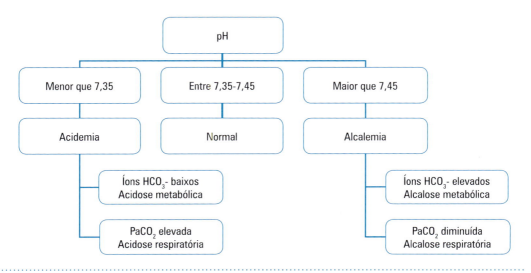

- **Figura 7.10** – Abordagem diagnóstica inicial dos distúrbios do equilíbrio ácido-base.
Adaptado de Halperin & Goldstein, 1999.

Acidose Respiratória

A acidose respiratória se caracteriza pela elevação da $PaCO_2$, que pode ser dividida em acidose respiratória do tipo ventilatória e acidose respiratória do tipo tecidual.

A acidose respiratória do tipo ventilatória ocorre quando o CO_2 produzido pelo metabolismo não é eficientemente removido pelos pulmões, há o aumento da PCO_2 alveolar e da $PaCO_2$. O acúmulo de CO_2 pode resultar de hipoventilação ou doença pulmonar intrínseca e é causado por hipoventilação ou anormalidades da relação ventilação/perfusão.

A acidose respiratória do tipo tecidual é caracterizada pelo aumento da PCO_2 capilar causado pela diminuição do volume sanguíneo arterial efetivo. Quando o fluxo sanguíneo de determinado órgão diminui, há aumento da PCO_2 capilar e venosa, o que torna o sistema tampão do bicarbonato no compartimento intracelular ineficaz.

As principais causas da acidose respiratória são:

- uso de drogas;
- encefalopatia hipóxica;
- trauma cranioencefálico;
- doenças neuromusculares: síndrome de Guillain-Barré, miastenia grave, esclerose lateral amiotrófica;
- distúrbios metabólicos;
- bloqueio neuromuscular por drogas;
- obstrução de vias aéreas por corpo estranho;
- obstrução de vias aéreas inferiores: asma, bronquiolite;
- fibrose pulmonar;
- edema pulmonar;
- pneumonia;
- síndrome do desconforto respiratório agudo;
- choque.

Dentre as manifestações clínicas observadas em um paciente com acidose respiratória estão rubor facial e de extremidades, alterações neurológicas (ansiedade, delírio, crises convulsivas) e dispneia, em pacientes com depressão do centro respiratório pode haver bradipnéia.

O tratamento da acidose respiratória consiste na melhora da ventilação e no tratamento da causa de base.

Alcalose Respiratória

Definida pela diminuição da $PaCO_2$ e da concentração de H^+ no plasma decorrente da eliminação excessiva de CO_2 pelos pulmões, em relação a sua produção pelo metabolismo. A alcalose respiratória resulta de hiperventilação, com queda da $PaCO_2$ e da concentração de H^+ no plasma, geralmente secundária a outros distúrbios associados, por isto o tratamento desta consiste em eliminar a causa da descompensação e diminuir a hiperventilação.

As principais causas são:
- febre;
- ansiedade;
- sepse;

- recuperação de acidose metabólica;
- erro no ajuste da ventilação mecânica;
- hipóxia;
- exposição a grandes altitudes;
- anemia grave;
- insuficiência cardíaca congestiva;
- cardiopatia congênita cianogênica;
- uso de drogas (salicilatos, catecolaminas e teofilina);
- infecções do sistema nervoso central.

Dentre as manifestações clínicas observamos alterações neurológicas como confusão mental, sincope e crises convulsivas, arritmias cardíacas, paresias faciais e periféricas.

Considerações Técnicas e Cuidados na Coleta da Gasometria Arterial

A coleta da gasometria arterial é realizada por meio de uma punção arterial direta ou colocação de um cateter arterial. Na escolha do local de punção deve-se considerar a facilidade do acesso e a possibilidade de punção venosa acidental. A seleção do local da punção arterial é importante, pois a partir desta será definida a angulação da introdução da agulha, quando a punção for na pediosa ou radial, a introdução da agulha deve ser com um ângulo de 30° (angulação oblíqua), para a punção da artéria braquial é feita uma angulação também oblíqua, porém com um ângulo de 45°, e por fim na artéria femoral é introduzida a agulha com um ângulo de 90°.

Seja punção direta ou colocação de um cateter arterial, é de fundamental importância a avaliação da circulação colateral arterial, e em casos de cateterização, a avaliação da perfusão do membro cateterizado deve ser contínua, e ao primeiro sinal de isquemia o cateter arterial deve ser retirado. A injúria da luz arterial pode provocar espasmo, formação de trombo intramural ou aparecimento de hematoma periarterial; qualquer destas situações pode implicar em isquemia distal.

Em geral, recomenda-se a punção ou cateterização da artéria radial ao nível do túnel do carpo, por uma questão de facilidade e menor risco de complicações, mas é preconizado que seja realizada a prova de Allen antes. Esta prova consiste em num método simples e confiável para comprovar a circulação colateral no nível da artéria radial. Pede-se ao paciente que abra e feche a mão vigorosamente, depois de haver localizado e comprimido os pulsos radial e cubital; após cinco a dez flexões aparece palidez palmar. Com a mão do paciente estendida, libera-se a compressão cubital, e registra-se o tempo necessário para que reapareça a coloração palmar habitual, o que deve acontecer em menos de 15 segundos, correspondendo a uma oxigenação adequada.

A Resolução Cofen n.º 390/2011 estabeleceu que a realização da punção arterial, tanto para fins de gasometria como para monitoração de pressão arterial invasiva, é privativa do Enfermeiro, portanto estes procedimentos só podem ser realizados por médicos ou enfermeiros devidamente capacitados.

A correta manipulação da amostra do sangue arterial é tão importante quanto a adequada manutenção dos equipamentos de medição da gasometria. Para a correta leitura dos equipamentos é imprescindível uma boa qualidade da amostra, e isto depende de:

- quantidade correta de heparina na amostra, pois a presença de quantidade excessiva de heparina altera os resultados. Atualmente existem *kits* de coleta de gasometria. Para os locais que não os possuem, o volume de heparina utilizado deve ser o suficiente apenas para umidificar o êmbolo e a seringa, não deve haver heparina no interior da seringa;
- ausência de bolhas de ar na amostra: após a coleta, deve-se posicionar verticalmente a seringa e retirar todas as bolhas de seu interior, pois a presença de bolhas interfere na leitura dos gases;
- destreza no transporte: preconiza-se que o tempo entre a coleta e o início da análise da gasometria não ultrapasse 15 minutos em condições normais. Caso isto não seja possível, a amostra deve ser guardada sob refrigeração, desde que a mesma esteja fechada hermeticamente.

A utilização da técnica correta de coleta e manipulação da amostra sanguínea é imprescindível para a confiabilidade do resultado e tomada de conduta assertiva por quem avalia o paciente.

Bibliografia Consultada

- Bhavani-Shankar K. Learning Capnography. Boston, MA, USA: 2004.
- Welch Allyn. Capnography, mainstream and side stream modules. Beaverton, USA: Welch Allyn; 2003.
- Viegas CAA. Gasometria arterial. J Pneumol. Out. 2002;28(Supl 3): 233-237.
- Rezende, Réa-Neto, Mendes et al. Consenso Brasileiro de Monitorização e Suporte Hemodinâmico - Parte IV: Monitorização da Perfusão Tecidual Revista Brasileira de Terapia Intensiva. 2006; 18(2):154-160.
- Moreira MM, Terzi RGG, Pereira MC, Grangeia TAG, Paschoal IA. Capnografia volumétrica como auxílio diagnóstico não-invasivo no tromboembolismo pulmonar agudo. J Bras Pneumol. 2008;34(5):328-332.
- Mota IL. Distúrbios do equilíbrio ácido básico e gasometria arterial: uma revisão crítica. fev/2010.
- Évora PRB, Garcia LV. Equilíbrio ácido-base. Medicina (Ribeirão Preto). 2008;41(3):301-11.
- Halperin ML, Goldstein MB. Fluid, Electrolyte, and Acid-Base Physiology: A Problem-Based Approach. 3rd ed. Philadelphia: WB Saunders; 1999.
- Halperin ML, Kamel KS, Goldstein MB. Fluid, Electrolyte, and Acid-Base Physiology: A Problem-Based Approach. 4th ed. Philadelphia: Elsevier; 2010.
- Carlotti APCP. Abordagem clínica dos distúrbios do equilíbrio ácido-base. Medicina (Ribeirão Preto). 2012;45(2):244-62.
- Conselho Federal de Enfermagem. Resolução COFEN Nº 390/2011 - Normatiza a execução, pelo enfermeiro, da punção arterial tanto para fins de gasometria como para monitorização de pressão arterial invasiva. Publicada no DOU nº 202, de 20 de outubro de 2011, pág. 146 – Seção 1.
- Barbas CS, Ísola AM, Farias AM, Cavalcanti AB, Gama AM, Duarte AC et al. Recomendações brasileiras de ventilação mecânica 2013. Rev Bras Ter Intensiva. 2014;26(2):89-121.
- Carvalho CRR, Toufen Junior C, Franca AS. III Consenso Brasileiro de Ventilação Mecânica. J Bras Pneumol. 2007;33(Supl 2):S54-S70.
- Sood P, Paul G, Puri S. Interpretation of arterial blood gas. Indian J Crit Care Med. 2010 Apr-Jun;14(2):57-64.
- Michem CC. Pulse oximetry. Uptodate. 2014.
- Nunes WA, Terzi RGG. Pulse oximeters in the evaluation of oxygen transportation in critical patients. Rev Latino-Am Enfermagem. 1999;7(2)79-85.
- Hogan GT. Tips and Tactics for Using and Interpreting Capnography. Jan/Feb 2013;36(1):68-70.

capítulo 8

Intubação Traqueal, Traqueostomia e Via Aérea Difícil

- Thaisa Mrtvi Amaro
- Patricia Costa Bersanin

■ Intubação Traqueal

A intubação traqueal é a introdução de um tubo na traqueia, seja através da via oral ou nasal. Em toda situação em que é necessário manter uma via aérea patente, segura, e com controle da ventilação pulmonar, a intubação traqueal está indicada.

A intubação traqueal é realizada preferencialmente por via oral e pode ter caráter eletivo ou emergencial. A intubação nasotraqueal possui as mesmas indicações da intubação orotraqueal, sendo particularmente indicada nos procedimentos que requerem a cavidade oral livre. Esta é contraindicada quando existirem fraturas graves mediofaciais, fraturas de base de crânio, epistaxe e desvio acentuado do septo (Tabela 8.1).

Tabela 8.1. Indicações e Contraindicações da Intubação Traqueal

Indicações	Contraindicações
Proteção de via aérea (paciente com Glasgow ≤8)	Pacientes com dissecção parcial da traqueia
Hipoxemia refratária	Instabilidade da coluna cervical (relativa)
Insuficiência respiratória aguda	Falta de habilidade do profissional com a técnica
Necessidade de anestesia para exames ou procedimento	
Aspiração das vias aéreas	
Necessidade de assistência ventilatória prolongada ou controle da ventilação pulmonar	
Assegurar permeabilidade das vias aéreas	
Prevenção de aspiração do conteúdo gástrico	
Condição que pode evoluir com obstrução de vias aéreas (anafilaxia, infecções e queimadura de vias aéreas)	

Complicações da intubação traqueal:

- ulcerações da mucosa e até estenose subglótica;
- estenose de laringe e traqueia;
- traqueomalácia;
- lesões das cordas vocais;
- infecção;
- aspiração do conteúdo gástrico;
- intubação esofágica;
- fístula traqueoesofágica;
- deslocamento de mandíbula pela manipulação errada do laringoscópio;
- intubação seletiva;
- laceração das partes moles das vias aéreas;
- fratura de dentes;
- extubação acidental.

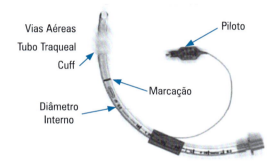

Tamanhos de Tubo	
Idade	Diâmetro (mm)
RN a termo	3,5
Criança	4 + idade/4
Adulto feminino	7,0 a 8,5
Adulto masculino	8,0 a 9,5

- **Figura 8.1** – Tubo traqueal.

Preparo para Intubação

- Informe o paciente sobre o procedimento.
- Tenha todo o material e equipamento à disposição e testados (laringoscópio, balonete do tubo, ventilador mecânico, aspirador etc.).
- Posicione o paciente para alcançar o ângulo necessário

- Monitore o paciente, instale o oxímetro e mensure a pressão arterial.
- Verifique se o paciente possui um acesso venoso pérvio.
- No caso de intubação eletiva, certifique-se de que o paciente esteja em jejum (recomendável jejum mínimo de 6 h).
- Retire próteses dentárias móveis.
- Avalie clinicamente a via aérea (Figura 8.2).
- Verifique se não há necessidade de aspirar vias aéreas e boca.
- Realize a pré-oxigenação com a bolsa-valva-máscara acoplada à rede de oxigênio com O_2 a 15 L/m, por 3 a 5 minutos, até atingir uma saturação O_2 > 95% para evitar hipoxemia, antes da intubação e após uma tentativa frustrada (Figura 8.3).
- Realize sedação a critério médico (Tabela 8.2).
- Assistir o médico durante o procedimento.

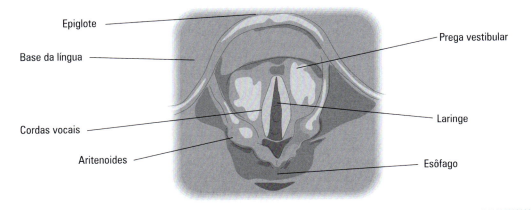

■ **Figura 8.2** – Via aérea.

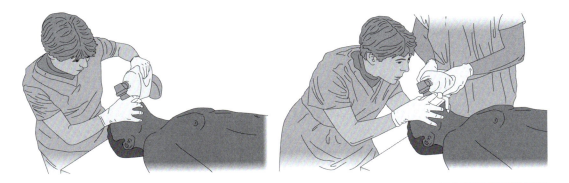

■ **Figura 8.3** – Pré-oxigenação.

Tabela 8.2. Drogas que Podem ser Utilizadas para a Intubação Traqueal

Droga	Apresentação	Dose	Via	Início	Duração	Efeito
Midazolam	15 mg/3mL	0,1 a 0,5 mg/kg	IV	30 a 60 s	3 a 10 min	Sedação
Etomidato	2 mg/mL/:10 mL	0,2-0,3 mg/kg	IV	30-60 s	3-5 min	Hipnose
Propofol	1% 10 mg/mL/10 mL 2% 20 mg/mL/50 mL	Sedação 0,5-3 mg/kg Anestesia 3-12 mg/kg	IV	45s	3-10 min	Sedação Hipnose
Ketamina	50 mg/mL/2 mL	1-2 mg/kg	IV	1 a 2 min	5 a 15 min	Hipnose Analgesia
Fentanil	250 mcg/mL/5 mL	1 a 10 mcg/kg	IV	1 min	30 a 60 min	Analgesia Sedação
Succinilcolina	100 mg	0,6-1,5 mg/kg	IV	1 min	9 a 13 min	BNM
Rocurônio	10 mg/mL	0,6 a 1 mg/kg	IV	60 a 90s	23 a 75 min	BNM

Posição Ideal para Intubação

A posição ideal é primordial para o sucesso do procedimento e envolve a colocação de um coxim occipital associado à hiperextensão da cabeça para que seja possível o alinhamento dos eixos oral, laríngeo e faríngeo.

A cabeça, ao ser elevada, torna a visualização das estruturas laríngeas mais fácil com o alinhamento dos eixos (Figura 8.4).

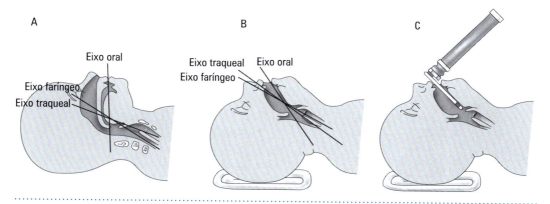

■ **Figura 8.4** – Posição Ideal para Intubação.
A) Demonstração dos eixos (oral, faríngeo e traqueal); B) alinhamento destes eixos com o posicionamento adequado; C) visualização da fenda glótica com a utilização de uma lâmina reta.

Após o posicionamento do paciente a critério médico realizar a compressão da cartilagem cricoide (manobra de Sellick) (Figura 8.5). Neste momento esta manobra possui duas funções: facilitar a visualização das cordas vocais mediante o deslocamento posterior da laringe e obstruir o esôfago para a prevenção da aspiração do conteúdo gástrico.

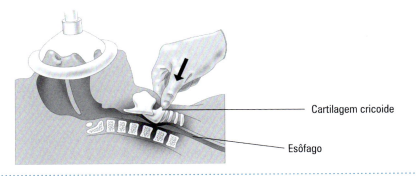

■ **Figura 8.5** – Manobra de Sellick

Cuidados Imediatos Pós-intubação
- Insuflar o *cuff(presscuff)*.
- Checar a posição do tubo e auscultar os cinco pontos: epigástrico, tórax anteriores esquerdo e direito, linhas axilares médias esquerda e direita) (Figura 8.6).
- Observação visual da elevação do tórax bilateral a cada ventilação.
- Fixar o tubo.
- Aspirar ao tubo endotraqueal (técnica asséptica – luva e cateter estéril) com dois funcionários.
- Ajustar parâmetros do respirador e colocar em VM – FiO_2: 100%.
- Checar sinais vitais: FC, ritmo cardíaco, pressão arterial e saturação de O_2.
- Iniciar sedação e analgesia em infusão contínua em bomba de infusão.
- Elevar a cabeceira do leito a 30 graus.
- Solicitar: Rx tórax (checar posição do tubo – ideal 2 cm acima da carina).
- Solicitar gasometria arterial (após 30 minutos de ventilação).
- Reajustar parâmetros ventilatórios e reduzir FiO_2 (PO_2 > 60 ou Sat > 90%).
- Checar pressão do *cuff* com manovacuômetro (manter pressão em 20 cm/H_2O).

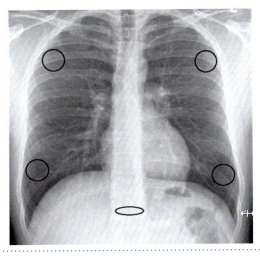

■ **Figura 8.6** – Pontos de ausculta pós-intubação.

Traqueostomia

É um dos procedimentos cirúrgicos mais antigos, a primeira traqueostomia bem-sucedida foi realizada em 1546.

Traqueotomia é palavra de origem grega e significa abertura da traqueia.

É um procedimento que deve ser feito, preferencialmente no centro cirúrgico, porém diversas condições e causas podem impedir o transporte, o que pode levar à necessidade de se realizar o procedimento à beira do leito.

Realiza-se um orifício na região cervical anterior, entre o segundo e terceiro anel cartilaginoso, insere-se nesse orifício uma cânula (Figura 8.7).

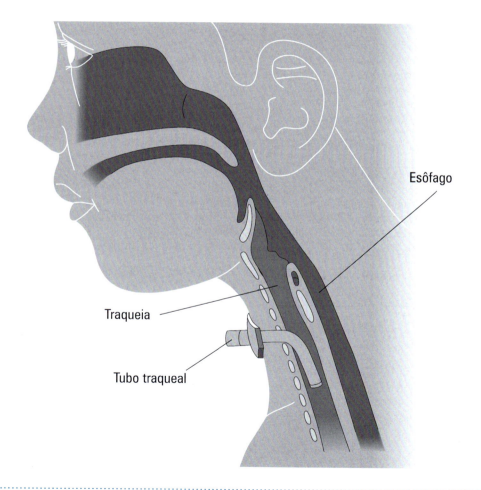

■ **Figura 8.7** – Local de posicionamento da cânula.

Essa cânula possui um balão envolvendo sua ponta interna, o qual é insuflado para ajustá-la ao diâmetro da traqueia, evitando assim vazamento ao redor da cânula. Na sua extremidade externa são conectados os aparelhos de respiração artificial. As cânulas podem ser de silicone ou metálicas(Figuras 8.8 e 8.9).

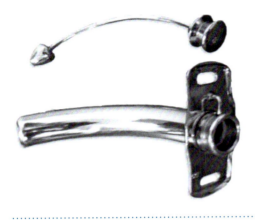

■ **Figura 8.8** – Cânula metálica.

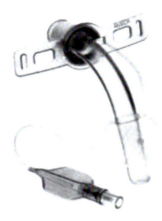

■ **Figura 8.9** – Cânula de silicone.

As cânulas metálicas dividem-se em três partes: cânulas interna, externa e mandril, as cânulas de silicone se diferenciam por possuírem balonete ou *cuff*, que ao serem insuflados vedam a luz traqueal. São indicadas quando o paciente se mantém em ventilação mecânica e também quando existe o risco de aspiração de secreções orotraqueais.

A traqueostomia é utilizada em diversas situações, sendo elas eletivas e de urgência.

Eletivas: Pacientes com ventilação mecânica prolongada, superior a 2 semanas, com dificuldade no desmame ventilatório.

Urgência: Traumas graves de face, inalação de gases, tumores de orofaringe, edema de vias aéreas, paralisia bilateral das cordas vocais, traqueomalácia e corpo estranho. Nesses casos usa-se a técnica de cricostomia.

Vantagens da Traqueostomia
- Maior conforto ao paciente.
- Maior facilidade para remover as secreções da árvore brônquica e higiene oral.
- Menor incidência de lesões na laringe com relação à intubação orotraqueal prolongada.
- Diminuir a incidência de estenose subglótica.

Complicações Pós-passagem
- Atentar-se a hemorragias ou formação de hematomas.
- Sinais de infecção.
- Falso trajeto por deslocamento da cânula traqueal.

- Enfisema subcutâneo.
- Pneumomediastino.
- Obstrução da cânula por rolhas de secreção.

Materiais necessários para troca da cânula de TQT
1 cânula de TQT da mesma numeração que a em uso pelo paciente
1 cânula de TQT uma numeração menor que a em uso pelo paciente
EPIs: avental descartável, óculos de proteção, máscara descartável e luvas de procedimento
Aspirador montado
1 sonda gástrica de tamanho adequado
1 sonda de aspiração de tamanho adequado
1 tubo de lidocaína gel
1 seringa de 10 mL
1 lâmina de bisturi
Fixador para cânula de TQT
Bolsa-valva máscara conectada à rede de oxigênio
Material de intubação pronto para uso

Cuidados de Enfermagem

Posicionamento do paciente para a realização da traqueostomia:

- Paciente posicionado em decúbito dorsal com coxim sob os ombros para hiperextender o pescoço; a manobra propicia maior exposição da traqueia (Figura 8.10). A hiperextensão não é possível em casos de fratura de vertebra cervical, artrose cervical, cirurgia cervical recente.

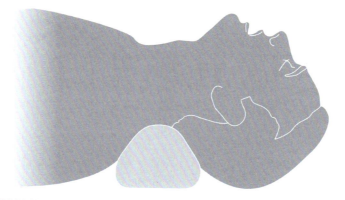

- Figura 8.10 – Posicionamento do paciente para a realização da traqueostomia.

Após a passagem, a cânula deve ser fixada amarrando-a em volta do pescoço, por meio de um cadarço para fixação ou dispositivo disponível. O curativo consiste de gazes circundando a cânula para absorver sangramentos e secreções. A troca deve ser diária ou quando necessário por curativo saturado (Figura 8.11).

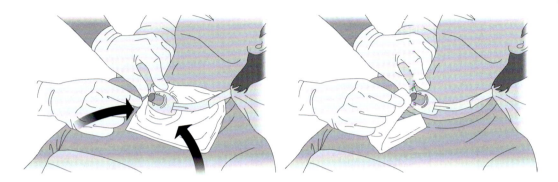

■ **Figura 8.11** – Curativo de traqueostomia.

- Observar o doente regularmente quanto ao excesso de secreções, realizar aspirações conforme necessário.
- Remover a água que condensa na traqueia.
- Realizar a troca da água do nebulizador a cada 24 h ou, se necessário, diminuindo a probabilidade de contaminação e proliferação de microrganismos.
- Assegurar adequada ventilação, saturação de oxigênio, frequência respiratória e expansão torácica, que deverá ser simétrica.
- Minimizar as dificuldades resultantes da privação de fala, estabelecer um método de comunicação, se possível incentivar o doente a escrever para se comunicar.
- Manter sempre a campainha próxima.

Materiais para Curativo

- *Kit* curativo estéril.
- Gaze.
- Solução fisiológica.
- Cadarço ou traqueoFix para a fixação da cânula.
- EPIs: máscara descartável, luvas de procedimento e óculos de proteção.

Via Aérea Difícil

A via aérea difícil é definida como uma condição clínica na qual o médico tem dificuldade de ventilar com máscara, dificuldade com intubação orotraqueal ou ambos. É uma interação complexa entre os fatores do paciente, o quadro clínico e a habilidade e experiência de quem realiza o procedimento.

É importante ressaltar que por meio de uma correta avaliação prévia das vias aéreas, é possível antecipar boa parte dos eventuais problemas e assim planejar condutas para superá-los.

Dentre os fatores do paciente, podemos encontrar sinais clínicos óbvios que predizem a possibilidade de via aérea difícil:

- dificuldade de intubação anterior;
- malformações;
- fraturas ou traumas faciais;
- assimetria facial;
- boca pequena, pescoço curto;
- mobilidade do pescoço limitada;
- obesidade;
- tumores;
- edema, massa ou corpo estranho na orofaringe;
- sangramento em vias aéreas.

Uma avaliação clínica mais detalhada da acessibilidade da via aérea inclui: o comprimento dos dentes na arcada superior, a relação entre as arcadas superior e inferior durante o fechamento mandibular normal, a relação entre as arcadas superior e inferior durante a protrusão voluntária mandibular, a distância interincisivos, a visibilidade da úvula, o formato do palato, a complacência do espaço mandibular, a distância tireomentoniana, o comprimento e a espessura do pescoço e a amplitude de movimentos de cabeça e pescoço. Abaixo, os achados não desejáveis (Tabela 8.3).

Tabela 8.3. Achados Não Desejáveis na Avaliação Clínica da Acessibilidade da Via Aérea

Parâmetros	Achados Não Desejáveis
1) Comprimento dos incisivos superiores	Relativamente longos
2) Relação entre incisivos maxilares e mandibulares durante o fechamento normal da mandíbula	Arcada superior protusa (incisivos maxilares anteriores aos mandibulares)
3) Relação entre incisivos maxilares e mandibulares durante protusão voluntária da mandíbula	Os incisivos mandibulares não ultrapassam os incisivos maxilares
4) Distância interincisivos	Menor que 3 cm
5) Visibilidade da úvula	Não visível quando a língua é protraída com o paciente em posição sentada (p. ex., classe Mallampati maior que II)
6) Conformação do palato	Excessivamente arqueado ou muito estreito
7) Complacência do espaço mandibular	Endurecido, ocupado por massa, ou não elástico
8) Distância tireomentoniana	Menor que 6 cm ou largura de 3 dedos médios
9) Comprimento do pescoço	Curto
10) Largura do pescoço	Grosso
11) Mobilidade de cabeça e pescoço	Limitação da extensão da cabeça ou flexão do pescoço

Escores que Predizem a Dificuldade de Realização da Intubação

Mallampati

Baseia-se no grau de abertura da boca e da visualização das estruturas da orofaringe. Sustenta que a dificuldade de intubação está relacionada à largura da base da língua. É bastante prática. A análise é feita com o paciente sentado, com a cabeça em posição neutra, a boca aberta ao máximo e a língua protrusa ao máximo. O observador deve estar sentado, com os olhos à mesma altura do paciente. O teste deve ser repetido alguns minutos após o descanso do paciente, para confirmar a classificação.

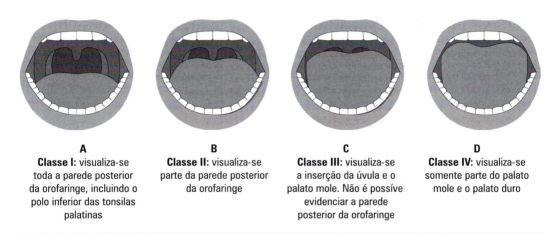

A
Classe I: visualiza-se toda a parede posterior da orofaringe, incluindo o polo inferior das tonsilas palatinas

B
Classe II: visualiza-se parte da parede posterior da orofaringe

C
Classe III: visualiza-se a inserção da úvula e o palato mole. Não é possível evidenciar a parede posterior da orofaringe

D
Classe IV: visualiza-se somente parte do palato mole e o palato duro

■ **Figura 8.12** – Escore *Mallampati*.
Pacientes com graus III e IV apresentam maiores riscos de apresentar dificuldades na intubação traqueal

Escala de Cormack & Lehane

É baseada na visualização da região glótica através da laringoscopia direta de acordo com as estruturas visíveis (glote, aritenoides e epiglote). É dividida em quatro categorias de acordo com as estruturas visualizadas (Figura 8.12):

- Classe I – glote bem visível;
- Classe II – somente a parte posterior da glote é visualizada (aritenoides);
- Classe III – somente a epiglote pode ser visualizada – nenhuma porção da glote é visível;
- Classe IV – nem a epiglote nem a glote podem ser visualizadas.

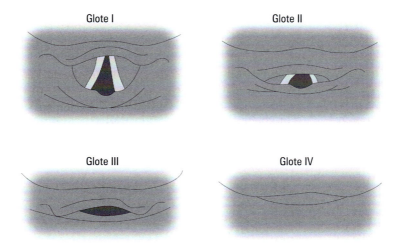

■ **Figura 8.13** – Classificação Cormack & Lehane.
Pacientes com graus III e IV apresentam maiores riscos de intubação difícil.

Materiais Indispensáveis na Unidade Móvel de Via Aérea Difícil

- Lâminas de laringoscópio de diversos tamanhos e formas.
- Bolsa-valva-máscara completa.
- Tubos traqueais de diversos tamanhos.
- Máscaras laríngeas de diversos tamanhos.
- *Kit* traqueostomia percutânea.
- Cânulas de traqueostomia de diversos tamanhos.
- Combitube.
- Fibroscópio para intubação.
- *Kit* de cricotireoidostomia.
- Cateter para troca de tubo endotraqueal de diversos tamanhos.
- Guia para intubação com iluminador e cabo.
- Guia simples para intubação.
- Profissional habilitado e experiente.

Máscara Laríngea

Indicada em casos de dificuldade de acesso à via aérea, para procedimentos cirúrgicos eletivos de curta duração e procedimentos diagnósticos de imagem (Figura 8.14).

É um dispositivo desenvolvido para o manuseio supraglótico das vias aéreas, podendo ser considerado como intermediário entre a máscara facial e o tubo traqueal, dispensando o uso de laringoscópio.

Consiste em um tubo semelhante ao endotraqueal, com uma máscara inflável na extremidade distal que se adapta à faringe posterior, selando a região da base da língua e da abertura laríngea.

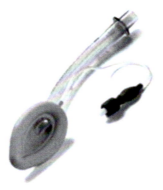

■ **Figura 8.14** – Máscara laríngea.

Cuidados de Enfermagem na Inserção da Máscara Laríngea

- Desinsuflar completamente a máscara.
- Aplicar lubrificante na superfície posterior.
- Realizar hiperextensão da cabeça, tracionando a mandíbula para baixo a fim de introduzir a máscara.
- Deslizar a máscara sobre o palato duro com o auxílio do dedo indicador da mão direita até encontrar resistência ao movimento (segurar como uma caneta com o indicador na junção balonete tubo)(Figuras 8.15 e 8.16).
- Garantir que a linha preta que percorre toda a extensão do tubo (lado posterior) esteja alinhada em direção ao nariz do paciente.
- Insuflar o balonete com o volume de ar recomendado para cada tamanho; Tabela 8.4.
- Observar a expansão torácica e realizar a ausculta pulmonar.
- Fixar a máscara laríngea (semelhante à do tubo orotraqueal).

Tabela 8.4. Tamanhos de Máscara Laríngea

Tamanho	Diâmetro Interno do Tubo Traqueal	Volume de Insuflação
1	3,5 mm	4 mL
1,5	4,0 mm	7 mL
2	4,5 mm	10 mL
2,5	5,0 mm	14 mL
3	6,0 mm com balonete	20 mL
4	6,0 mm com balonete	30 mL
5	6,5-7,0 mm com balonete	40 mL

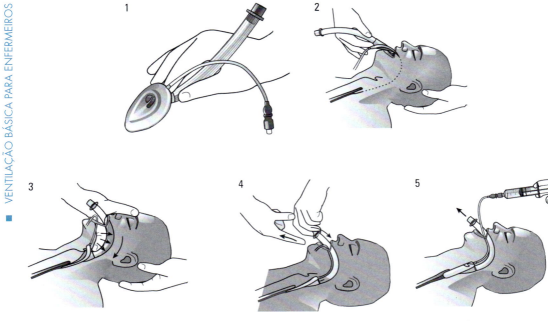

■ **Figura 8.15** – Inserção da máscara laríngea.

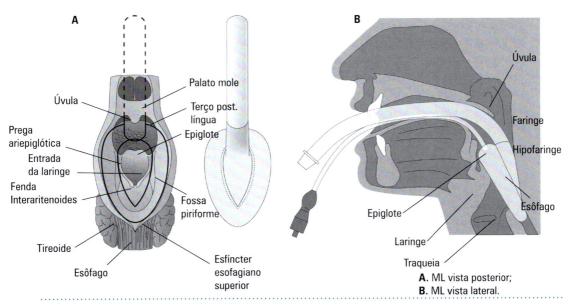

■ **Figura 8.16** – Posicionamento da máscara laríngea.

As causas mais comuns de dificuldade de inserção são: anestesia insuficiente, espasmos do músculo faríngeo ou laringoespasmo, falha no posicionamento da cabeça ou escolha inadequada do tamanho da máscara. Um protetor para mordida pode ser utilizado para evitar dano ao equipamento ou obstrução da via aérea.

Contraindicação
- Abertura limitada da cavidade oral.
- Alta resistência da via aérea.
- Risco aumentado de aspiração gástrica (hérnia de hiato, abdome agudo, retardo do esvaziamento gástrico, cirurgia torácica).
- Lesões obstrutivas de vias aéreas superiores.

Complicações
- Laceração da traqueia.
- Infecção de partes moles.
- Lesão de laringe e cordas vocais.
- Lesão do nervo laríngeo.
- Intubação esofágica.

Cricotireoidostomia

Acesso emergencial das vias aéreas, através da membrana cricotireóidea, é feita quando não é possível a intubação orotraqueal ou quando uma traqueostomia seria demasiado demorada ou difícil (Figuras 8.17 e 8.18).

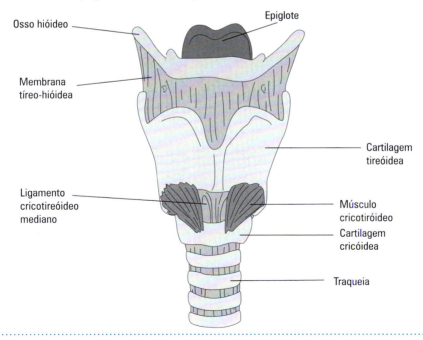

Figura 8.17 – Vista anterior da laringe.

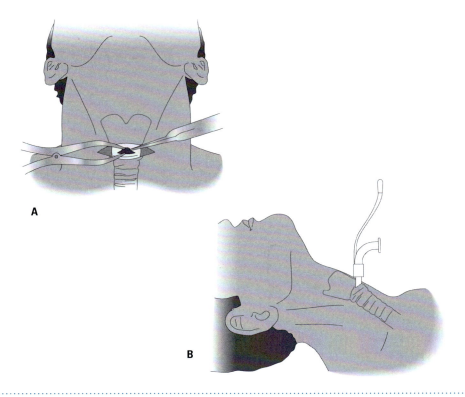

■ **Figura 8.18** – Local de inserção da cânula.

Indicações

Especialmente em politraumatizados com lesões maxilofaciais graves, nas quais a intubação translaríngea não é possível, pois permite acesso rápido e seguro às vias aéreas.

Contraindicações

Não deve ser feita de forma eletiva para acesso prolongado das vias aéreas.

Não pode ser usada em < 10 anos (pois, nas crianças, a cartilagem cricóidea é um dos poucos suportes anatômicos da porção alta da traqueia e há risco de lesão das cordas vocais).

Toda cricotireoidostomia deve ser convertida para uma traqueostomia dentro de 24-72 h.

Uma complicação descrita, que é a estenose subglótica, pode ser evitada com a conversão precoce.

Complicações
- Asfixia.
- Aspiração (de sangue).

- Celulite.
- Criação de falso trajeto nos tecidos.
- Estenose de laringe.
- Hematoma/hemorragia.
- Laceração do esôfago e traqueia.
- Enfisema mediastinal.
- Paralisia das cordas vocais.

Tubo Esofagotraqueal (*Combitube*)

Dispositivo desenvolvido inicialmente por Frass, em 1987, combina as funções de obturador esofágico e tubo traqueal.

O tubo esofagotraqueal é um tubo de duplo lúmen com dois balonetes. Um lúmen se assemelha ao obturador esofágico, com o fundo cego e perfurações laterais na altura da faringe, o outro lúmen apresenta a extremidade distal aberta, similar ao tubo traqueal convencional (Figuras 8.19 e 8.20).

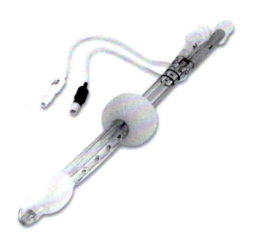

■ Figura 8.19 – Combitube.

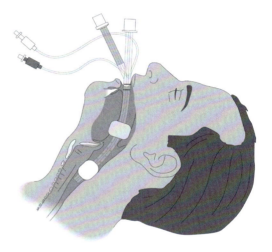

■ Figura 8.20 – Posicionamento do Combitube.

Contraindicações

- Pacientes com altura abaixo 1,40 m.
- Reflexos laríngeos presentes.
- Patologia esofagiana conhecida (neoplasias, varizes, estenose e trauma).
- Ingestão de substâncias cáusticas.

Complicações

- Dor.
- Disfagia.

- Edema, laceração e hematoma de mucosa nasofaríngea.
- Edema na língua.
- Lesão no seio piriforme.
- Enfisema subcutâneo, pneumomediastino.
- Pneumoperitônio.
- Laceração de esôfago.

Bibliografia Consultada

- Cavalcanti IL, Cantinho FAF, Assad F. Medicina Perioperatória. Rio de Janeiro: Sociedade de Anestesiologia do Estado do Rio de Janeiro, 2006.
- Cintra EA, Nishide VM, Nunes WA. Assistência de enfermagem ao paciente gravemente enfermo. 2ª ed. São Paulo (SP): Atheneu;2003.
- Ferez D, Lütke C, Ortenzi AVet al. Intubação Traqueal Difícil. Projeto Diretrizes. Associação Médica Brasileira e Conselho Federal de Medicina, 2005.
- Figueiredo LFP, Ferez D. Diretrizes para o manejo da via aérea difícil. RevAssocMed Bras. Apr./June 2003;49(2).
- Matsumoto T, Carvalho WB. Intubação traqueal. J Pediatr. (Rio J.) May 2007;83(2 suppl.0):83-89.
- Mendes NT, Tallo FS, Guimarães HP. Guia de Ventilação Mecânica para Enfermagem. São Paulo (SP): Atheneu; 2012.
- Netto AU. Entubação orotraqueal. Anestesiologia. Med Resumos. 2011;2009(2):1-08.
- Pedersoli CE, Dalri MCB, Silveira RCPC, Chianca TCM et al. O uso da máscara laríngea pelo enfermeiro na ressuscitação cardiopulmonar: revisão integrativa da literatura. Texto Contexto Enferm. (Florianópolis) Apr./June 2011;20(2):276-283.
- Ricz HMA, Filho FVM, Freitas LCF, Mamede RCM. Traqueostomia. Medicina (Ribeirão Preto). 2011;44(1):63-9.
- Santos TNS, Ferreira MMM.O uso do combitube pelo enfermeiro. Disponível em: http://apps.cofen.gov.br. Acessado em: 06 jul. 2016.
- Soriano FG, Nogueira AC. UTI – Adulto – Manual Prático. 1ª ed. vol. 1. São Paulo: Sarvier; 2010.p. 263-269.

Ventilação Mecânica em Situações Especiais

capítulo 9

Ventilação Mecânica na Síndrome do Desconforto Respiratório Agudo (SDRA)

- Mieko Cláudia Miura
- Cinthia Mucci Ribeiro

Recentemente, a definição da síndrome do desconforto respiratório agudo (SDRA) foi revisada por um grupo de especialistas e validada com base em estudos multicêntricos internacionais e foi assim classificada na "Definição de Berlim" (Tabela 9.1).

A causa da SDRA pode ser qualquer doença que, direta ou indiretamente, produz lesão pulmonar, sendo a sepse uma das principais, além de pneumonia, inalação de fumaça ou produtos tóxicos, aspiração de conteúdo gástrico, trauma, ventilação mecânica inadequada, transfusão sanguínea, abuso de drogas ou álcool, entre outros.

O risco de morte aumenta com a idade, comorbidades e gravidade da doença ficando entre 30 e 50%.

Muitas pessoas com SDRA podem recuperar a maior parte de sua função pulmonar dentro de alguns meses a 2 anos, mas outros podem ter problemas respiratórios permanentes. Além disso, esses sobreviventes experimentam limitações no aspecto físico, emocional, saúde mental, interação social e vitalidade.

O primeiro objetivo no tratamento da SDRA é melhorar os níveis de oxigênio (O_2) no sangue através de:

- O_2 suplementar: para sintomas mais leves ou como uma medida temporária;
- ventilação não invasiva (VNI): para SDRA leve, reavaliando de meia hora a 2 horas as metas de sucesso. Se não ocorrer melhora, seguir para a intubação (IOT);
- ventilação mecânica invasiva (VMI): SDRA moderada/grave vai precisar da ajuda de um ventilador mecânico para respirar, sendo recomendado o modo controlado na fase inicial.

O suporte ventilatório mecânico, tanto não invasivo quanto invasivo, deve ser realizado de forma adequada e segura para evitar a lesão induzida pela ventilação mecânica, como o barotrauma (escape de ar dos pulmões por aumento da pressão intrapulmonar), a

Tabela 9.1. Definições de Berlim para Síndrome do Desconforto Respiratório Agudo

Síndrome do Desconforto Respiratório Agudo

Tempo	Dentro de 11 semanas de um evento clínico, ou novo evento, ou piora dos sintomas respiratórios
Radiografia de tórax[a]	Opacidades bilaterais - não completamente explicadas por derrames pleurais, colapso lobar ou pulmonar ou nódulos
Origem do edema	Insuficiência respiratória não totalmente explicada por falência cardíaca ou sobre carga de volume. Necessidade de avaliação objetiva (ecocardiograma) para excluir edema hidrostático, se não houver fator de risco
Oxigenação[b] Leve Moderada Grave	200 mmHg < PaO_2/FiO_2 ≤ 300 mmHg com PEEP ou CPAP ≥ 5 cmH_2O[c] 100 mmHg < PaO_2/FiO_2 ≤ 200 mmHg com PEEP ≥ 5 cmH_2O PaO_2/FiO_2 ≤ 100 mmHg com PEEP ou CPAP ≥ 5 cmH_2O

CPAP, pressão positiva contínua em vias aéreas; FiO_2, fração inspirada de oxigênio; PaO_2, pressão arterial parcial de oxigênio; PEEP, pressão expiratória final positiva.
[a] Radiografia ou tomografia de tórax.
[b] Se altitude for maior do que 1.000 metros, um fator de correção deve ser utilizado como segue: [PaO_2/FiO_2 x (pressão barométrica/760)].
[c] Pode ser liberado de forma não invasiva nos casos de síndrome do desconforto respiratório agudo leve.

toxicidade pelo oxigênio e o volutrauma (hiperdistensão alveolar cíclica causada por altas pressões nas vias aéreas).

■ Ventilação Protetora

Atualmente, guiados por pesquisas e evidências literárias é indicada a ventilação mecânica com volume corrente de até 6 mL/kg do peso predito*; pressão de platô limitada em no máximo 30 cmH_2O; diferença entre pressão de platô (Pplatô) e a pressão expiratória positiva final (PEEP) de no máximo 15 cmH_2O; níveis de PEEP suficientes para evitar o colabamento (fechamento) das vias aéreas e dos alvéolos e garantir uma troca gasosa adequada, manutenção da saturação de oxigênio (SaO_2) entre 90 e 95%, com o objetivo de reduzir a fração inspirada de oxigênio (FiO_2) dentro das primeiras 24-48 horas.

Cálculo do peso predito:

Homens : 50 + 0,91 × (altura em cm – 152,4);
Mulheres: 45,5 + 0,91 × (altura em cm – 152,4).

Ajuste da PEEP e FiO_2

Elevar a PEEP mantém as unidades alveolares abertas para participarem das trocas gasosas, resultando no aumento da oxigenação e na proteção contra a lesão pulmonar associada à abertura e ao fechamento cíclico dos alvéolos. Usar a menor FiO_2 possível para garantir SaO_2 > 90% e pressão parcial do oxigênio no sangue arterial (PaO_2) de 55 a 80 mmHg.

Existem várias formas de ajuste da PEEP, citaremos algumas combinações (Tabelas 9.2 e 9.3).

Tabela 9.2. Tabela PEEP Baixa x FiO$_2$ (ARDSNET)

FiO$_2$	0,3	0,4	0,4	0,5	0,5	0,6	0,7	0,7	0,7	0,8	0,9	0,9	0,9	1,0
PEEP	5	5	8	8	10	10	10	12	14	14	14	16	18	18 ↔ 24

Tabela 9.3. PEEP Alta × FiO$_2$ (Alveoli e Lovs)

ALVEOLI										
FiO$_2$	0,3	0,3	0,4	0,4	0,5	0,5	0,5 ↔ 0,8	0,8	0,9	1,0
PEEP	12	14	14	16	16	18	20	22	22	22 ↔ 24
LOVS										
FiO$_2$	0,3	0,4	0,5	0,6	0,7	0,8	0,9	1,0		
PEEP	5 ↔ 10	10 ↔ 18	18 ↔ 20	20	20	20 ↔ 22	22	22 ↔ 24		

PEEP Decremental/Manobra de Recrutamento Alveolar (MRA)

A evidência para a aplicação de MRA (técnica para abertura dos alvéolos que estão fechados) em pacientes com SDRA é um tema em debate. Os estudos indicam que a manobra de recrutamento mesmo que tenha sucesso em abrir o pulmão, não mantém seu efeito se não for seguida da escolha de uma PEEP adequada/ideal para estabilizar as regiões pulmonares recém-recrutadas.

Sugestão da técnica de MRA: realizar em modo pressão controlada (PC), iniciar com PEEP = 10 cmH$_2$O, aumentando o valor de 5 cmH$_2$O gradualmente até atingir 25 cmH$_2$O, após o qual se somam 10 cmH$_2$O atingindo 35 e no máximo 45 cmH$_2$O. Dessa forma, após uma MRA, realiza-se a medida da complacência estática do sistema respiratório com redução gradual até identificar a PEEP que produz a melhor complacência, acrescentam-se 2-3 cmH$_2$O acima deste valor e teremos a PEEP ideal (Figura 9.1). Atenção aos pacientes com uso de drogas vasoativas ou instabilidade hemodinâmica, pois estes podem não tolerar a manobra e piorar o choque.

Pressão de Pausa ou Platô (Pplatô)

A mensuração da pressão alveolar pode ser realizada por uma pausa inspiratória, na qual a pressão na via aérea vai igualar-se com a pressão alveolar. Esta pressão é denominada de pressão de pausa ou pressão de platô.

Valores acima de 30 cmH$_2$O geralmente indicam que o sistema respiratório está tendo estiramento excessivo e necessidade de redução do volume corrente e/ou da PEEP. Entretanto, valores inferiores a 30 cmH$_2$O não garantem que o parênquima pulmonar esteja protegido de hiperdistensão ou barotrauma, sobretudo em patologias que afetam o pulmão de modo heterogêneo, como ocorre na SDRA.

Buscar manter Pplatô ≤ 30 cm H$_2$O.

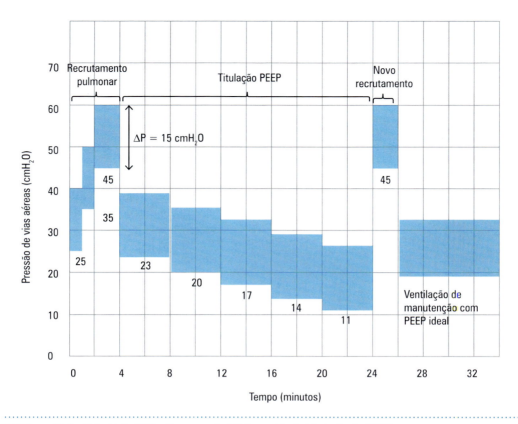

■ **Figura 9.1** – Estratégia ART – Esquema da MRA seguida da titulação da PEEP.

Buscar manter o diferencial de pressão Platô – PEEP (chamado de pressão de distensão ou *driving-pressure*) menor ou igual a 15 cmH$_2$O para todas as categorias de gravidade SDRA.

Frequência Respiratória (f)

Iniciar com f = 20 rpm e caso necessário aumentar até 35 rpm, desde que não ocasione auto-PEEP, de acordo com a PaCO$_2$ desejada. Em casos de SDRA moderada ou grave, submetidos a estratégia de hipercapnia permissiva (permitir o aumento PaCO$_2$ acima do normal intencionalmente) com VC ≤ 6 mL/kg de peso predito, a f pode ser ajustada até 45 rpm, desde que não ocasione auto-PEEP (Tabela 9.4).

Tabela 9.4. Sugestão de VMI para SDRA	
Modo Ventilatório	**Volume Controlado**
Volume corrente	≤ 6 mL/kg peso predito
Pressão platô	≤ 30 cmH$_2$O
Frequência respiratória	Até 35 rpm, ajustada para atingir pH 7,30-7,45
Oxigenação	PaO$_2$ 55-80 mmHg ou SpO$_2$ > 90%
PEEP	Tabela PEEP/PEEP ideal/MRA

Terapias Alternativas de Resgate

Alguns pacientes com SDRA grave podem desenvolver hipoxemia refratária grave ou hipercapnia com acidemia, apesar do tratamento otimizado com ventilação mecânica. Existem algumas terapias de resgate que podem ser utilizadas:

Posição Prona

Posição prona (face para baixo) melhora as trocas gasosas, recomenda-se aplicar precocemente em pacientes com SDRA com PaO$_2$/FiO$_2$ < 150. Não utilizar em pacientes com fratura pélvica ou de coluna, hipertensão intracraniana, tórax instável, instabilidade hemodinâmica grave, equipe inexperiente.

Troca Gasosa Extracorpórea

É um método de suporte utilizado na tentativa melhorar a troca gasosa e/ou a remoção de CO$_2$ por membrana extracorpórea.

Oxigenação e Remoção de CO$_2$

Extracorporeal membrane oxygenation (ECMO) é uma técnica médica usada para fornecer suporte de oxigênio para coração e pulmões em pacientes nos quais estes órgãos estão com a função muito prejudicada. O sangue sai de uma veia central do paciente, passa pelo oxigenador e retorna através de uma artéria, em que o objetivo principal é devolver o sangue já oxigenado para o paciente. Nos casos de hipoxemia refratária, definida como uma relação PaO$_2$/FiO$_2$ < 80 mmHg com FiO$_2$ > 80% após realização das manobras adjuvantes e de resgate para SDRA grave por pelo menos 3 horas, deve-se usar ECMO venovenosa nos centros com essa tecnologia disponível (Figura 9.2).

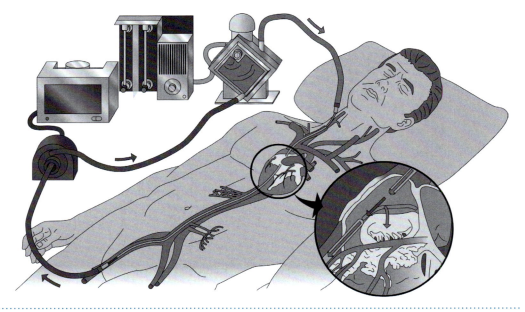

■ **Figura 9.2** – ECMO.
Fonte: Novalung.

Remoção de CO_2

O sistema *interventional lung assist* (ILA), que promove a troca gasosa para a remoção de CO_2 sem a utilização de bomba, é aplicado através de *shunt* (passagem ou conexão) artificial, implantado por dissecção arterial e venosa. Seu uso está indicado no controle de acidose respiratória e hipoxemia causadas pelos altos níveis de CO_2 (> 80 mmHg) durante estratégia ventilatória protetora. O fluxo sanguíneo ocorre pela diferença arteriovenosa, sem a necessidade de circulação extracorpórea (Figura 9.3).

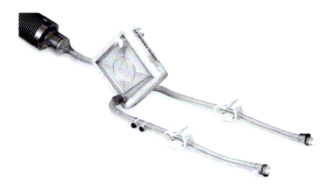

■ **Figura 9.3** – Membrana ventilatória.
Fonte: Novalung.

Insuflação Traqueal de Gás (TGI – Tracheal Gas Insuflation)

A TGI está indicada na hipercapnia secundária à hipoventilação imposta pela limitação da pressão inspiratória nas vias aéreas. Consiste na insuflação de ar através de cateteres localizados próximo à carina, com a finalidade de retirar o CO_2 que permanece nas vias aéreas. A distância da extremidade distal do cateter em relação à carina deve ser de aproximadamente 1 cm acima dela. O fluxo de saída do gás pode ficar entre 4 e 15 L/min, sugerido utilizar quando a $PaCO_2$ > 80 mmHg e/ou pH < 7,2.

Óxido Nítrico (NO)

O NO é reconhecido como importante vasodilatador da musculatura lisa dos vasos, e muita atenção tem sido dada ao papel exercido por ele na SDRA.

A inalação de óxido nítrico na SDRA melhora as trocas gasosas e diminui a pressão na artéria pulmonar, tendo, como resultado, um efeito benéfico sobre a hipoxemia refratária e sobre as desigualdades da relação ventilação/perfusão. Pode-se usar NO inalatório em pacientes com SDRA grave com hipertensão pulmonar aguda e falência de VD, monitorando-se a resposta e titulando-se a dosagem de partes por milhão.

Cuidados da Equipe Multiprofissional

Os cuidados para minimizar as complicações associadas à VMI prolongada e o tempo de UTI desses pacientes críticos são:

- prevenção da trombose venosa profunda;
- prevenção da úlcera de pressão;
- mobilização precoce;
- reduzir a sedação;
- cuidados com lesão da pele;
- nutrição;
- evitar desconectar o paciente da VMI com PEEP elevada (usar aspiração fechada – Figura 9.4);

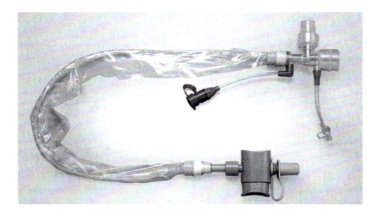

- Figura 9.4 – Sistema fechado para aspiração traqueal.

- prevenir a pneumonia associada à ventilação mecânica (elevação da cabeceira da cama, tubo orotraqueal com sucção subglótica/*supracuff* – Figuras 9.5 e 9.6).

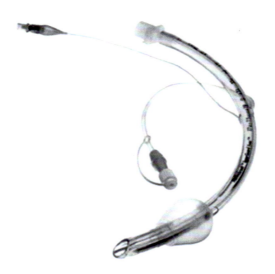

■ **Figura 9.5** – Cânula com aspiração subglótica.

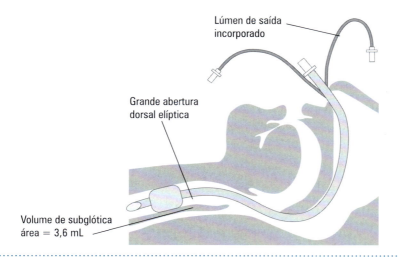

■ **Figura 9.6** – Posição da cânula com aspiração subglótica.

Bibliografia Consultada

- Abroug F, Ouanes-Besbes L, Brochard L et al. An updated study-level meta-analysis of randomised controlled trials on proning in ARDS and acute lung injury. Critical Care Medicine. 2011;15(1):R6.
- Afshari A, Brok J, Moller A et al. Inhaled nitric oxide for acute respiratory distress syndrome and acute lung injury in adults and children: a systematic review with meta-analysis and trial sequential analysis. Anesthesia Analgesia. 2011;112(6):1411-21.
- Amato MB, Meade MO, Slutsky AS et al. Driving pressure and survival in the acute respiratory distress syndrome. New England Journal of Medicine. 2015;372(8):747–55.
- Barbas CV, Isola AM, Farias AM et al. Diretrizes brasileiras de ventilação mecânica. 2013. Associação de Medicina Intensiva Brasileira e Sociedade Brasileira de Pneumologia e Tisiologia. 2013;1-140.
- Barbas CV, Amato MB, Carvalho CRR et al. Goal-oriented respiratory management for critically ill patients with acute respiratory distress syndrome. Critical care research and practice. 2012;2012:ID952168.
- Briel M, Meade M, Mercat A et al. Higher vs lower positive end-expiratory pressure in patients with acute lung injury and acute respiratory distress syndrome: systematic review and meta-analysis. Journal of American Medical Association. 2010;303(9):865-73.
- Brower RG, Lanken PN, Matthay MA et al. National Heart, Lung, and Blood Institute ARDS Clinical Trials Network.Higher versus lower positive end-expiratory pressures in patients with the acute respiratory distress syndrome. New England Journal of Medicine. 2004;351(4):327-36.
- Dellamonica J, Lerolle N, Sargentini C. PEEP-induced changes in lung volume in acute respiratory distress syndrome. Two methods to estimate alveolar recruitment. Intensive Care Medicine. 2011;37:1595-1604.
- Gajic O, Dabbagh O, Park PK et al. U.S. Critical Illness and Injury Trials Group: Lung Injury Prevention Study Investigators (USCIITG-LIPS). Early identification of patients at risk of acute lung injury: evaluation of lung injury prediction score in a multicenter cohort study. American Journal of Respiratory and Critical Care Medicine. 2011;183(4):462-70.
- Germann P, Braschi A, Della Rocca G et al. Inhaled nitric oxide therapy in adults: European expert recommendations. Intensive Care Medicine. 2005;31(8):1029-41.
- Guérin C, Reignier J, Boulain T et al. PROSEVA Study Group. Prone positioning in severe acute respiratory distress syndrome. New England Journal of Medicine. 2013;368(23):2159-68.
- Hess DR. Noninvasive ventilation for acute respiratory failure. Respiratory Care, 2013;58(6):950-72.
- Mandell LA, Wunderink RG, Campbell GD et al. Infectious Diseases Society of America/American Thoracic Society consensus guidelines on the management of community-acquired pneumonia in adults. Clinical Infectious Diseases. 2007;44(Suppl 2)S27-72.
- Meade MO, Cook DJ, Guyatt GH et al. Lung Open Ventilation Study Investigators. Ventilation strategy using low tidal volumes, recruitment maneuvers, and high positive end-expiratory pressure for acute lung injury and acute respiratory distress syndrome: a randomized controlled trial. Journal of American Medical Association. 2008;299(6):637-45.
- Mercat A, Richard JC, Jaber S et al. Expiratory Pressure (Express) Study Group. Positive end-expiratory pressure setting in adults with acute lung injury and acute respiratory distress syndrome: a randomized controlled trial. Journal of American Medical Association. 2008;299(6):646-55.
- Ranieri VM, Rubenfeld GD, Thompson BT et al. Acute Respiratory Distress Syndrome The Berlin Definition. Journal of American Medical Association. 2012;307:2526-33.
- Staffieri F, Stripoli T, De Monte V. Physiological effects of an open lung ventilatory strategy titrated on elastance-derived end-inspiratory transpulmonary pressure: study in a pig model. Critical Care Medicine. 2012;40:2124-31.
- The Acute Respiratory Distress Syndrome Network. Ventilation with lower tidal volumes as compared with traditional tidal volumes for acute lung injury and the acute respiratory distress syndrome. New England Journal of Medicine. 2000;342(18):1301-8.

- The American-European Consensus Conference on ARDS: definitions, mechanisms, relevant outcomes, and clinical trial coordination. American Journal of Respiratory and Critical Care Medicine.1994;149(3):818-24.
- Villar J, Kacmarek RM, Auirre-Jaime A. A high positive end-expiratory pressure, low tidal volume ventilatory strategy improves outcome in persistent acute respiratory distress syndrome: a randomized, controlled trial. Critical Care Medicine. 2006;34(5):1311-8.

capítulo 10

Ventilação Mecânica no Paciente Neurológico

- Cinthia Mucci Ribeiro
- Mieko Claudia Miura

Os traumas neurológicos têm grande impacto na saúde da população em geral, tendo grande importância tanto na morbidade quanto na mortalidade da população.

Aproximadamente 60% dos pacientes que sobrevivem a traumas cranianos têm sequelas significativas como déficit motor e cognitivo, trazendo grande impacto socioeconômico e emocional aos pacientes e familiares.

■ Fisiopatologia

O cérebro recebe aproximadamente 750 mL/min de sangue arterial ou cerca de 15% do total do débito cardíaco em repouso, e tem cerca de 20% do consumo de oxigênio corporal. O fluxo sanguíneo cerebral (FSC) normal é de 50-60 mL/100 g/min.

Caso haja diminuição do FSC, ocorrerá primeiro uma diminuição da função neuronal e, posteriormente, lesão irreversível. Se, entretanto, o FSC se elevar acima de limites fisiológicos, edema cerebral e áreas de hemorragia podem aparecer. Desta forma, o FSC deve ser mantido dentro de valores normais apesar das flutuações da PPC (pressão de perfusão cerebral).

A PPC se expressa entre a diferença da pressão arterial média (PAM) e a pressão intracraniana (PIC).

Uma queda da PPC é compensada com vasodilatação, assim como uma elevação da PPC é compensada por vasoconstrição, dentro de limites fisiológicos. Estes ajustes, denominados autorregulação cerebral, são ajustados principalmente pela demanda metabólica, pela inervação simpática e parassimpática e pela concentração de algumas substâncias como adenosina, óxido nítrico, PaO_2 e $PaCO_2$.

Pacientes com TCE, isquemia cerebral ou agentes vasodilatadores (anestésicos voláteis, nitroprussiato de sódio) podem ter diminuição ou perda da autorregularão cerebral. Neste caso, o FSC torna-se dependente da PAM. Então, se a PAM se eleva, o FSC também se eleva e pode causar um aumento no volume cerebral. Se a PAM cai, o FSC também diminui, reduzindo a PIC, mas podendo acarretar isquemia e necrose (Figura 10.1).

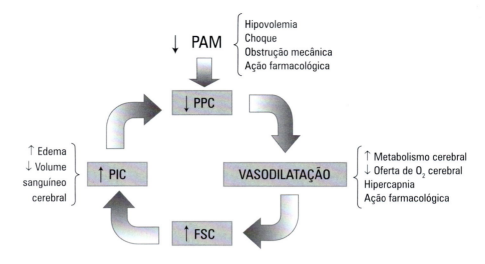

■ **Figura 10.1** – Cascata isquêmica (vasodilatatória).

O aumento do volume intracraniano resulta na elevação da PIC pela rigidez óssea. O aumento da PIC reduz o fluxo sanguíneo cerebral, resultando em hipóxia. Grandes aumentos da PIC podem levar a herniação do cérebro inchado que pode comprimir o tronco cerebral. Assim, dependendo do grau de elevação da PIC, o indivíduo pode desenvolver alguns graus de hipertensão intracraniana, conforme descrito na Tabela 10.1.

Tabela 10.1. Hipertensão Intracraniana	
Normal	PIC < 10-15 mmHg e PAM 90 mmHg (PPC > 80 mmHg)
HIC leve	PIC 20-30 mmHg
HIC moderada	PIC 30-40 mmHg
HIC grave	PIC > 40 mmHg (risco de morte)

Lesões Neurológicas mais Comuns

TCE (Trauma Cranioencefálico)

O TCE é definido pela *National Head Injury Foundation* como uma agressão ao cérebro causada por uma força física externa, que pode produzir um estado diminuído ou alterado de consciência, resultando em comprometimento das habilidades cognitivas ou do funcionamento físico.

As lesões de crânio podem ser:
- fraturas de crânio;

- hematomas peridurais (localizados fora da dura-máter, mas dentro do crânio);
- hematoma subdural (resultam principalmente da ruptura de uma veia que faz a ligação entre o córtex cerebral e a drenagem venosa para os seios);
- hematoma intracerebral (geralmente produzem lesões de massa).

AVE (Acidente Vascular Encefálico)

O AVE é definido classicamente como um déficit neurológico, geralmente focal, de instalação súbita, com causa vascular e duração maior que 24 horas ou que leve ao óbito. Essa disfunção focal depende da área do encéfalo envolvida, podendo gerar déficit motor ou sensitivo de um lado do corpo, perda da fala ou da visão, cefaleia, diplopia, disfagia ou tontura. Existem dois tipos de AVE, isquêmico ou hemorrágico:

- AVE isquêmico: por uma série de fatores, o fluxo cerebral pode ser interrompido e provocar isquemia cerebral. Esses fatores consistem em:
  - trombose de grandes vasos;
  - cardioembolismo;
  - trombose de pequenos vasos;
  - outros mecanismos: arterites, estados de hipercoagulação, dissecções arteriais cervicais e outros.
- AVE hemorrágico: ocorre por dois principais mecanismos:
  - hemorragia intraparenquimatosa: a hipertensão arterial pode levar a alterações nas paredes, com formação de pequenos aneurismas. A ruptura destes determina a hemorragia intraparenquimatosa;
  - hemorragia subaracnóidea: a ruptura de aneurismas saculares intracranianos é a principal causa desse tipo de hemorragia.

Ventilação Mecânica Invasiva

Indicações para intubação:

- escala de coma de Glasgow (Tabela 10.2) ≤ 8;
- abolição dos reflexos de tosse/broncoaspiração;
- hipoxemia persistente ou transitória;
- insuficiência respiratória (hipoxêmica ou hipercápnica);
- obstrução de vias aéreas alta, por secreção ou períodos de apneia;
- convulsão tonicoclônica;
- suspeita e/ou presença de HIC (hipertensão intracraniana);
- pós-cirurgia de craniotomia descompressiva.

Após intubação sugerimos os seguintes parâmetros de ventilação mecânica (Tabela 10.3):

Tabela 10.2. Escala de Coma de Glasgow

Variáveis		Escore
Abertura ocular	Espontânea	4
	À voz	3
	À dor	2
	Nenhuma	1
Resposta verbal	Orientada	5
	Confusa	4
	Palavras inapropriadas	3
	Palavras incompreensivas	2
	Nenhuma	1
Resposta motora	Obedece comandos	6
	Localiza dor	5
	Movimento de retirada	4
	Flexão anormal	3
	Extensão anormal	2
	Nenhuma	1
Total máximo	**Total mínimo**	**Intubação**
15	3	8

Tabela 10.3 – Ajuste da Ventilação Mecânica

Modo	Assisto-controlado, preferência pelo VCV (para evitar grandes oscilações do volume corrente, que auxilia no melhor controle da $PaCO_2$)
Volume corrente	6 mL/kg do peso predito
Fluxo	40-60 L/min
Frequência respiratória (f)	15-20 rpm (para manter CO_2 em 35 mmHg). Atenção para não fazer auto-PEEP
PEEP	5-15 cmH_2O (PEEP pode ser utilizada, desde que não haja incrementos significantes na PIC)
Pressão de platô	< 30 cmH_2O
FiO_2	$SaO_2 \geq$ 95% e PaO_2 70-100 mmHg
VCV: ventilação volume controlado. Peso predito: Homens peso predito (kg) = 50 + 2,3 {[altura (cm) × 0,394] – 60} Mulheres peso predito (kg) = 45,5 + 2,3 {[altura (cm) × 0,394] – 60}	

Observação: utilizam-se baixas pressões para não prejudicar o retorno venoso e consequentemente elevar o volume e a pressão sanguíneos intracranianos.

Recomendações Ventilatórias Específicas

- ***Não*** utilizar hiperventilação profilática ou prolongada, e manter PaCO$_2$ entre 35-40 mmHg na fase aguda da injúria (primeiras 24 horas), pois o FSC está reduzido neste período pós-trauma. Além disso, a hiperventilação prolongada deve ser evitada na ausência de PIC elevada, uma vez que a vasoconstrição sustentada reduz o FSC a níveis deletérios, podendo gerar isquemia cerebral.
- Indica-se hiperventilação aguda apenas em casos de herniação cerebral como tratamento de resgate.
- Nos pacientes com AVC isquêmico agudo evitar PaCO$_2$ < 35 mmHg por risco de isquemia na área de penumbra.
- Evitar hipoxemia em pacientes com lesão neurológica aguda uma vez que leva ao aumento na morbidade e na taxa de mortalidade.
- Evitar hiperóxia em casos de encefalopatia anóxico-isquêmica.
- Pacientes com lesão neurológica grave, na fase aguda com hipertensão intracraniana, não devem ser mantidos em modo ventilatório espontâneo.

Sedação

- Barbitúricos podem ser utilizados a critério da equipe.
- Bloqueadores neuromusculares apesar de difícil controle, podem ser utilizados a critério da equipe. Muitas vezes são prescritos antes de iniciar a manipulação do paciente (banho no leito, aspiração de cânula orotraqueal, fisioterapia motora).
- Manter PIC < 20 mmHg, PAM ≥ 90 mmHg, com objetivo de manter PPC em torno de 70 mmHg.
- Normotermia, se necessário utilizar antitérmicos ou utilizar hipotermia para proteção cerebral, se acordado com equipe de neurologia.

Em Casos de HIC Persistente

Hipotermia: através da diminuição do consumo de oxigênio pelo tecido cerebral e do bloqueio da cascata inflamatória se obtém um efeito neuroprotetor. A hipotermia pode ser realizada por meio de bolsas de gelo na região cefálica e na região lateral cervical ou pela utilização de colchão térmico, ou ainda com a lavagem gástrica com soro gelado. O reaquecimento deve ser feito lentamente (1°C a cada 8-12 h).

Orientações de Manejo do Paciente Neurológico

- Utilizar monitoração de CO$_2$ através da capnografia.
- Manter a cabeceira do leito entre 30-45° para melhora do retorno venoso encefálico e diminuição da influência da PEEP sobre a PIC.
- Utilizar fixadores de cânula que não garroteiem os vasos da base e não prejudiquem o retorno venoso encefálico (Figura 10.2).

Alguns indivíduos podem apresentar critérios que fazem com que a equipe considere a possibilidade de traqueostomia, como:

- falhas no processo de desmame e/ou extubação;
- previsão de manter a intubação por um período superior a 21 dias;
- pouca tolerância à cânula orotraqueal (necessitando de maior sedação);
- possibilidade de alimentação oral e fonação;

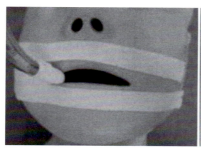 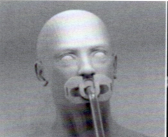 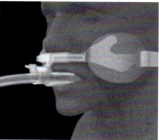

■ **Figura 10.2** – Tipos de fixadores.

Tabela 10.4. Benefícios *vs*. Riscos da Traqueostomia

Benefícios	Riscos
Redução de extubação acidental reduz o risco de sinusite	Infecção do sítio operatório
Redução do espaço morto	Hemorragia
Redução do trabalho respiratório	Pneumotórax
Melhor tolerância e conforto	Lesão traqueal ou esofagiana
Menor necessidade de sedação	Traqueomalácia e estenoses
Aumenta a mobilidade para a reabilitação motora	
Redução do tempo de ventilação mecânica (este ainda em discussão)	

Os estudos atuais não mostram que a traqueostomia tenha impacto na mortalidade, nas taxas de pneumonia ou lesão laringotraqueal, porém pode ajudar no desmame de indivíduos com lesão cerebral grave.

Bibliografia Consultada

- Abreu MO, Almeida ML. Manuseio da ventilação mecânica no trauma cranioencefálico: hiperventilação e pressão positiva expiratória final. Rev Bras Ter Intensiva. 2009;21(1):72-79.
- Barbosa LM, Laranjeira LN, Santucci EV, Suzumura EA. Emergências Neurológicas. In: Laranjeira LN, Regenga MM, Correa DCT, Guimarães HP. Guia de Urgência e Emergência para Fisioterapia. São Paulo: Editora Atheneu; 2012. Diretrizes Brasileiras de Ventilalção Mecânica 2013. Associação de Medicina Intensiva (AMIB). Comitê de Ventilação Mecânica. Sociedade Brasileira de Pneumologia e Tisiologia (SBPT). Comissão de Terapia Intensiva da SBPT. 2013.
- Gentile JKA, Himuro HS, Rojas SSO et al. Condutas no paciente com trauma cranioencefálico. Rev Bras Clin Med. 2011;9(11):74-82.
- Silva KN, Sandri P. Manejo da ventilação mecânica na hipertensão intracraniana. Manual Prático de Ventilação Mecânica em pronto-socorro e UTI. São Paulo: Editora Atheneu; 2014.
- Wijdicks EFM, Sheth KN, Carter BS et al. Recommendations for the management of cerebral and cerebelar infarction with swelling: a statement for healthcare professionals from the American Heart Association/American Stroke Association. Stroke; 2014.

capítulo 11

Ventilação Mecânica em Doenças Neuromusculares

- Mieko Cláudia Miura
- Cinthia Mucci Ribeiro

Indivíduos com distrofia muscular e outras doenças neuromusculares (Tabela 11.1) evoluem com fraqueza da musculatura que leva à hipoventilação alveolar comprometendo o sistema respiratório. Pneumonias, atelectasias (colapso pulmonar) e insuficiência res-

Tabela 11.1. Condições Neuromusculoesqueléticas que Podem Levar à Hipoventilação Crônica

Miopatias		
	Distrofias musculares	
		Distrofia de Duchenne e Becker
		Outras distrofias musculares, como *limb-girdle*, Emery-Dreifuss, fascioescapuloumeral, congênita, autossômica recessiva, distrofia miotônica
	Miopatias não Duchenne	
		Miopatias metabólicas ou congênitas
		Miopatias inflamatórias (polimiosite, associadas às doenças do tecido conjuntivo ou a outras doenças sistêmicas)
		Doenças da junção mioneural, como miastenia grave
		Miopatias associadas a traumas ou a medicações
Doenças neurológicas		
	Atrofia muscular espinal	Neuropatias (hereditárias, adquiridas, síndrome de Guillain-Barré)
	Doenças do neurônio motor (ELA)	Mielopatias
	Poliomielite	Doenças do tônus supraespinal
	Esclerose múltipla	

Fonte: Paschoal IA, Villalba WO, Pereira MC. Insuficiência respiratória crônica nas doenças neuromusculares: diagnóstico e tratamento. J Bras Pneum 2007; Vol. 33, N. 1.

piratória são as principais complicações, além de tosse ineficaz, disfunções de deglutição, aspiração de conteúdo gástrico, infecções de repetição e redução da complacência torácica.

O músculo diafragma e a musculatura intercostal são os principais músculos da respiração. O oxigênio (O_2) e o dióxido de carbono (CO_2) são os principais gases do sangue, sendo o valor normal do CO_2 entre 35 e 45 mmHg. Acima disso indica hipercarbia (mais CO_2 no sangue) causada pela hipoventilação alveolar (pouco ar entrando e saindo do pulmão) geralmente ocorre por causa da fraqueza da musculatura respiratória. A saturação de oxigênio ($SatO_2$) pode ser medida por um oxímetro de dedo (Figura 11.1), sendo seu valor normal ≥ 95%, abaixo disso é uma situação de hipoxemia (pouco ar no sangue) e é decorrente da hipercapnia por hipoventilação.

Normal	Alterado
SaO_2 ≥ 95%	SaO_2 < 95% (hipoxemia)
CO_2 35-45 mmHg	CO_2 >45 mmHg (hipercarbia)

Os principais testes e exames para acompanhamento da evolução da doença são a espirometria, medida do pico de fluxo, pressão inspiratória máxima, pressão expiratória máxima, oximetria, capnografia, gasometria arterial e escoliose (grau de curvatura da coluna) avaliada através de exame radiológico. Dessa forma é possível quantificar o grau de comprometimento respiratório permitindo ao clínico prever quais pacientes necessitam de aparelho para ajudar na tosse e no suporte ventilatório.

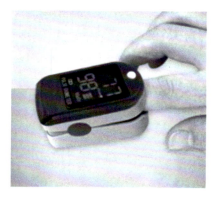

■ Figura 11.1 - Oxímetro de dedo.

■ Tosse Assistida

A musculatura inspiratória dos pacientes neuromusculares frequentemente não tem poder para a criação de um fluxo adequado para a expulsão das secreções, necessitando de auxílio manual, com a aplicação de pressões intra-abdominais logo no início da fase de expulsão do ar ou através de aparelhos.

O auxílio mecânico à tosse envolve aparelhagem como o *Cough Assist* (Figura 11.2), que promove uma insuflação profunda seguida de uma desinsuflação com uma pressão negativa. Ciclos podem ser repetidos até a eliminação completa das secreções e o retorno da SatO$_2$ para os níveis normais.

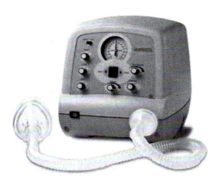

■ **Figura 11.2** – Cough Assist.

■ Suporte Ventilatório

Nos últimos anos os aparelhos do tipo BIPAP (*bilevel positive pressure airway*), que são utilizados para a ventilação não invasiva (VNI), têm se tornado populares em razão de preço, manipulação simples, feita pela própria família e/ou pelo paciente. O aparelho trabalha com dois níveis de pressão (uma pressão inspiratória maior e outra pressão expiratória menor), que se alternam nas vias aéreas durante o ciclo respiratório. Essas duas pressões positivas associadas dão ao paciente um conforto maior ao respirar, simulando uma respiração espontânea com acompanhamento da respiração voluntária do paciente. Normalmente é feita por meio de uma máscara, podendo ser usada também em pacientes traqueostomizados.

A VNI inicialmente pode ser necessária apenas nos episódios gripais. Com o evoluir da fraqueza da musculatura respiratória, seu uso passa a ser necessário no período noturno e progressivamente o número de horas vai aumentando até atingir as 24 horas do dia. Indicações para o uso da VNI:
- Sintomas como fadiga muscular respiratória, dispneia.
- Critérios fisiológicos: PaCO$_2$ ≥ 45 mmHg, SaO$_2$ < 90% por 5 minutos consecutivos, pressão inspiratória máxima < 60 cmH$_2$O, capacidade vital forçada < 50% do predito.

Ventilação Não Invasiva
Pressão inspiratória (Ipap) para volume corrente de 6-8 mL/kg
Pressão expiratória (Epap) para SatO$_2$ ≥ 95%
FiO$_2$ para SaO$_2$ ≥ 95%

Ventilação Mecânica Invasiva para Repouso Muscular	
Ventilação controlada	Volume corrente: 6 a 8 mL/kg
Manter $PaCO_2$: 35-45 mmHg	PEEP: 5 a 10 cmH_2O
FiO_2 para $SaO_2 \geq 95\%$	Pressão platô: < 35 cmH_2O

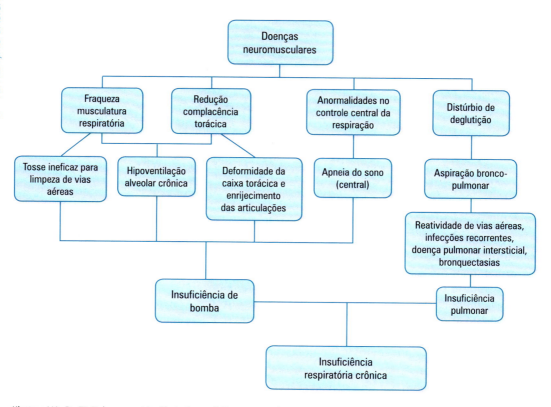

Khatwa UA, Dy FJ. Pulmonary Manifestations of Neuromuscular Diseases. Indian J Pedatric. 2015; 82(9): 841-51.

Obviamente para os casos mais graves, se fará necessária a intubação traqueal (IOT). Não se devem aguardar resultados de gasometria arterial para a decisão quanto a IOT. A traqueostomia promove facilidade no desmame, higiene brônquica e conforto para o paciente no caso de suporte ventilatório invasivo prolongado.

Bibliografia Consultada

- Abrosino N, Carpene N, Gherardi M. Chronic respiratory care for neuromuscular disease in adults. Eu Respir J. 2009;34:444-51.
- ATS Consensus Statement. Respiratory Care of the patient with Duchene Muscular Dystrofy. Am J Respir Crit Care Med. 2004;170:456-465
- Barbas CV, Isola AM, Farias AM et al. Diretrizes brasileiras de ventilação mecânica. 2013. Associação de Medicina Intensiva Brasileira e Sociedade Brasileira de Pneumologia e Tisiologia, 2013;1:140.
- Eng D. Management guidelines for motor neurone disease patients on non- Invasive ventilation at home. Paliative Med. 2006;20:68-74.
- Khatwa UA, Dy FJ. Pulmonary Manifestations of Neuromuscular Diseases. Indian J Pedatric. 2015;82(9):841-51.
- Lawn ND, Wijdicks EF. Post-intubation pulmonary function test in Guillain-Barré syndrome. Muscle Nerve. 2000;23:613-616.
- Mehta S. Neuromuscular disease causing acute respiratory failure. Respir Care. 2006;51:1016.
- National Institute for Health and Clinical Excelence 2010. Motor Neuron Disease: The use of non invasive ventilation in the management of motor neurone disease. London. National Institute for Health and Clinical Excelence. Disponível em: www.nice.org.uk/guidance/cg105. Acessado em: 01/07/2016.
- Orsini M., Freitas MRG, Presto B et al. Guideline for Neuromuscular Rehabilitation in Guillain-Barré Syndrome: What can we do? Rev Neurocienc. 2010;18(4):572-580.
- Pascoal IA, Villalba WO, Pereira MC. Insuficiência respiratória crônica nas doenças neuromusculares: diagnóstico e tratamento. J Bras Pneumologia. 2007;33(1):81-92.
- Rabinstein A, Wijdicks EF. BiPAP in acute respiratory failure due to myasthenic crisis may prevent intubation. Neurology. 2002;59:1647.
- Radunovic A, Annane D, Rafic M et al. Mechanical ventilation for amyotrophic lateral sclerosis/motor neuron disease. Cochrane Database of Systematic Review Issue. 2013;6.
- Vianello A, Bevilacqua M, Arcaro G. et al. Non-invasive ventilatory approach to treatment of acute respiratory failure in neuromuscular disorders. A comparison with endotracheal intubation. Intensive Care Med. 2000;26:384.
- Wards S, Chatwun M, Heather S et al. Randomised controlled trial of non invasive ventilation (NIV) for nocturnal hypoventilation in neuromuscular and chest wall disease in patients with daytime normocapnia. Torax. 2005;60:1019-1024.

capítulo 12

Ventilação Mecânica em Paciente Cardiopata

- Cinthia Mucci Ribeiro
- Mieko Claudia Miura

■ Introdução

As doenças cardiovasculares estão entre as principais causas de morte nos países desenvolvidos e têm aumentado de forma epidêmica nos países em desenvolvimento. No Brasil, as doenças cardiovasculares são as principais causas de internação hospitalar e morte, correspondendo a 32,6% dos óbitos com causa determinada. Dentre as principais emergências cardiovasculares podemos citar: infarto agudo do miocárdio (IAM), insuficiência cardíaca congestiva (ICC) e edema agudo de pulmão (EAP).

Infarto Agudo do Miocárdio (IAM)

O IAM pode ser definido como a morte de cardiomiócitos (células de músculo cardíaco) em razão da isquemia prolongada. Geralmente essa isquemia acontece devido a trombose e/ou vasoespasmo sobre uma placa aterosclerótica. Suas apresentações clínicas variam de angina instável e infarto sem supra e até infarto com supradesnível do segmento ST. O tamanho do infarto é o determinante crítico da repercussão na função do coração. Por isso, em decorrência do tamanho do IAM, do tempo de início do tratamento e suas complicações, alguns indivíduos podem evoluir com ICC secundária ao IAM, além de outros distúrbios como arritmias, falência cardíaca e até choque cardiogênico.

Insuficiência Cardíaca Congestiva (ICC)

Apresenta-se como uma síndrome clínica na qual o coração é incapaz para ejetar e/ou acomodar o sangue dentro de valores pressóricos fisiológicos devido a alterações estruturais e/ou funcionais provocando limitação funcional.

A ICC pode ser classificada de acordo com suas anormalidades estruturais ou sua capacidade funcional, conforme exposto na Tabela 12.1.

Tabela 12.1. Classificação da ICC

Classificação da IC pelas Anormalidades Estruturais (ACC/AHA)	Classificação da IC pelos Sintomas Relatados na Capacidade Funcional (NYHA)
Estágio A: grande risco de desenvolver IC. Não são identificadas anormalidades estruturais ou funcionais. Sem sinais ou sintomas	Classe I: sem limitações para atividades físicas. Elas não causam fadiga, dispneia ou palpitações
Estágio B: desenvolvimento de doença cardíaca estrutural, fortemente associado ao desenvolvimento de IC, mas sem sinais ou sintomas	Classe II: pequena limitação para atividade física. Confortável em repouso, porém apresenta dispneia, fadiga ou palpitação nas atividades mais intensas
Estágio C: sintomática associada à profunda doença cardíaca estrutural	Classe III: atividades físicas limitadas. Confortável em repouso, mas ao mínimo esforço apresenta fadiga, dispneia ou palpitações
Estágio D: doença cardíaca estrutural avançada com sintomas de IC em repouso e requer tratamento médico rápido	Classe IV: incapaz de realizar qualquer atividade física sem desconforto. Sintomas em repouso

Choque Cardiogênico

Caracterizado pela incapacidade de o músculo cardíaco fornecer débito suficiente para a necessidade do organismo. Essa situação de hipoperfusão tecidual sistêmica pode ser evidenciada pelos seguintes sinais:

- diminuição da diurese;
- cianose;
- extremidades frias;
- alterações no nível de consciência.

Diversas situações clínicas podem produzir situações de baixo débito cardíaco que levam ao choque cardiogênico, como: depressão miocárdica devida a sepse ou pancreatite, ruptura de cordoalha ou válvula secundária a endocardite, miocardites, rejeição após transplante cardíaco, ruptura ou trombose de prótese valvar, arritmias ventriculares ou supraventriculares que produzam situação de baixo débito, contudo a principal causa é o IAM.

Edema Agudo de Pulmão Cardiogênico (EAP)

É o acúmulo de líquido no tecido pulmonar decorrente do desequilíbrio hemodinâmico, que faz com que a quantidade de líquido que deixa os capilares em direção ao sistema extravascular seja maior que o retorno intravascular. Emergência hipertensiva, fibrilação atrial aguda, equivalente isquêmico cardíaco e o IAM são os fatores mais comuns de descompensação.

Interação Cardiopulmonar

A respiração pode ser afetada por alterações cardiovasculares por meio de três mecanismos: troca gasosa, mecânica pulmonar e musculatura respiratória.

A troca gasosa pode ser prejudicada pela diminuição do débito cardíaco, pois o fluxo sanguíneo torna-se mais lento.

Aumentos súbitos na pressão de capilar pulmonar provocam edema intersticial e alveolar, que é causa frequente de piora de oxigenação nos pacientes cardiopatas. O edema intersticial é forte estímulo para o centro respiratório, resultando em taquipneia e uso de musculatura acessória com consequente aumento do trabalho respiratório.

Situações de alteração na ventilação também podem ser prejudiciais para a situação hemodinâmica do indivíduo. Como exemplo, a hipoxemia e a acidose são estímulos para a hipertensão pulmonar, que resulta em piora circulatória e aumento do trabalho do ventrículo direito (VD). Condições como essas geram alterações em cadeia, pois se o VD começar a se dilatar, o septo interventricular irá se deslocar para a esquerda, reduzindo a área do ventrículo esquerdo com consequente redução do débito cardíaco e vive-versa.

Ventilação Mecânica Invasiva

Adequar da oxigenação, garantir a ventilação e assegurar o débito cardíaco estão entre os principais objetivos da ventilação mecânica no paciente cardiopata.

Critérios para intubação:

- hipoxemia;
- exaustão com aumento do CO_2;
- obstrução de VAS;
- intolerância à VMNI (ventilação mecânica não invasiva).

De acordo com a Diretriz Brasileira de VM e o III Consenso Brasileiro de Ventilação Mecânica, sugerem-se os seguintes parâmetros (Tabela 12.2):

Tabela 12.2. Ajuste da Ventilação Mecânica

Modo	Assito-controlado, VCV ou PCV
Volume corrente	6 mL/kg do peso predito
Frequência respiratória (f)	12 rpm (ou o suficiente para evitar acidose respiratória)
PEEP	5-10 cmH_2O (se houver disfunção de ventrículo direito é dada preferência ao uso da PEEP em limite inferior)
Pressão de platô	< 30 cmH_2O
FiO_2	$SatO_2$ > 94%

VCV: ventilação volume controlado; PCV: ventilação pressão controlada.
Peso predito:
Homens peso predito (kg) = 50 + 2,3 {[altura (cm) × 0,394] – 60}
Mulheres peso predito (kg) = 45,5 + 2,3 {[altura (cm) × 0,394] – 60}

Caso o paciente evolua com disfunção de ventrículo direito e hipertensão pulmonar em ventilação mecânica, o uso de óxido nítrico inalatório é uma estratégia eficaz de tratamento, pois ele proporciona a vasodilatação pulmonar local (sem efeito de vasodilatação sistêmica), diminuindo a resistência vascular pulmonar que, consequentemente, melhora a oxigenação e diminui o trabalho do ventrículo direito.

■ Desmame

O desmame ventilatório deve ser iniciado e prosseguir quando a causa da intubação estiver solucionada e o indivíduo apresentar estabilidade clínica para o mesmo. O modo PSV (pressão de suporte) é o modo ventilatório de desmame que mais bem se adapta às condições do paciente cardiopata pela necessidade de trabalho respiratório reduzido e a consequente redução de trabalho miocárdico. Ainda de acordo com a Diretriz de 2013, o uso de VNI (ventilação não invasiva) deve ser priorizada para facilitar o processo de retirada da ventilação mecânica, devendo ser aplicada imediatamente após a extubação.

Bibliografia Consultada

- Cavenagi S, Ferreira LL, Marino LHC et al. Fisioterapia respiratória no pré e pós-operatório de cirurgia de revascularização do miocárdio. Rev Bras Cir Cardiovasc. 2011;26(3):455-61.
- Creagh-Brown BC, Griffiths MJD, Timothy WE. Bench-to-bedside review: inhaled nitric oxide therapy in adultis. Critical Care. 2009:13:212.
- Diretrizes Brasileiras de Ventilação Mecânica 2013. Associação de Medicina Intensiva (AMIB). Comitê de Ventilação Mecânica. Sociedade Brasileira de Pneumologia e Tisiologia (SBPT). Comissão de Terapia Intensiva da SBPT 2013.
- Oliveira MCG, Ribeiro CM, Regenga MM. Emergências cardiovasculares. In: Laranjeira LN, Regenga MM, Corrêa, DCT et al. Guia de Urgência e Emergência para Fisioterapia. São Paulo: Editora Atheneu; 2012.

capítulo 13

Ventilação Mecânica no Paciente Obeso

- Cinthia Mucci Ribeiro
- Mieko Claudia Miura

■ Introdução

A obesidade é uma doença crônica, caracterizada pelo acúmulo excessivo de tecido gorduroso, 40 a 60% da massa corpórea, que promove alterações metabólicas e estruturais, tornando este indivíduo mais propício a diversas doenças cardiovasculares, afecções pulmonares, apneia obstrutiva do sono, alterações metabólicas, doenças renais, biliares e certos tipos de neoplasias.

De acordo com a Organização Mundial de Saúde (OMS), são considerados indivíduos obesos aqueles que apresentam IMC ≥ 30.

A gravidade da condição, por sua vez, é avaliada em classes. Em função dos valores de IMC, são reconhecidos os seguintes níveis de obesidade:
- tipo 1 (IMC entre 30 e 34,9 kg/m^2);
- tipo 2 (IMC entre 35 e 39,9 kg/m^2);
- tipo 3 (IMC maior que 40 kg/m^2).

■ Alterações Toracopulmonares

Indivíduos obesos apresentam alterações estruturais da região toracoabdominal pela grande quantidade de tecido adiposo que reveste a região. Essa interfere diretamente na mecânica ventilatória produzindo disfunção respiratória, reversível com a diminuição da massa corpórea.

O tecido adiposo abdominal em excesso aumenta o trabalho respiratória pois comprime o diafragma e o eleva, provocando a diminuição de sua mobilidade e também a diminuição do movimento costal, ambos essenciais para a mecânica ventilatória adequada.

Outra importante alteração que deve ser lembrada no indivíduo obeso é a diminuição do volume de reserva expiratório (VRE) e da capacidade residual funcional (CRF), apesar da capacidade vital (CV) e da capacidade pulmonar total (CPT) serem normais ou pouco alteradas.

A maior quantidade de tecido adiposo leva ao aumento da pressão intra-abdominal, que provoca a redução da complacência do sistema respiratório, mas principalmente da caixa torácica.

A resistência do sistema respiratório e das vias aéreas também está aumentada na obesidade mórbida, uma das explicações é a redução do volume pulmonar.

Além disso, a obstrução e/ou redução do calibre de pequenas vias aéreas em obesos provoca a presença de *air trapping*. Esse fenômeno prejudica a relação entre a ventilação e a perfusão, favorecendo o aparecimento de maiores áreas de *shunt* pulmonar (áreas perfundidas, mas não ventiladas).

Consequentemente, essas anormalidades de mecânica respiratória comprometem as trocas gasosas e a capacidade de exercício. Habitualmente a pressão parcial de CO_2 é normal. Apesar do aumento da demanda respiratória, há elevação da frequência respiratória com volume corrente próximo do normal. Alterações dessa natureza podem contribuir para o surgimento de dispneia, sintoma descrito como sendo o mais comum em obesos.

Além da mecânica afetada, estudos recentes demonstram que a resistência à leptina, um hormônio proteico derivado do adipócito, que age dentro do hipotálamo no processo de saciedade e de aumento do gasto energético, também tem papel importante na geração da hipoventilação na obesidade.

Atualmente, as taxas de internação de pacientes obesos nas unidades de terapia intensiva refletem a elevação de sua prevalência na população em geral e o aumento do tratamento cirúrgico na obesidade. As causas mais comuns de internação são resultado das complicações da obesidade e comorbidades associadas à insuficiência coronariana, hipertensão arterial, arritmias, pneumonia, síndrome de obesidade-hipoventilação, *cor pulmonale*, hiperglicemia, trombose venosa/embolia pulmonar.

■ Manejo do Paciente Obeso

As complicações pulmonares são muito mais comuns no paciente obeso, embora o valor de IMC e os testes de função pulmonar não sejam capazes de avaliar o prognóstico.

As Diretrizes Brasileiras de Ventilação Mecânica (2013) recomendam considerar que todo obeso é um indivíduo que possui via aérea difícil. Por isso deve-se preparar infraestrutura para esta condição:

- *posição de Trendelenburg* reverso durante a ventilação para melhora da PaO_2, complacência e débito cardíaco, além de reduzir a formação de atelectasias;
- *evitar a posição supina*, pois esta favorece a redução da CRF e do débito cardíaco, além de aumentar o trabalho respiratório. Se houver necessidade desta posição, sugere-se adotar a posição de *beach chair* (cadeira de praia);
- *sedação:* os efeitos sedativos podem ser mais duradouros, pois o aumento do tecido adiposo altera o volume de distribuição dos fármacos lipofílicos, prolongando sua meia-vida de ação, diminuindo ou retardando sua eliminação. Em indivíduos obesos, tanto a intubação orotraqueal quanto a indução anestésica, apresentam maior risco de hipoxemia e hipotensão arterial;

- *aspiração gástrica:* pelo grande volume de fluído gástrico, aumento da pressão intra-abdominal e incidência elevada de refluxo gastroesofágico, indivíduos obesos têm maior risco de apresentar aspiração gástrica;
- *tromboembolismo venoso:* a alta incidência dessa complicação em indivíduos obesos se deve a estase venosa, policitemia, aumento da pressão abdominal e dos membros inferiores, insuficiência cardíaca, diminuição da atividade fibrinolítica e aumento da concentração de fibrinogênio.

Ventilação Mecânica Invasiva

Após a intubação sugerimos os seguintes parâmetros de ventilação mecânica (Tabela 13.1):

Alguns estudos mais recentes sugerem que manobras de recrutamento alveolar e utilização de PEEP auxiliam no aumento da capacidade residual funcional (CRF), previne a formação de atelectasias e reduz o risco de VILI (lesão pulmonar induzida pela ventilação mecânica).

Tabela 13.1. Ajuste da Ventilação Mecânica

Modo	Assisto-controlado a volume (VCV) ou a pressão (PCV)
Volume corrente	6 mL/kg do peso predito
FiO_2	Para $SatO_2 \geq 92\%$
PEEP	≥ 10 cmH_2O
Frequência respiratória (f)	Para garantir CO_2 adequado
Pressão de platô	≤ 35 cmH_2O
Volume-minuto	Adequado através das gasometrias arteriais
Peso predito: Homens peso predito (kg) = 50 + 2,3 {[altura (cm) × 0,394] – 60} Mulheres peso predito (kg) = 45,5 + 2,3 {[altura (cm) × 0,394] – 60}	

Observação: A monitoração da pressão intra-abdominal (PIA) auxilia na monitoração respiratória quando acontece aumento da $PaCO_2$ e/ou das pressões de vias aéreas que não são justificadas por causas pulmonares.

Desmame e Extubação

De acordo com as Diretrizes Brasileiras de Ventilação Mecânica de 2013, é recomendada a extubação, assim que as condições clínicas permitirem, podendo ainda utilizar ventilação não invasiva (VNI) para facilitação.

A incidência de dificuldade de desmame no indivíduo obeso não está bem documentada, contudo, sabe-se que a taxa de reintubação pós-extubação em pacientes obesos que permanecem em ventilação mecânica por tempo superior a 48 horas é de 8 a 14%.

■ Ventilação Não Invasiva

Alguns casos de obesidade cursam com síndrome hipoventilatória ou até mesmo insuficiência respiratória hipercápnica (retenção de CO_2). Estudos mostram que o uso de VNI é recomendado para melhora desta condição, desde que concomitantemente não haja condição hipoxêmica e a interface utilizada seja adequada para o indivíduo. Ambas as modalidades de VNI, CPAP e Bilevel, são eficientes para a melhora da troca gasosa e consequentemente da hipercápnica. O que ainda permanece incerto é o tempo ideal para instalação da VNI após a extubação.

Bibliografia Consultada

- Anzueto A, Frutos-Vivar F, Esteban A et al. Influence of body mass index on outcome of the mechanically ventilated patients. Thorax. 2011;66(1):66-73.
- Diretrizes Brasileiras de Ventilação Mecânica 2013. Associação de Medicina Intensiva (AMIB). Comitê de Ventilação Mecânica. Sociedade Brasileira de Pneumologia e Tisiologia (SBPT). Comissão de Terapia Intensiva da SBPT 2013.
- Melo LC, Silva MAM, Calles ACN. Obesidade e função pulmonar: uma revisão sistemática. Einstein. 2014;12(1):120-5.
- Silva KN, Laranjeira LN, Morato JB. Assistência ventilatória no paciente obeso. In: Sandri P, Morato JB, Galassi MS et al. Manual Prático de Ventilação Mecânica em pronto-socorro e UTI. São Paulo: Editora Atheneu; 2014.
- Piper AJ, Wang D, Barnes DJ et al. Randomised trial of CPAP vs bilevel support in the treatment of obesity hypoventilation syndrome without severe nocturnal desaturation. Thorax. 2008;10: 395-401.
- Tallo FS, Guimarães H P. Noções básicas para ventilação mecânica em situações especiais: DPOC, asma, obesidade, doenças restritivas. In: Tallo FS, Guimarães HP, Lopes RD. Guia de Ventilação Mecânica para Medicina. São Paulo: Atheneu Editora; 2011.
- Teixeira CA et al. Prevalência de dispneia e possíveis mecanismos fisiopatológicos envolvidos em indivíduos com obesidade graus 2 e 3. J Bras Pneumol. 2007; 33(1):28-35.

capítulo 14

Ventilação Mecânica no Pós-operatório

- **Mieko Cláudia Miura**
- **Cinthia Mucci Ribeiro**

■ Fatores de Risco para as Complicações Pulmonares Pós-operatórias (CPP)

Os fatores de risco que determinam maior incidência de CPP são os seguintes:

Idade avançada > 60 anos	Diabetes
Cirurgia de urgência	Deficiência imunológica
Dimensão da intervenção	Distúrbio cardiocirculatório
Desnutrição	Doença cerebrovascular
Anemia	Distúrbio de coagulação
Obesidade	Alcoolismo, tabagismo
Icterícia	Anestesia > 3 horas
Doença pulmonar, renal ou hepática preexistente	Circulação extracorpórea (CEC) prolongada

O sucesso da evolução dos pacientes submetidos à anestesia e ao procedimento cirúrgico é muito dependente dos cuidados oferecidos antes, durante e depois da cirurgia. Mesmo com a evolução dos equipamentos, técnicas cirúrgicas, medicações e conhecimento da equipe multidisciplinar nas últimas décadas, as complicações pulmonares ainda são causa importante de morbidade e mortalidade no período pós-operatório (PO).

As complicações respiratórias estão entre as mais comuns, variam em torno de 30%, seguidas pelas complicações cardíacas e infecciosas (Quadro 14.1). Um fator preditivo importante para o desenvolvimento das CPP é o local da cirurgia. A taxa de complicações quando a incisão cirúrgica é no abdome superior ou no tórax varia entre 10 e 40% de todos os casos, enquanto fica < 1% na colecistectomia videolaparoscópica. Aproximadamente 25% das mortes que ocorrem nos primeiros dias após uma cirurgia estão relacionadas com as CPP. A pneumonia pós-operatória pode ocorrer em 10 a 40% dos pacientes e a taxa de mortalidade associada é de 30 a 45%, dependendo do tipo de cirurgia.

Quadro 14.1. Problemas Pulmonares mais Comuns no PO

Atelectasias (colapso dos alvéolos em porções do pulmão)

Pneumotórax (presença de ar na cavidade pleural)

Broncoespasmo (espasmos nos brônquios que impedem a passagem de ar até os pulmões)

Derrame pleural (acúmulo excessivo de fluido na cavidade pleural)

Embolia pulmonar (obstrução da artéria/ramo pulmonar causada por coágulos de sangue ou êmbolos de gordura)

Disfunção pulmonar pós-CEC

Paralisia/paresia diafragmática

Pneumonia (infecção aguda que causa inflamação no tecido pulmonar)

Ventilação Mecânica

A manutenção do suporte ventilatório ao final da cirurgia está relacionada ao efeito residual da anestesia; seu efeito diminui progressivamente com o passar do tempo ou pode ser revertido por drogas específicas. Portanto, nestes casos, é previsível que o suporte respiratório pós-operatório não seja prolongado (Quadro 14.2). Por outro lado, existem indicações relacionadas ao porte cirúrgico, duração da cirurgia, condição da função pulmonar, distúrbios metabólicos, politransfusão, coagulopatias e complicações inesperadas durante a cirurgia que determinam a necessidade de manter a ventilação mecânica por tempo indeterminado.

Quadro 14.2. Parâmetros Ventilatórios (Admissão)

Controlada (pressão ou volume)

Volume corrente (VC): 6 mL/kg peso predito*

PEEP: 5-10 cmH$_2$O (ver tipo de cirurgia e gasometria arterial)

Fluxo: 40-60 L/min

FiO$_2$: para SaO$_2$ ≥ 95% (normalmente 40%)

Frequência respiratória (f): 12 a 16 rpm visando manter a PaCO$_2$ entre 35 e 45 mmHg

Pressão de platô: < 35 cmH$_2$O; Pressão de pico < 40 cmH$_2$O

*Cálculo do peso predito:
Homens: 50 + 0,91 × (altura em cm − 152,4)
Mulheres: 45,5 + 0,91 × (altura em cm - 152,4)

O desmame ventilatório é um processo transitório entre o suporte mecânico e a respiração espontânea do paciente. Ao contrário do que o termo desmame sugere, esse processo pode ser abrupto/rápido, o que é relativamente comum nas situações em que a retirada gradual não é necessária. Realizar a remoção da VM no pós-operatório o mais precocemente possível é uma recomendação quando o paciente se apresentar hemodinamicamente estável, com analgesia adequada, sem distúrbios hidroeletrolíticos e com nível de consciência suficiente para respirar sozinho e proteger a via aérea (Quadro 14.3).

Quadro 14.3. Critérios para Desmame Ventilatório/Extubação

Modalidade espontânea
Boa oxigenação
VC do paciente ≥ 5 mL/kg peso predito*
f < 30 rpm
SaO_2 ≥ 95% com FiO_2 ≤ 40%
PEEP: 5 a 8 cmH_2O

Ventilação Não Invasiva (VNI) após Extubação

O uso da VNI deve ser considerado em pacientes submetidos à cirurgia cardíaca, torácica, bariátrica e abdominal alta, pois está associado a melhor oxigenação e menor incidência de atelectasia. Não deve ser usada na ocorrência de insuficiência respiratória aguda iniciada após a extubação.

Outras Complicações Pós-operatórias

- Hemorragia (sangramento).
- Alterações metabólicas (acidose respiratória/metabólica, alcalose respiratória/metabólica).
- Cardiovascular (arritmias, hipo ou hipertensão arterial, hipovolemia, parada cardíaca).
- Disfunção renal (retenção urinária).
- Disfunção neurológica (agitação, convulsão, acidente vascular cerebral-AVC).
- Gastrointestinal (distensão abdominal, vômitos).
- Infecção da ferida operatória.
- Dor.

Bibliografia Consultada

- Barbas CV, Isola AM, Farias AM et al. Diretrizes brasileiras de ventilação mecânica. 2013. Associação de Medicina Intensiva Brasileira e Sociedade Brasileira de Pneumologia e Tisiologia, 2013;1-140.
- Blackwood B, Alderdice F, Burns K, Cardwell C. Use of weaning protocols for reducing duration of mechanical ventilation in critically ill adult patients: Cochrane systematic review and meta-analysis. BMJ. 2011;342:c7237.
- Blum JM, Fetterman DM, Park PK et al. A description of intraoperative ventilator management and ventilation strategies in hypoxic patients. Anesth Analg. 2010;110:1616–22.
- Canet J, Gallart L. Predicting postoperative pulmonary complications in the general population. Curr Opin Anaesthesiol. 2013;26:107-15.
- Chaiwat O, Vavilala MS, Philip S et al. Intraoperative adherence to a low tidal volume ventilation strategy in critically ill patients with preexisting acute lung injury. J Crit Care. 2011;26:144–51.
- de Abreu MG, Pelosi P. How can we prevent postoperative pulmonary complications? Curr Opin Anaesthesiol. 2013;26:105-6.
- Futier E, Constantin J-M, Paugam-Burtz C et al. A trial of intraoperative low-tidal-volume ventilation in abdominal surgery. N Engl J Med. 2013; 369: 428–37.
- Gupta SD, Kundu SB, Ghose T et al. A comparison between volume-controlled ventilation and pressure-controlled ventilation in providing better oxygenation in obese patients undergoing laparoscopic cholecystectomy. Indian J Anaesth. 2012;56:276-82.
- Hedenstierna G. Oxygen and anesthesia: what lung do we deliver to the post-operative ward? Acta Anaesthesiol Scand. 2012;56:675-85.
- Hemmes SN, Serpa Neto A, Schultz MJ. Intraoperative ventilatory strategies to prevent postoperative pulmonary complications: a meta-analysis. Curr Opin Anaesthesiol. 2013;26:126-33.
- Neligan PJ. Postoperative noninvasive ventilation. Anesthesiology Clin, 2012;30:495–511.
- Ornico SL, Lobo SM, Carvalho CCR, Amato MBP, Barbas CV et al. Noninvasive ventilation immediately after extubation improves weaning outcome after acute respiratory failure: a randomized controlled trial. Critical Care. 2013, 17:R39.
- Severgnini P, Selmo G, Lanza C, et al. Protective mechanical ventilation during general anesthesia for open abdominal surgery improves postoperative pulmonary function. Anesthesiology. 2013;118:1307–21.
- Smetana GW, Lawrence VA, Cornell JE, American College of Physicians. Preoperative pulmonary risk stratification for non cardiothoracic surgery: Systematic review for the American College of Physicians. Ann Intern Med. 2006;144:58195.

Cuidados de Enfermagem em Pacientes com Ventilação Mecânica

- Tania Chapina Migani
- Kássia Pinho da Silva
- Lilian Aparecida Sousa

A equipe de enfermagem está presente na maior parte dos setores que compõem o hospital, atuando em vários procedimentos, estando inserida desde o âmbito pré-hospitalar no atendimento às emergências como na intubação e no atendimento domiciliar de pacientes traqueostomizados.

O suporte de ventilação mecânica (VM) está indicado para pacientes com incapacidade em proteger a via aérea (p. ex., coma) e com incapacidade em manter uma ventilação espontânea adequada, identificada por insuficiência respiratória aguda (IRpA). O diagnóstico da IRpA é realizado pela avaliação do quadro clínico (dispneia e dessaturação < 90%) e exame laboratorial (gasometria arterial com $PaCO_2$ > 45 mmHg e PaO_2 < 60 mmHg). Após a avaliação da equipe multidisciplinar (médico, fisioterapeuta e enfermeiro), com o intuito de manter uma via aérea patente e segura define-se a intervenção mais adequada para prevenir complicações. Cabe à enfermagem prover os materiais, medicamentos e equipamentos necessários para viabilizar a realização do procedimento.

■ Intubação Endotraqueal (IOT)

A cânula ou tubo endotraqueal é composto de material atóxico, translúcido e radiopaco de uso único e estéril, possui em sua extensão marcadores de graduação em centímetros. Nos pacientes adultos estão indicadas cânulas com *cuff* em sua porção distal com válvula ABS, que ao ser insuflado impede a passagem de conteúdo gástrico e saliva para o pulmão. Quanto à numeração do diâmetro, no adulto pode variar entre 6,5 e 9,0. Outra opção de cânula é a com *cuff* e aspiração subglótica minimizando as microaspirações e a pneumonia associada à ventilação mecânica (PAV).

A intubação endotraqueal é um procedimento que pode ser realizado de urgência, sendo necessário manter, nos diversos setores que compõem o ambiente intra-hospitalar, formas para acionamento de equipe especializada e multiprofissional para avaliar e atender caso o paciente necessite de via aérea avançada. Já nos setores de internação, unidade de terapia intensiva (UTI), unidade de pronto atendimento, centro cirúrgico (CC) e centro diagnóstico faz-se necessário manter equipamentos e materiais de fácil prontidão para a realização do procedimento que poderá ocorrer de forma eletiva ou de urgência. Sendo seus equipamentos submetidos à manutenção preventiva periódica pelo setor de engenharia clínica, checados e testados diariamente pela equipe de enfermagem.

Na vigência da realização da intubação endotraqueal segue nos Quadros 15.1 a 15.3 a descrição dos materiais e equipamentos necessários para a realização deste procedimento. Quanto à descrição do Quadro 15.3 (Materiais para IOT difícil) em setores (p. ex., UTI e CC) em que a ocorrência deste procedimento é comum, visto as características dos pacientes, faz-se necessário manter de forma preventiva a disposição materiais que auxiliem caso

Quadro 15.1. Material para Aspiração

Sonda de aspiração
Luva estéril

Luva de procedimento

Ampola de SF 0,9% 10 mL

EPI (máscara cirúrgica, luva de procedimento e óculos de proteção)

Quadro 15.2. Material para Intubação

Seringa de 20 mL

Anestésico em gel

Fio-guia

Laringoscópio testado com lâmina curva e reta com números variados

Tubo endotraqueal com *cuff* (adultos de 7,0 a 9,0)

EPI (máscara cirúrgica, luva de procedimento e óculos de proteção)

Dispositivo para fixação do tubo

Bolsa-valva-máscara com reservatório e conectado ao oxigênio

Estetoscópio

Ventilador mecânico testado previamente e montado com circuito e filtros

Aspirador montado e testado

Coxim para posicionamento do paciente

Medicamentos analgésicos e sedativos conforme protocolo institucional ou ACM

Material para aspiração*

Maleta de IOT difícil***

ocorra complicação e dificuldade na realização da IOT associada a permanência do carro de PCR disponível no setor.

Quadro 15.3. Material para IOT Difícil

Kit traqueostomia percutânea
Conjunto cricotireotomia
Tubo laríngeo (números diversos)
Seringa 100 mL
Trocador de tubo (números diversos)
Guia para IOT com iluminador e cabo
Máscara laríngea (números diversos)
Cânulas de traqueostomia (números diversos)

Cuidados com o Paciente com IOT

Preparo Pré-procedimento
- Checar equipamentos (VM, rede de vácuo e aspirador e laringoscópio).
- Reunir os materiais (Quadros 15.1 a 15.3).
- Montar o ventilador com circuito e filtros.
- Montar frasco de aspiração na rede de vácuo.

Procedimento
- Lavar as mãos.
- Orientar o paciente, se possível.
- Posicionar o paciente (se necessário, utilizar coxim).
- Retire próteses dentárias, guarde-as em local seguro e identifique-as.
- Certifique que o acesso endovenoso esteja pérvio.
- Mantenha o paciente monitorado (ECG, oximetria de pulso, pressão não invasiva).
- Certifique-se do jejum, se procedimento eletivo.
- Certifique-se que toda equipe esta presente (médico, fisioterapia e enfermagem).
- Verifique com o médico a numeração do tubo endotraqueal a ser utilizado.
- Verifique e administre sedativo (dose e diluição).
- Pré-oxigenar o paciente.
- Realize a comunicação em alça fechada.
- Todos os profissionais devem estar com EPI.
- Realize teste do *cuff* e coloque o fio-guia (atentar para que não ultrapasse o tubo).
- Coloque anestésico gel na porção distal do tubo.

- Após IOT:
  - Retire o fio-guia, insufle o *cuff* e realize ausculta pulmonar
  - Aspiração IOT e VAS; fixe o tubo e cheque a numeração
  - Conecte o paciente no VM
- Realizar Rx de tórax.
- Verifique com o médico a necessidade de coleta de secreção traqueal para a cultura.
- Avalie quanto à necessidade de restrição mecânica e/ou medicamentosa.

Manutenção do Paciente Intubado

- Manter decúbito elevado acima de 30° (salvo restrição, p. ex., cirurgia neurológica).
- Checar a numeração do tubo endotraqueal uma vez por plantão.
- Atentar quanto ao *cuff* durante a realização de tricotomia facial.
- Trocar diariamente a fixação do tubo endotraqueal.
- Atentar-se quanto a lesões decorrentes da fixação do tubo (orelha e lábios).
- Realizar higiene oral com antisséptico uma vez por plantão.
- Realizar aspiração endotraqueal e das vias aéreas sempre que necessário e/ou uma vez por plantão.
- Realizar a troca de circuito e filtros conforme determinação SCIH.
- Não desligar alarmes do monitor multiparamétrico e VM.
- Pausar dieta enteral ao realizar procedimentos.
- Lavar as mãos antes e após a manipulação com o paciente.
- Checar a fixação do tubo antes e durante a manipulação com o paciente.
- Realizar a troca da rima antes da troca da fixação do tubo.
- Comunicar e anotar alterações de parâmetros do VM.
- Comunicar e anotar alterações do padrão respiratório.
- Se umidificação ativa, atentar-se quanto à validade dos filtros.
- Se umidificação ativa, evitar condensação nos circuitos.
- Se associação de óxido nítrico, atentar-se quanto a vazamentos.
- Se paciente recrutado, não desconectar circuito VM.
- Atentar quanto à colocação da inalação na via correta.
- Manter bolsa-valva-máscara no leito.
- Manter material para aspiração disponível no leito.
- Anotar aspecto e quantidade de secreção após aspirações.
- Mantenha o circuito e o tubo livres, evitando peso e dobra.

Traqueostomia (TQT)

A traqueostomia é um procedimento cirúrgico que pode ser realizado de forma eletiva, emergencial ou profilática, no centro cirúrgico ou à beira do leito em pacientes de unidade de terapia intensiva. Entre as indicações para a realização da traqueostomia estão: maior conforto e segurança ao paciente, prevenção de lesões laringotraqueais decorrentes do tubo e desmame da ventilação mecânica. Segundo o Consenso da Sociedade Francesa de Medicina Intensiva e o Consenso Norte-americano, pacientes com previsão de intubação por período superior a 21 dias, o que é difícil de ser mensurado, tem se optado por indicar a TQT precoce que compreende o período de 2, 7 ou 10 dias de ventilação mecânica com o intuito de favorecer o desmame ventilatório.

Atualmente, recomenda-se o uso da técnica percutânea com broncoscópio como método seguro e com menores taxas de infecção e complicação.

O tipo de cânula é indicado conforme a necessidade do paciente, estando disponíveis cânulas com e sem *cuff* com diâmetros que variam entre 6,5 e 9,0 e cânulas metálicas. Outra opção de cânula é a com *cuff* e aspiração subglótica, evitando microaspirações e a PAV.

Quadro 15.4. Material para Traqueostomia

Gorro
Luva estéril (6,5; 7; 7,5; 8 e 8,5)
Avental estéril
Escova de antissepsia
Campo estéril
EPI (máscara cirúrgica, luva de procedimento e óculos de proteção)
Ventilador mecânico testado previamente e montado com circuito e filtros
Foco cirúrgico
Mesa auxiliar
Fios de sutura
Bandeja de traqueostomia
Medicamentos analgésicos e sedativos conforme protocolo institucional ou ACM
Seringa de 10 mL, agulha de aspiração, amp. SF 0,9% e AD preparo de medicamentos
Antisséptico degermante e alcoólico
Pacotes de gaze estéril
Lâmina de bisturi
Dispositivo para fixação da traqueostomia
Espaço morto de 20 cm
Seringa de 20 mL
Anestésico em gel
Bolsa-valva-máscara com reservatório e conectado ao oxigênio
Estetoscópio
Aspirador montado e testado
Cânula de TQ um nº abaixo, igual e acima do nº do tudo endotraqueal
Kit de cânula para traqueostomia percutânea
Broncoscópio
Anestésico injetável com vasoconstritor
Material de aspiração
Maleta de IOT
Maleta de IOT difícil

Cuidados com Pacientes com TQT

Preparo Pré-procedimento
- Checar equipamentos (VM, rede de vácuo e aspirador e laringoscópio).
- Reunir os materiais e equipamentos (Quadro 15.4).
- Montar o ventilador com circuito e filtros.
- Montar frasco de aspiração na rede de vácuo.

Procedimento
- Lavar as mãos.
- Orientar o paciente se possível.
- Posicionar o paciente.
- Certifique-se do jejum.
- Certifique se o paciente faz uso de anticoagulante previamente e se foi suspenso.
- Checar com o médico a necessidade de reserva de hemoderivados.
- Certifique se o acesso endovenoso esteja pérvio.
- Mantenha o paciente monitorado (ECG, oximetria de pulso, pressão não invasiva).
- Certifique-se que toda equipe está presente (médico, fsioterapia e enfermagem).
- Verifique com o médico a numeração da traqueostomia a ser utilizada.
- Verifique e administre sedativo (dose e diluição).
- Conecte a bolsa-valva-máscara ao oxigênio.
- Realize a comunicação em alça fechada.
- Todos os profissionais devem estar com EPI.
- Auxilie a paramentação do médico.
- Disponha o material estéril.
- Após TQT:
  - Insufle o *cuff* e realize ausculta pulmonar
  - Aspirar TQT e VAS; fixe a traqueostomia
  - Conecte o paciente no VM
- Realizar Rx de tórax.
- Verifique com o médico a necessidade de coleta de secreção traqueal para a cultura.
- Avalie quanto à necessidade de restrição mecânica e medicamentosa.

Manutenção do Paciente Traqueostomizado
- Atentar-se quanto à presença de sangramento.
- Higienizar a traqueostomia diariamente e sempre que necessário com gaze e SF 0,9%.
- Atentar quanto à presença de enfisema subcutâneo.
- Manter decúbito elevado acima de 30°.
- Atentar quanto ao *cuff* durante a realização de tricotomia facial.
- Trocar diariamente a fixação da traqueostomia.
- Atentar-se quanto a lesões decorrentes da fixação.
- Realizar higiene oral com antisséptico uma vez por plantão.
- Realizar a aspiração de TQT e VAS sempre que necessário e/ou uma vez por plantão.
- Realizar a troca de circuito e filtros conforme a determinação SCIH.
- Não desligar alarmes do monitor multiparamétrico e VM.

- Pausar dieta enteral ao realizar procedimentos.
- Lavar as mãos antes e posteriormente à manipulação com o paciente.
- Checar a fixação e atentar durante a manipulação do paciente.
- Comunicar e anotar alterações de parâmetros do VM.
- Comunicar e anotar alterações do padrão respiratório.
- Se umidificação ativa, atentar-se quanto à validade dos filtros.
- Se umidificação ativa, evitar condensação nos circuitos.
- Se associado a óxido nítrico atentar quanto a vazamentos.
- Se paciente recrutado não desconectar circuito VM.
- Atentar-se quanto à colocação da inalação na via correta.
- Manter bolsa-valva-máscara no leito.
- Manter material para aspiração disponível no leito.
- Anotar aspecto e quantidade de secreção após as aspirações.

Quando é programada a traqueostomia, seja no CC ou na UTI, é conveniente que o enfermeiro verifique com a equipe que irá realizar o procedimento o tipo de cânula (tamanho), fio de sutura e utilização de equipamentos (broncoscópio, bisturi elétrico...) para evitar estresse, demora e ocorrências desnecessárias durante a realização do procedimento.

Seja em IOT ou TQT cada profissional tem seu papel de fundamental importância para que tudo ocorra visando a segurança do paciente, por isso se fazem necessários o respeito e a parceria entre as equipes, para que todos se atentem quanto à atividade de todos, checando desde o procedimento técnico até o uso do EPI, para que se sinalize e corrija eventuais erros.

Os cuidados relacionados com o paciente com suporte de ventilação mecânica se iniciam desde o momento da indicação para o procedimento e a manutenção deste paciente visando à prevenção de eventos adversos e riscos relacionados como: PAV, risco para extubação acidental, risco de infecção, risco de deslocamento do tubo (TQT) e risco de lesão.

Bibliografia Consultada

- Aranha SC, Mataloun SE, Moock M, Ribeiro R. Estudo comparativo entre traqueostomia precoce e tardia em pacientes sob ventilação mecânica. Rev Bras Ter Intensiva. 2007;19(4).
- Cardoso L, Simoneti FS, Camacho EC, Lucena RV, Guerra AF, da Silva Rodrigues J. M. Intubação orotraqueal prolongada e a indicação de traqueostomia. Revista da Faculdade de Ciências Médicas de Sorocaba, 2014;16(4):170-173.
- Knobel E. Terapia Intensiva: Pneumologia; 2ª ed. São Paulo: Atheneu; 2003.
- Mendes NT, Tallo FS, Guimarães HP.- Guia de ventilação mecânica para enfermagem. 5ª ed. São Paulo: Atheneu; 2012.
- Oliveira CDD, Peixoto LDC, Nangino GO, Correia PC, Isoni CA. Aspectos epidemiológicos de pacientes traqueostomizados em unidade de terapia intensiva adulto de um hospital de referência ao Sistema Único de Saúde em Belo Horizonte. Rev Bras Ter Intensiva, 2010;22(1):47-52.
- Padua AI, Alvares F, Martinez JAB. Insuficiência Respiratória. Medicina. 2003;36:205-213.
- Sardenberg RAS, Avertano ABM, Younes RN. Traqueostomia percutânea: técnica ideal? Rev Col Bras Cir. 2011;38(6).
- Souza CR, Santana VTS. Impacto da aspiração supra-cuff na prevenção da pneumonia associada a ventilação mecânica. Rev Bras Ter Intensiva. 2012;2(4):401-406.

capítulo 16

Aspiração Traqueal

• Rosianne de Vasconcelos

A aspiração traqueal é um componente da terapia da higiene brônquica que envolve a remoção mecânica de secreções pulmonares, sendo de extrema importância para pacientes com vias aéreas artificiais, como os ventilados mecanicamente. A manutenção da permeabilidade das vias aéreas (VA) tem sido o maior desafio e o principal objetivo na assistência dos profissionais a pacientes intubados e em ventilação artificial. Isto porque, nesses pacientes, ainda que a patologia de base não seja de origem pulmonar, o acúmulo de secreções é inevitável, pois a canulação endotraqueal impede que os mecanismos de defesa das vias aéreas superiores, como filtração, umidificação e aquecimento do ar, sejam utilizados.

■ Indicações

As necessidades de remoção de secreções pulmonares acumuladas são evidenciadas por um dos seguintes itens:
- ruídos pulmonares em VA de grande e médio calibres (roncos, sibilos inspiratórios), detectados pela ausculta pulmonar ou reparados por respiração "ruidosa ou barulhenta";
- secreções visíveis na VA;
- aumento da pressão de pico (Ppico) em pacientes ventilados a volume controlado sem outra causa aparente;
- aumento da resistência (R) inspiratória, calculada por ventiladores pulmonares;
- diminuição do volume corrente em pacientes ventilados a pressão controlada ou volume corrente baixo em pressão assistida com mesmo e/ou maior trabalho muscular respiratório;
- diminuição da $SATO_2$ e da PO_2 sanguíneas ou SpO_2 sem outra causa;
- presença de secreção traqueal em pacientes com tosse ineficaz (p. ex., tetraplégicos ou portadores de doença neuromuscular traqueostomizados e desconectados temporariamente da ventilação);
- presença de atelectasia ou consolidação pulmonar de provável origem devido obstrução da luz brônquica por secreções;

- suspeita de broncoaspiração de secreções gástricas;
- alterações radiográficas compatíveis com secreção retidas;
- necessidade de obtenção de amostra de escarro para o exame microbiológico ou citológico.

Contraindicações

A maioria das contraindicações é relativa e diz respeito ao risco de o paciente apresentar reações adversas ou piora de sua condição clínica. Entre elas, destacam-se:

- pressão intracraniana aumentada;
- trombocitopenia;
- pós-neurocirúrgicos de fossa posterior ou troco cerebral (edema);
- LPA/SARA;
- crises de broncoespasmo severas.

Complicações

Complicações ocasionadas por esse procedimento:

- traumatismo brônquico;
- broncoespasmo;
- dor;
- desconforto;
- alteração dos parâmetros hemodinâmicos;
- alteração fluxo sanguíneo cerebral;
- aumento da pressão intracraniana;
- infecções respiratórias;
- hipoxemia;
- hipercapnia;
- atelectasia;
- hemorragia pulmonar e/ou sangramentos;
- parada respiratória;
- arritmias ou parada cardíaca (principalmente bradicardia ou assistolia devido estimulação do nervo vago).

Técnicas de Aspiração

Sistema de Aspiração Aberto

A técnica mais comum de aspiração endotraqueal é aquela realizada pelo sistema aberto, que requer a desconexão do paciente da (VM) para introdução, de forma asséptica, da sonda para aspiração de secreções (Figuras 16.1 e 16.2).

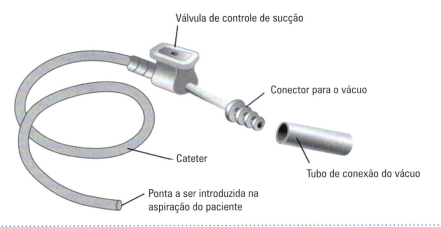

■ **Figura 16.1** – Sonda de aspiração.
Fonte: http://clinicalgate.com/pulmonary-therapeutic-management-2/

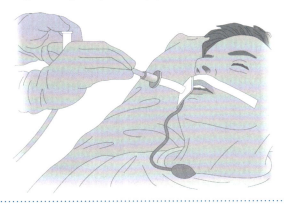

■ **Figura 16.2** – Sistema de aspiração aberto.

Estão descritos no Quadro 16.1 os materiais necessários para a realização do procedimento e a técnica de aspiração na Tabela 16.1.

Quadro 16.1. Materiais Necessários para a Realização de Aspiração Traqueal com Sistema Aberto
Uso de equipamentos de proteção individual (EPIs) completa (gorro, óculos de proteção, máscara, avental)
1 par de luvas estéril
2 pares de luvas de procedimento
2 sondas para aspiração – medindo um terço do calibre interno da cânula (12 e 14 fr)
1 pacote de gaze esterilizada
1 seringa de 5 mL com 5 mL de SF 0,9%, se necessário
Aspirador montado e testado
Bolsa ventilatória manual (AMBU) conectada ao sistema de oxigênio (extensão de silicone/látex, fluxômetro de oxigênio, copo umidificador com água destilada), se necessário

Tabela 16.1. Técnica para Aspiração Traqueal com Sistema Aberto

Passo	Intervenções	Fundamentação
1	Explicar o procedimento a ser realizado e a sua finalidade ao familiar e realizar exame físico específico	Diminuir a ansiedade e favorecer a colaboração do paciente
2	Higienizar as mãos	Prevenir infecção
3	Colocar os EPIs	Prevenir possíveis acidentes ocupacionais
4	Colocar o cliente na posição de Fowler ou semi-Fowler, se não contraindicado	Facilitar a expansão pulmonar, evitar refluxo e broncoaspiração
5	Ligar o aspirador observando a graduação da pressão negativa	A pressão negativa necessária para realizar a aspiração não deve ultrapassar 150 mmHg para não lesar a mucosa
6	Calçar luvas de procedimento	Proteção individual
7	Realizar aspiração da cavidade nasal e oral	Reduzir risco de broncoaspiração
8	Desprezar sonda e luva de procedimento	Evitar a contaminação do sistema
9	Iniciar hiperoxigenação antes da aspiração	Minimizar hipoxemia induzida pela aspiração
10	Calçar luva estéril	Evitar contaminação do sistema
11	Solicitar ao profissional auxiliar que abra o pacote de gazes e da compressa estéril e a do frasco de solução fisiológica e que ligue o sistema de vácuo	Garantir o procedimento asséptico
12	Solicitar ao profissional auxiliar que abra a embalagem do cateter de aspiração na extremidade que fica a válvula de controle de pressão	Favorecer e garantir o procedimento asséptico
13	Retirar o cateter da embalagem com a mão dominante, enrolando-o na mão	Evitar encostar o cateter em superfícies contaminadas
14	Solicitar ao profissional auxiliar pegar a extensão de silicone	Favorecer e garantir a execução do procedimento asséptico
15	Conectar o cateter à extensão de silicone com a mão não dominante sem contaminar a mão dominante	Favorecer e garantir a execução do procedimento asséptico
16	Conferir o valor da $SatO_2$ através do oxímetro de pulso	A $SatO_2$ deve estar acima de 96%, com exceção dos casos em que a secreção está prejudicando a ventilação
17	Solicitar ao profissional auxiliar que desconecte o intermediário da cânula, sem encostar a extremidade de encaixe em qualquer outra superfície	Garantir procedimento asséptico e permitir acesso do cateter à cânula
18	Ocluir a válvula de controle do cateter ou dobrar a extensão de silicone com o polegar da mão não dominante	Evitar traumas na inserção do cateter

continua...

Tabela 16.1. Técnica para Aspiração Traqueal com Sistema Aberto (continuação)

Passo	Intervenções	Fundamentação
19	Introduzir o cateter pela cânula [aproximadamente 10 cm traqueostomia (TQ) e cânula orotraqueal (COT) 25 cm]	Posicionar o cateter no local correto e evitar traumas na mucosa durante a introdução do cateter
20	Desocluir a válvula do controle do cateter ou desdobrar a extensão de silicone da mão não dominante	Permitir a aspiração das secreções
21	Aplicar sucção fazendo movimentos rotatórios, no máximo por 10 segundos e retirar o cateter da cânula	Facilitar a retirada de secreções, minimizando traumas e hipóxia
22	Reconectar o aparelho	Ofertar suporte ventilatório
23	Realizar pós-oxigenação	Estabilizar o paciente
24	Avaliar sinais vitais	Avaliar efeitos do procedimento
25	Realizar o procedimento quantas vezes necessário	Garantir via aérea pérvia
26	Lavar extensão aspirando SF 0,9%	Limpar a conexão para evitar colonização
27	Proteger a ponta da extensão de silicone	Evitar contaminação do sistema
28	Desprezar luvas e EPIs	Evitar infecção
29	Recolher material utilizado	Organização do ambiente
30	Higienizar as mãos	Prevenir infecção
31	Realizar anotação em prontuário (hora, aspecto, quantidade e coloração da secreção aspirada)	Registro legal do procedimento realizado

Sistema de Aspiração Fechado

O sistema fechado consiste de uma sonda de aspiração, envolta por uma capa plástica, tendo em sua ponta proximal uma porta de irrigação e um tubo T que fica conectado entre a COT ou TQ e o circuito do ventilador mecânico, e, na sua ponta distal, há uma válvula para controle de sucção e uma ponta para adaptar o sistema do vácuo (Figuras 16.3 e 16.4).

Em algumas instituições, o sistema de aspiração fechado é utilizado para todos os pacientes em VM. Em outras instituições, seu uso é indicado com base nos seguintes critérios:

- FiO_2 acima de 60%;
- grandes quantidades de secreções;
- PEEP acima de 8, normalmente para pacientes com síndrome do desconforto respiratório agudo (SDRA) e/ou injúria pulmonar severa;

Estão descritos no Quadro 16.2 os materiais necessários para a realização do procedimento e a técnica de aspiração com sistema fechado na Tabela 16.2.

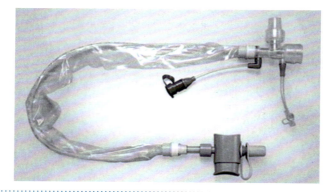

- **Figura 16.3** – Sistema de aspiração fechado – *Trach care.*
- Fonte: www.medicalmed.com.br

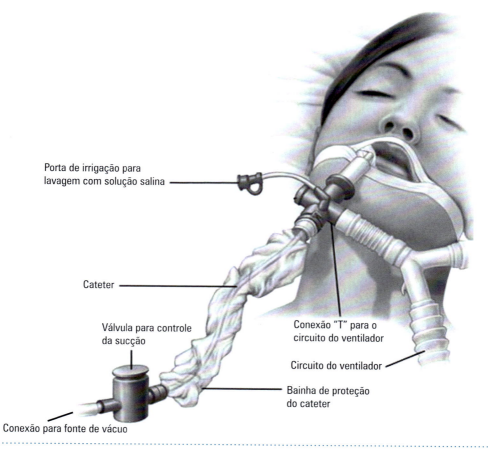

- **Figura 16.4** – Sistema de aspiração fechado – *Trach care.*
Adaptado de http://clinicalgate.com/pulmonary-therapeutic-management-2/

Quadro 16.2. Materiais Necessários para a Realização de Aspiração Traqueal com Sistema Fechado

2 pares de luvas de procedimento
1 sonda para aspiração
1 sonda para aspiração de sistema fechado específica para COT ou TQ
1 seringa de 10 mL com 10 mL de SF 0,9%, se necessário
Aspirador montado e testado

Tabela 16.2. Técnica para Aspiração Traqueal com Sistema Fechado

Passo	Intervenções	Fundamentação
1	Explicar o procedimento a ser realizado e a sua finalidade ao familiar e realizar exame físico específico	Diminuir a ansiedade e favorecer a colaboração do paciente
2	Higienizar as mãos	Prevenir infecção
3	Colocar o cliente na posição de Fowler ou semi-Fowler, se não contraindicado	Facilitar a expansão pulmonar, evita refluxo e broncoaspiração
4	Calçar luvas de procedimento	Proteção individual
5	Realizar aspiração da cavidade nasal e oral	Reduzir risco de broncoaspiração
6	Iniciar hiperoxigenação antes da aspiração	Minimizar hipoxemia induzida pela aspiração
7	Conectar a extensão do aspirador na ponta distal da sonda	Fornecer pressão negativa para realizar o procedimento
8	Ligar o aspirador observando a graduação da pressão negativa	A pressão negativa necessária para realizar a aspiração não deve ultrapassar 150 mmHg para não lesar a mucosa
9	Destravar a válvula de sucção que bloqueia a aspiração	Liberar pressão na sonda de aspiração do sistema fechado
10	Introduzir a sonda pela cânula (aproximadamente 10 cm traqueostomia [TQ] e cânula orotraqueal até coincidir a graduação da sonda com a da COT)	Posicionar o cateter no local correto e evitar traumas na mucosa durante a introdução do cateter
11	Apertar a válvula para o controle da sucção e concomitantemente tracionar a sonda	Permitir a aspiração das secreções
12	Realizar as aspirações com tempo máximo 10 segundos	Evitar instabilidade hemodinâmica e hipóxia
13	Realizar pós-oxigenação	Estabilizar o paciente
14	Avaliar sinais vitais	Avaliar efeitos do procedimento
15	Realizar o procedimento quantas vezes necessário	Garantir via aérea pérvia
16	Lavar a sonda com SF 0,9% conectando a seringa na porta de irrigação	Limpar a conexão para evitar colonização

continua...

Aspiração Traqueal

Tabela 16.2. Técnica para Aspiração Traqueal com Sistema Fechado (continuação)

Passo	Intervenções	Fundamentação
17	Fechar a válvula de aspiração, desconectar a extensão do aspirador e ocluir a ponta da sonda e extensão	Evitar contaminação do sistema
18	Proteger a ponta da extensão de silicone	Evitar contaminação do sistema
19	Desprezar luvas	Evitar infecção
20	Recolher material utilizado	Organização do ambiente
21	Higienizar as mãos	Prevenir infecção
22	Realizar anotação em prontuário (hora, aspecto, quantidade e coloração da secreção aspirada)	Registro legal do procedimento realizado

Cuidados com Aspiração

Deve-se suspender a aspiração e retornar a ventilação do paciente em casos de:
- arritmias cardíacas;
- ↓ $SatO_2$;
- cianose;
- sudorese intensa;
- hipotensão severa;
- hipertensão;
- sangramento.

Aspiração Subglótica (Supra-Cuff) Contínua

Atualmente estão disponíveis cânulas endotraqueais com dispositivo acoplado, luz dorsal, de aspiração subglótica contínua. Um lúmen com a ponta externa adaptada ao sistema de vácuo finaliza em uma abertura na região superior ao balonete, que fica em contato com as secreções acumuladas nesta região em um sistema de aspiração contínua (Figura 16.5).

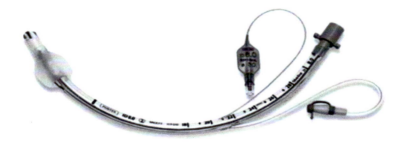

■ **Figura 16.5** – Cânula endotraqueal com aspiração subglótica.
Fonte: http://catalogohospitalar.com.br/s

Considerações Importantes
- Pausar a dieta enteral durante o procedimento para evitar refluxo e broncoaspiração.
- A instilação do SF 0,9% ou água destilada deverá seguir a rotina do setor.
- Realizar a aspiração traqueal somente quando necessário e após uma avaliação prévia.

Para pacientes internados em unidades de terapia intensiva, a aspiração traqueal pode ser realizada por todos os profissionais da equipe da prática diária (médicos, fisioterapeutas, enfermeiros, técnicos e auxiliares de enfermagem e em alguns serviços, fonoaudiólogo.) desde que tenham treinamento específico e, de preferência, continuado.

Bibliografia Consultada

- Ferreira AOM, Silvino ZR, Christovam BP, Lima DVM. Aspiração endotraqueal em unidade de terapia intensiva: uma revisão integrativa. Rev enferm UFPE online. Recife, 2013.
- Knobel E. Condutas no paciente grave. 3ª ed. V.1. São Paulo: Atheneu; 2006.
- Martins R, Nunes PM, Xavier PA, Wittkopf PG, Schivinski CIS. Aspiração traqueal: a técnica e suas indicações. Arq Catarin Med. 2014 jan-mar;43(1):90-96.
- Mendes NT, Tallo FS, Guimarães HP. Guia de ventilação mecânica para enfermagem. 5ª ed. São Paulo: Atheneu; 2012.
- Tombini MS, Ramos FO, Silva JF, Schivinski CIS. Efeito terapêutico da aspiração endotraqueal: considerando as evidências. Rev Ciênc Méd, Campinas. jan/dez;2012 21(1-6):95-101.

capítulo 17

Posição Prona no Paciente com Ventilação Mecânica

- **Danusa Cassiana Rigo Batista**
- **Daniele Martins Piekala**
- **Marcele Chisté**
- **Silvia Daniela Minossi**

■ Introdução

A síndrome da angústia respiratória aguda (SARA), apesar das evoluções tecnológicas e terapêuticas das últimas décadas, apresenta incidência, mortalidade (40-50%) e custo elevado. Um estudo brasileiro recente observou que as razões mais comuns para o início da ventilação mecânica foram: sepse (41,8%), choque (37,8%), pneumonia (37%) e lesão pulmonar aguda (LPA)/SARA (15%). O mesmo estudo demonstra uma mortalidade geral dos pacientes de 51% e nos casos de SARA, de 66%.

A definição de SARA vem sendo aprimorada ao longo dos anos com a finalidade de melhorar sua viabilidade, confiabilidade, validade e desempenho. A última atualização foi realizada em Berlin, em 2011, a partir de um painel de especialistas. A proposta é o uso da combinação de quatro categorias para definição de SARA (Tabela 17.1): grau de hipoxemia, tempo de início dos sintomas, imagem radiológica e origem do edema.

A SARA é uma lesão pulmonar inflamatória aguda que leva ao extravasamento de fluidos ricos em proteínas (edema pulmonar inflamatório) para o espaço intersticial devido ao aumento da permeabilidade vascular pulmonar. Ocorre também um aumento do peso pulmonar gerando compressão, com formação de atelectasias, diminuindo a mecânica pulmonar e a troca gasosa. Fatores como o peso do coração (que comprime principalmente no lobo inferior esquerdo) e a pressão abdominal (o que aumenta a partir da região ventral para a dorsal), contribuem para as diferenças na distribuição de densidade em todo o parênquima pulmonar. O resultado final é uma diminuição mais acentuada no tamanho alveolar quando em supina do que quando em prona, isto é, a inflação alveolar é mais uniforme na posição prona. Sua clínica é marcada por hipoxemia e opacidade radiológica bilateral, associadas ao aumento da mistura venosa, do espaço morto fisiológico e à diminuição da complacência pulmonar.

Tabela 17.1. Classificação de SARA pelos Critérios de Berlim

Tempo	Início agudo, dentro de 7 dias de um evento definido (pulmonar ou extrapulmonar) ou o agravamento dos sintomas respiratórios		
Imagem torácica	Opacidades bilaterais compatíveis com edema pulmonar em raios X ou TC de tórax		
Origem do edema	Insuficiência respiratória não explicada por insuficiência cardíaca ou sobrecarga de líquidos. Necessidade de avaliação objetiva – p. ex., ecocardiografia – para excluir edema hidrostático		
	Leve	Moderada	Severa
Oxigenação	$200 < PaO_2/FiO_2 < 300$ $PEEP \geq 5\ cmH_2O$	$100 < PaO_2/FiO_2 < 200$ $PEEP \geq 5\ cmH_2O$	$PaO_2/FiO_2 \leq 100$ $PEEP \geq 5\ cmH_2O$

PEEP: pressão positiva expiratória final, PaO_2: pressão arterial de oxigênio, FiO_2: fração inspirada de oxigênio.
Fonte: adaptado de *The Berlim Definition of acute respiratory distress syndrome* (2012).

A Figura 17.1 demonstra os eventos que podem levar ao desenvolvimento da SARA que podem ser de origem pulmonar ou extrapulmonar.

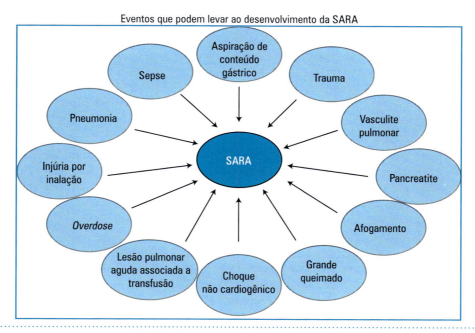

■ **Figura 17.1** – Eventos que podem levar ao desenvolvimento de SARA.
Fonte: elaborado pelo Grupo Multidisciplinar de Prona/HCPA (2015).

Com base na gravidade da lesão pulmonar, diversos recursos terapêuticos têm demonstrado bons resultados no manejo da SARA.

De acordo com as opções terapêuticas apresentadas no gráfico a seguir (Figura 17.2), os indivíduos com SARA severa têm indicação de serem colocados em posição prona.

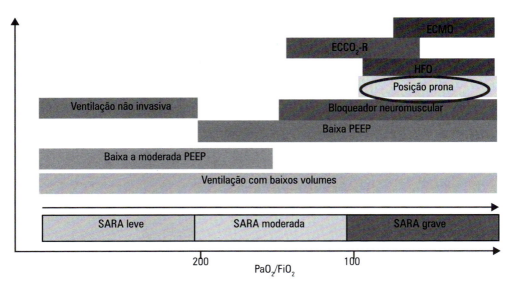

ECMO: membrana extracorpórea de oxigênio; $ECCO_2$-R: membrana extratora de dióxido de carbono; HFO: ventilação de alta frequência; PEEP: pressão positiva expiratória final.

■ **Figura 17.2** – Propostas de estratégias ventilatórias conforme a severidade da SARA e o seu grau de evidência na literatura.
Fonte: adaptado de Gattinoni (2013).

■ Posição Prona

A posição prona é uma estratégia terapêutica ventilatória estudada no tratamento da SARA desde a década de 1970, ganhando popularidade por melhorar a hipoxemia em 70% dos casos. O uso da posição prona proporciona mecanismos de melhora da oxigenação conforme mostra o Quadro 17.1.

Quadro 17.1. Mecanismos de Melhora da Oxigenação com o Uso da Posição Prona
Recrutamento de regiões atelectasiadas sem superdistensão
Diminuição da lesão inflamatória pulmonar e diminuição da PEEP
Estabilização de unidades dorsais pulmonares
Melhora da drenagem postural (redistribuição de líquido/ar)
Redistribuição do peso dos órgãos sob o pulmão (compressão cardíaca e abcominal)
Fonte: Gattinoni (2013).

Ensaio clínico randomizado recente (PROSEVA) em SARA moderada-grave (relação PaO_2/FiO_2 < 150 mmHg) demonstrou expressiva redução da mortalidade com mínimas complicações, retomando o interesse pela manobra. O estudo foi realizado com 466 pacientes, amostra homogênea e de considerável tamanho, com SARA grave nas primeiras 12-24 horas do diagnóstico, em uso de ventilação protetora, com duração da manobra em média de 17 horas. Esta investigação demonstrou uma redução significativa da mortalidade, entre 28 e 90 dias, no grupo supina de 16% e no grupo prona de 32,8%. Treinamento e experiência de 5 anos da equipe foram responsáveis pelas mínimas complicações observadas.

Metanálise recente de segurança e eficácia da manobra demonstra que os pacientes pronados apresentam um risco aumentado de úlceras por pressão, deslocamento do tubo endotraqueal e traqueostomia. No entanto, não foram observadas diferenças significativas na ocorrência de outras complicações como eventos cardíacos ou pneumonia associada à ventilação mecânica. Estes resultados sugerem que o procedimento é seguro e barato, mas que exige trabalho em equipe e habilidade. Portanto, centros com menos experiência podem ter dificuldade em gerir as complicações, mas protocolos e diretrizes de cuidados de enfermagem podem minimizar este risco. Os relatos na literatura sugerem que a incidência de eventos adversos é significativamente reduzida na presença de uma equipe treinada e experiente, tornando a manobra segura.

■ Indicações da Posição Prona

As indicações para a posição prona são:
- para pacientes com SARA moderada ou grave, com relação PaO_2/FiO_2 ≤ 150 mmHg, com hipoxemia refratária (PEEP >10 cmH_2O e FiO_2 > 60%) nas primeiras 12-24 horas em ventilação mecânica (VM) convencional;
- e/ou dificuldade de manter a ventilação protetora (pressão de distensão alveolar ≤ 15 cmH_2O, pressão de platô < 30 cmH_2O, volume de ar corrente (VA) de 4-6 mL/kg de peso ideal e pH > 7,15);
- e/ou disfunção de Ventrículo Direito (VD).

■ Contraindicações da Posição Prona

As contraindicações para a posição prona podem ser divididas em: absolutas e relativas, conforme os Quadros 17.2 e 17.3.

Quadro 17.2. Contraindicações Absolutas

Instabilidade hemodinâmica com aumento progressivo do vasopressor
Arritmias agudas (reavaliar quando revertida ou controlada)
Gestante (segundo ou terceiro trimestre)
Traumas de face ou cirurgia maxilofacial
Politrauma, fratura de pelve, fixação externa de pelve, fraturas de costela ou esterno
Hipertensão intracraniana/convulsões frequentes
Instabilidade da coluna vertebral
Síndrome compartimental abdominal
Esternotomia recente/cirurgia cardíaca
Cirurgia oftalmológica (pressão intraocular aumentada)
Cirurgia abdominal recente/isquemia intestinal

Fonte: *Guérin (2014); Gattinoni (2013); Dickinson (2011); Athota (2014); DB de VM (2013); Marini (2010).*

Quadro 17.3. Contraindicações Relativas

Fístula broncopleural
Hemoptise/hemorragia alveolar
Traqueostomia recente (nas primeiras 24 h)
Anormalidades importantes da caixa torácica/cifoescoliose
Pressão intra-abdominal elevada (> 20 mmHg) sem sinais de síndrome compartimental
Gestantes no primeiro trimestre

Fonte: *Guérin (2014); Gattinoni (2013); Dickinson (2011); Athota (2014); DB de VM (2013); Marini (2010).*

Duração da Posição Prona

A duração da posição parece ser responsável pela redução da mortalidade. Um recente ensaio clínico aplicou tal procedimento por 16-20 horas, com o tempo médio de 17 horas e expressiva redução do risco absoluto (16%) de morte.

Sucesso da Posição Prona

O sucesso da posição deve ser avaliado com a gasometria coletada em 2 horas de prona e será obtido quando:
- ocorrer o aumento na relação PaO_2/FiO_2 de 20 mmHg; ou
- incremento na PaO_2 de 10% da basal na posição supina.

Quando Suspender a Posição Prona

- Melhora sustentada da hipoxemia – $PaO_2/FiO_2 > 150$ mmHg com PEEP ≤ 10 cmH$_2$O e $FiO_2 < 60\%$ em posição supina por 4 h após a última sessão de prona.
- Diminuição da relação PaO_2/FiO_2 maior que 20% em comparação com a posição supina após duas sessões de prona.

ou Quando Ocorrerem Complicações

- Deslocamento e/ou obstrução do tubo endotraqueal (TET);
- Hemoptise;
- Saturação de oxigênio menor que 85% na oximetria de pulso ou $PaO_2 <$ 55 mmHg por mais de 5 minutos com FiO_2 de 100%;
- Parada cardiorrespiratória (PCR);
- Frequência cardíaca inferior a 30 batimentos por minuto durante mais de 60 segundos;
- Queda da pressão sistólica superior a 60 mmHg por mais de 5 minutos;
- Qualquer situação ameaçadora da vida

Complicações da Posição Prona

A incidência de complicações é pequena: 3 por 1.000 pacientes/dia. Úlceras por pressão, pneumonia associada à ventilação mecânica e obstrução ou decanulação do tubo en-

Quadro 17.4. Complicações da Posição Prona

Relacionadas ao posicionamento:
- Úlceras de pressão faciais, de tórax, joelhos
- Necrose mamária em paciente com prótese de silicone
- Edema facial, de membros e tórax
- Lesão de plexo braquial
- Deiscência de ferida operatória
- Intolerância a dieta
- Falta de fluxo do cateter de hemodiálise

Relacionadas ao tubo endotraqueal:
- Extubação acidental
- Intubação seletiva
- Deslocamento de tubo endotraqueal
- Obstrução do tubo endotraqueal

Relacionadas a acessos:
- Remoção de cateteres centrais
- Remoção do cateter de hemodiálise e outros cateteres

Relacionadas a sondas:
- Remoção de sondas enterais
- Remoção de sondas vesicais

Ameaçadoras da vida – eventos graves:
- Dessaturação sustentada (queda de 10% da saturação basal)
- Instabilidade hemodinâmica sustentada
- Arritmias agudas
- Parada cardiorrespiratória (PCR)

Fonte: *Lee (2014); Dirkes (2012); Rowe (2004); Chadwick (2010); Wright (2011).*

dotraqueal são as mais comuns. Estudo demonstra que a extubação acidental é um evento raro (0 a 2,4%). As complicações podem ser minimizadas ou prevenidas pela monitoração e cuidados adequados (Quadro 17.4).

■ Cuidados de Enfermagem ao Paciente Submetido à Manobra da Posição Prona

O médico define a necessidade da posição prona e conjuntamente com o enfermeiro e o fisioterapeuta define a hora da realização da manobra e nomeia os componentes da equipe. São necessários cuidados específicos ao paciente submetido à manobra da posição prona para torná-la mais segura. Sugere-se que o procedimento seja dividido em três momentos: pré-manobra, execução da manobra e pós-manobra.

Lembrete: Higienização das mãos conforme os cinco momentos preconizados pela Organização Mundial da Saúde e utilização do Equipamento de Proteção Individual.

Primeiro Momento: Cuidados Pré-manobra

Cuidados Nutricionais
- Realizar pausa da dieta enteral 2 horas antes do procedimento, mantendo a sonda nasoentérica (SNE) aberta em frasco para possível drenagem de estase gástrica até a hora da manobra.
- Checar e registrar a posição da SNE por raios X e por ausculta pelo enfermeiro ou técnico de enfermagem.

Organização e Checagem dos Materiais
- Providenciar os coxins (Figura 17.3).
  - Face: coxim de gel circular ou confeccionado – avaliar a altura para deixar a cabeça alinhada.
  - Tórax: coxins de gel específicos ou coxins confeccionados com rolo de cobertor, sobrepondo lençol e envolvido em fronha. Fixar o rolo com fita crepe. Atenção: ambos devem ser da largura do tórax e da pelve do paciente, com altura suficiente para liberar o abdome de compressão.
  - Mão (pequeno coxim de gel ou coxim oval confeccionado).
  - Abaixo dos joelhos (travesseiro ou rolo confeccionado).
- Checar o funcionamento do vácuo para aspiração de secreções e do dispositivo bolsa-válvula-máscara (AMBU).
- Manter material de intubação no *box* do paciente.
- Checar a disponibilidade e o posicionamento próximo ao paciente do carro de parada cardiorrespiratória (PCR).
- Verificar se o posicionamento e o comprimento das linhas do ventilador mecânico estão adequados.
- Organizar o posicionamento das bombas de infusão de forma que equipos e cateteres não sejam tracionados durante a manobra.

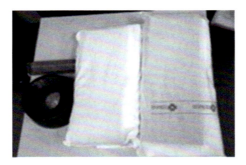

■ **Figura 17.3** – Coxins para face, mão, tórax e pelve.
Fonte: arquivo do Grupo Multidisciplinar de Prona/HCPA (2015).

- Verificar o comprimento dos equipos das infusões contínuas que permanecerão durante a manobra e instalar extensores caso necessário.

Cuidados Oculares
- Realizar higiene, hidratação e oclusão ocular com adesivo hipoalergênico microporoso para evitar atrito com o lençol ou os posicionadores.

Cuidados com a Pele
- Realizar cuidados com a pele conforme protocolo de prevenção e tratamento de úlceras por pressão específico da instituição e aplicar curativos hidrocoloides em proeminências ósseas (tórax, cristas ilíacas e joelhos), conforme avaliação do enfermeiro.

Cuidados com Cateteres e Sondas
- Verificar a adequada fixação de cateteres venosos e arteriais e a necessidade de troca dos curativos.
- Garantir a adequada fixação de sondas enterais, gástricas e drenos.
- Fixar sonda vesical de demora na parte interna da coxa com adesivo hipoalergênico microporoso.
- Interromper terapia renal substitutiva em caso de paciente em hemodiálise contínua, heparinizar cateter de diálise e deixar máquina recirculando, conforme rotina da instituição.

Cuidados Respiratórios
- Remover dispositivos de via aérea orofaríngea (cânula de Guedel) e aspiradores da cavidade oral, bem como outros dispositivos que possam dificultar a manobra.
- Instalar sistema de aspiração fechado.
- Garantir a permeabilidade do tubo endotraqueal ou traqueostomia, aspirar secreções se necessário.
- Realizar troca dos fixadores do tubo endotraqueal ou traqueostomia, verificar e registrar a comissura labial e a pressão do balonete.

- Pré-oxigenar o paciente com fração inspirada de oxigênio (FiO_2) 100% por 10 minutos antes de o colocar em posição prona.

Avaliação da Analgesia e Sedação

- Instalar monitoração com índice biespectral (BIS) para avaliação do nível de sedação, considerando a necessidade de repiques de sedação e de bloqueadores neuromusculares, conforme orientação médica.

Lembrete: Verificar e registrar sinais vitais, parâmetros hemodinâmicos, ventilatórios e de oxigenação imediatamente antes da manobra.

Organização e Posicionamento da Equipe

- Atentar para a necessidade de no mínimo seis pessoas da equipe multiprofissional: um enfermeiro, um médico, um fisioterapeuta e dois técnicos de enfermagem, que ficarão responsáveis pela execução da manobra prona. O sexto componente da equipe será responsável somente pela leitura e checagem de todos os itens da lista de verificação (Figura 17.4).

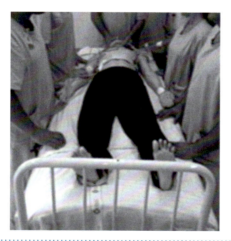

■ **Figura 17.4** – Posicionamento da equipe.
Fonte: arquivo do Grupo Multidisciplinar de Prona/HCPA (2015).

- Definir antecipadamente a atribuição de cada membro da equipe (enfermeiro, médico, fisioterapeuta e técnicos de enfermagem):
  - O médico lidera a manobra, sendo responsável pelo apoio da cabeça, imobilização do tubo endotraqueal e coordenação do giro. É importante a permanência desse profissional na cabeceira do leito para que possa ter uma visão ampla do cenário. Os demais profissionais se colocam dois a dois em cada lado da cama. Na presença de dreno de tórax é necessário mais um membro na equipe, que ficará responsável pelos cuidados com o dreno.

Segundo Momento: Execução da Manobra

Cuidados com a Monitoração

- Retirar os eletrodos do tórax anterior e colocá-los nos membros superiores (Figuras 17.5 e 17.6).
  - RA e RL na posição anterior do braço direito.
  - LA, LL e V na porção anterior do braço esquerdo.

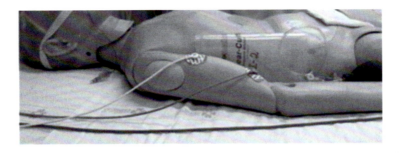

■ **Figura 17.5** – Colocação de eletrodos no membro superior direito.
Fonte: arquivo do Grupo Multidisciplinar de Prona/HCPA (2015).

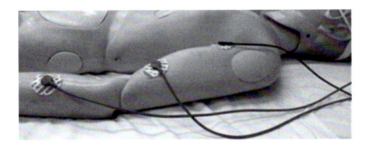

■ **Figura 17.6** – Colocação de eletrodos do membro superior esquerdo.
Fonte: arquivo do Grupo Multidisciplinar de Prona /HCPA (2015).

- Fixar o transdutor de pressão da linha arterial no braço do paciente com fita hipoalergênica microporosa e acondicionar o pressurizador junto ao tórax do paciente, sobre o lençol móvel.
- Desconectar o cabo do BIS, extensor de aspiração e retirar o circuito do ventilador do suporte.

Cuidados com Sondas e Drenos

- Clampear a sonda vesical de demora e posicionar a bolsa de drenagem entre as pernas do paciente, sobre o lençol móvel.

- Clampear drenos e sondas e posicionar junto ao corpo do paciente sobre o lençol móvel.
- Na presença de dreno de tórax o frasco deve ficar posicionado abaixo dos pés do paciente e a extensão do dreno ao longo do corpo do paciente. Um membro da equipe deverá segurar o frasco durante a manobra.

Cuidados com Cateteres e Infusões
- Pausar infusões contínuas e desconectar do acesso venoso, mantendo apenas drogas vasoativas.

Cuidados com Posicionamento
- Posicionar os braços do paciente com as palmas das mãos de encontro ao corpo.
- Posicionar a cama na posição plana (0°).
- Posicionar um coxim (da largura do paciente) sobre o tórax e outro sobre a pelve (Figura 17.7).

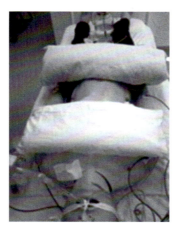

- **Figura 17.7** – Posicionamento dos coxins do tórax e da pelve.
Fonte: arquivo do Grupo Multidisciplinar de Prona/HCPA (2015).

Execução da "Manobra do Envelope"
- Realizar a "manobra do envelope": colocar um lençol móvel sobre os coxins, unindo-o com o lençol inferior pelas laterais (Figura 17.8).
- Enrolar firmemente as extremidades dos lençóis até ficar próximo ao corpo do paciente (Figura 17.9).
  Ao comando do líder:
- Deslocar o paciente para a lateral do leito contrária ao ventilador mecânico, utilizando o envelope feito com os dois lençóis móveis (Figura 17.10). **Atenção:** Na presença de dreno de tórax, deslocar o paciente para a lateral em que está a inserção do dreno e trocar o ventilador mecânico de lado, se necessário.

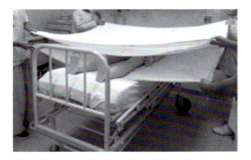

■ **Figura 17.8** – Manobra do envelope.
Fonte: arquivo do Grupo Multidisciplinar de Prona/HCPA (2015).

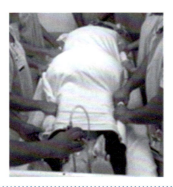

■ **Figura 17.9** – Finalização da manobra do envelope.
Fonte: arquivo do Grupo Multidisciplinar de Prona/HCPA (2015).

- Deslocar o paciente para a lateral (Figura 17.10).

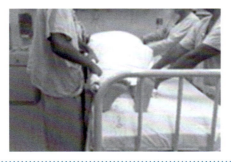

■ **Figura 17.10** – Deslocamento do paciente.
Fonte: arquivo do Grupo Multidisciplinar de Prona/HCPA (2015).

- Lateralizar o paciente e realizar o movimento de "troca de mãos" (Figura 17.11).

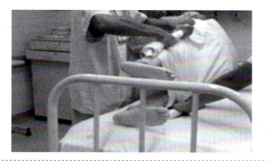

■ **Figura 17.11** – Lateralização do paciente e troca de mãos.
Fonte: arquivo do Grupo Multidisciplinar de Prona/HCPA (2015).

- Girar o paciente para decúbito ventral, com os coxins posicionados abaixo do tórax e abaixo da pelve (Figura 17.12).

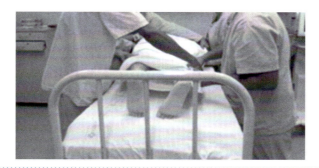

■ **Figura 17.12** – Giro do paciente para decúbito ventral.
Fonte: arquivo do Grupo Multidisciplinar de Prona/HCPA (2015).

- Retirar o lençol móvel que ficou por cima do paciente (Figuras 17.13 e 17.14).

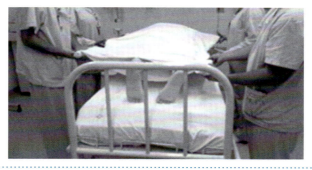

■ **Figura 17.13** – Retirada do lençol após a realização da manobra.
Fonte: arquivo do Grupo Multidisciplinar de Prona/HCPA (2015).

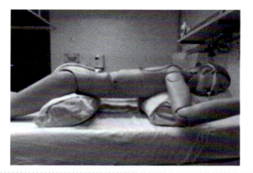

■ **Figura 17.14** – Paciente na posição prona.
Fonte: arquivo do Grupo Multidisciplinar de Prona/HCPA (2015).

Terceiro Momento: Cuidados Pós-manobra

Cuidados Respiratórios
- Confirmar o posicionamento e a adequada fixação do tubo endotraqueal ou traqueostomia.
- Verificar a comissura labial e a pressão do balonete.

Cuidados com Monitoração
- Retirar os eletrodos que estão nos braços e fixá-los na região dorsal do paciente (Figura 17.15).

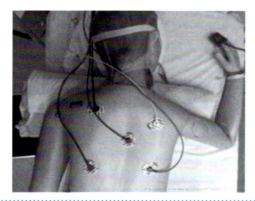

■ **Figura 17.15** – Colocação dos eletrodos no dorso do paciente.
Fonte: arquivo do Grupo Multidisciplinar de Prona/HCPA (2015).

- Reposicionar:
  - transdutor de pressão da linha arterial no suporte, ajustando o nível e zerando;
  - sondas e drenos, abrindo clampes;
  - equipos e bombas de infusão, reiniciando infusões interrompidas.

Cuidados com Posicionamento
- Posicionar coxim circular sob a face do paciente, mantendo a face lateralizada a fim de manter a posição neutra do pescoço e evitar lesões faciais.
- Verificar o correto posicionamento dos coxins e lençóis sob o paciente.
- Posicionar o paciente em posição de nadador – um dos membros deve ser elevado em 80° de abdução com o cotovelo fletido a 90°, a face deve ser voltada para o membro em elevação. O outro membro deve permanecer ao lado do corpo do paciente.
- Posicionar pequeno coxim oval na palma da mão do membro em elevação, a fim de estender o punho e manter a flexão dos dedos.
- Posicionar coxim abaixo da região dos joelhos, na porção anterior das pernas, a fim de mantê-los em uma posição fletida (tornozelos em posição neutra).
- Posicionar a cama em *Trendelenburg* reverso.
- Retirar os equipamentos de proteção individual.

Cuidados Nutricionais
- Avaliar o reinício de dieta enteral após 1 hora da manobra, conforme equipe médica e nutrição.
- Monitorar constantemente a presença de distensão abdominal e vômitos.
- Checar a presença de alimento na cavidade oral. Obs.: Não é necessária a checagem de resíduo gástrico (drenagem da SNE) na ausência de intercorrências.

Lembrete: Verificar e registrar sinais vitais, parâmetros hemodinâmicos, ventilatórios e de oxigenação após a manobra.

Cuidados de Enfermagem na Posição Prona
- Reiniciar terapia renal substitutiva se condições hemodinâmicas.
- Registrar complicações relacionadas à posição prona (durante todo o período), surgimento de úlcera por pressão, deslocamento do TET, drenos, cateteres, piora ventilatória e/ou hemodinâmica, arritmias/PCR.
- Alternar e registrar a posição da cabeça e braços (posição nadador) a cada 2 horas.
- Aliviar os pontos de pressão: face, queixo, cotovelos, cristas ilíacas e joelhos, durante a permanência em posição prona.
- Manter cuidados de rotina com o tubo endotraqueal, sonda enteral e vesical, higiene do meato urinário e higiene oral.
- Pausar dieta por 1 hora antes de recolocar o paciente na posição supina.

Retorno à Posição Supina
- O retorno à posição supina deve considerar os mesmos cuidados realizados na manobra da posição prona.

Lista de Verificação (*Checklist* da Prona Segura/Reposicionamento em Posição Supina)

Com o objetivo de prestar uma assistência com eficácia e segurança para o paciente que vai ser colocado na posição prona, foi proposta a construção de duas listas de verificação a ser realizada à beira do leito (Figuras 17.16 e 17.17). O instrumento foi desenvolvido pelo grupo multidisciplinar de prona de um hospital universitário, após ampla revisão da literatura, realizada para a construção de um protocolo de atendimento assistencial.

CHECKLIST DA PRONA SEGURA

IDENTIFICAÇÃO DO PACIENTE AQUI

Data: ___/___/___ Turno: ___ Hora da Prona: ___:___ Hora do retorno para Supina: ___:___

PRÉ-MANOBRA - *TIME IN*	EXECUÇÃO DA MANOBRA	PÓS-MANOBRA - *TIME OUT*
Dieta	**Registros**	**Posicionamento**
☐ Pausar e abrir SNE em frasco 2 h antes	☐ BIS, sinais vitais, parâmetros do VM	
Materiais	**Preparação para manobra**	☐ Confirmar posição do TOT ou TQT
☐ Providenciar coxins ☐ **Confecção: lençol + cobertor bem compactado e preso com fita crepe** ☐ Aproximar carro PCR e caixa de intubação ☐ Testar material de aspiração e ambu	☐ Posicionar eletrodos e dômus da PAM nos MsSs e alinhar cabos de monitorização e oximetria ☐ Desconectar BIS, frasco de SNE, extensor de aspiração ☐ Clampear sondas e drenos, **exceto dreno de tórax** e posicionar entre as pernas ou braços do paciente	☐ Posicionar coxim facial ☐ Reiniciar infusões ☐ **Posicionar dômus da PAM (revisar ponto ZERO)** ☐ Posicionar eletrodos no dorso ☐ Posicionar sondas e drenos e abrir clampes ☐ Elevar membro superior em posição de nadador
Cuidados	**Execução da Manobra**	☐ Posicionar demais coxins (mão, abaixo e acima do joelho)
☐ Realizar cuidados oculares (hidratação e oclusão) e com a pele ☐ Revisar fixação dos dispositivos invasivos e curativos. **Revisar comprimento dos extensores** ☐ Pausar hemodiálise contínua, recircular e heparinizar cateter	☐ Posicionar cabeceira posição plana e alinhar membros ☐ Posicionar os coxins – pelve e tórax ☐ Posicionar o lençol móvel sobre o paciente	☐ Trendelemburg reverso *(elevar a cabeceira o máximo que a cama permitir)*
Via aérea	☐ Pausar infusões e desconectar *(Manter apenas vasopressor e NPT)*	**Cuidados**
☐ Aspirar VAS e TOT ou TQT ☐ Verificar fixação do cadarço, registrar comissura labial e pressão do balonete do TOT ☐ Pré-oxigenar (FiO$_2$: 100% por 10 min)	☐ Formar o ENVELOPE *(Enrolar a borda dos lençóis o mais próximo possível do corpo do paciente)* ☐ Realizar a manobra *(Não esqueça 3 momentos do giro)*	☐ Reiniciar hemodiálise contínua, se mantiver estabilidade hemodinâmica e ventilatória ☐ Alterar posição de nadador a cada 2 h ☐ Aliviar pontos de pressão ☐ Registrar: BIS, sinais vitais, parâmetros VM, comissura labial, pressão balonete e intercorrências
Analgesia e sedação	**Eventos Adversos**	**Dieta**
☐ Avaliar necessidade de repique de sedação e curatização (Avaliar valor do BIS)		☐ Reiniciar dieta 1 h após (com mL/h ou conforme avaliação médica), se não houver intercorrências ☐ Observar tolerância à dieta e progredir: 40 mL/h após 6h e 50 mL/h após 12 h de prona

Fone (51) 3359.8000 | Fax (51) 3359.8001 | R. Ramiro Barcelos, 2350 | Porto Alegre - RS | 90035-903   www.hcpa.edu.br

SNE = sonda nasoentérica; PCR = parada cardiorrespiratória; VAS = vias aéreas superiores; TET = tubo endotraqueal; TQT = traqueostomia; FiO$_2$ = fração inspirada de oxigênio; BIS = índice biespectral; VM = ventilação mecânica; PAM = pressão arterial média; MmSs = membros superiores; NPT = nutrição parenteral total.

■ **Figura 17.16** – *Checklist* da Prona segura.
Fonte: elaborado pelo Grupo Multidisciplinar de Prona/HCPA (2016).

| CHECKLIST DO REPOSICIONAMENTO EM POSIÇÃO **SUPINA** ||| IDENTIFICAÇÃO DO PACIENTE AQUI |

Data: ___/___/___ Turno: ___ Hora da Prona: ___:___ Hora do retorno para Supina: ___:___

PRÉ-MANOBRA - *TIME IN*	EXECUÇÃO DA MANOBRA	PÓS-MANOBRA - *TIME OUT*
Dieta	**Registros**	**Posicionamento**
☐ Pausar e abrir SNE em frasco 2 h antes	☐ BIS, sinais vitais, parâmetros do VM	☐ Confirmar posição do TOT ou TQT
Materiais	**Preparação para manobra**	☐ Reiniciar infusões
☐ Aproximar carro PCR e caixa de intubação ☐ Testar material de aspiração e ambu	☐ Posicionar eletrodos e dômus da PAM nos MsSs e alinhar cabos de monitorização e oximetria ☐ Desconectar BIS, frasco de SNE, extensor de aspiração ☐ Clampear sondas e drenos, exceto dreno de tórax e posicionar sobre o lençol móvel	☐ Posicionar dômus da PAM (revisar ponto ZERO) ☐ Posicionar eletrodos no tórax anterior ☐ Posicionar sondas e drenos e abrir clampes ☐ Elevar membro superior em posição de nadador ☐ Trendelemburg *(elevar a cabeceira)*
Cuidados	**Execução da Manobra**	**Cuidados**
☐ Revisar fixação dos dispositivos invasivos e curativos. ☐ Pausar hemodiálise contínua, recircular e heparinizar cateter	☐ Posicionar a cama em posição plana e alinhar membros ☐ Pausar infusões e desconectar (Manter apenas vasopressor e NPT) ☐ Realizar a manobra (3 momentos do giro)	☐ Reiniciar hemodiálise contínua, se mantiver estabilidade hemodinâmica e ventilatória ☐ Registrar: BIS, sinais vitais, parâmetros VM, comissura labial, pressão balonete e intercorrências
Via aérea	**Eventos Adversos**	**Dieta**
☐ Aspirar VAS e TOT ou TQT ☐ Verificar fixação do cadarço, registrar comissura labial e pressão do balonete do TOT Pré-oxigenar (FIO$_2$: 100% por 10 min)		☐ Reiniciar dieta 1 h após
Analgesia e sedação		
☐ Avaliar necessidade de repique de sedação e curatização (Avaliar valor do BIS)		

Fone (51) 3359.8000 | Fax (51) 3359.8001 | R. Ramiro Barcelos, 2350 | Porto Alegre - RS | 90035-903   www.hcpa.edu.br

SNE = sonda nasoentérica; PCR = parada cardiorrespiratória; VAS = vias aéreas superiores; TET = tubo endotraqueal; TQT = traqueostomia; FiO$_2$ = fração de oxigênio inspirada; BIS = índice biespectral; VM = ventilação mecânica; PAM = pressão arterial média; MmSs = membros superiores; NPT = nutrição parenteral total.

■ **Figura 17.17** – *Checklist* do reposicionamento em posição supina.
Fonte: elaborado pelo grupo multidisciplinar de Prona/HCPA (2016).

■ Diagnósticos de Enfermagem

Os diagnósticos e intervenções de enfermagem selecionados para serem implementados nos pacientes submetidos à posição prona foram (Tabelas 17.2 a 17.5):

Tabela 17.2. Diagnóstico e Intervenção de Enfermagem

Diagnósticos de Enfermagem	Definições
Troca de gases prejudicada	Excesso ou déficit na oxigenação e/ou na eliminação de dióxido de carbono na membrana alveolocapilar

Intervenções

Determinar a necessidade de aspiração, auscultando ocorrências de crepitações e roncos sobre principais vias aéreas
Monitorar dados do ventilador mecânico, registrando aumentos nas pressões inspiratórias e reduções no volume corrente, conforme apropriado
Monitorar secreções respiratórias do paciente
Manter a inflação do balonete do tubo endotraqueal/traqueostomia durante a ventilação mecânica
Monitorar as pressões do balonete durante expiração, conforme rotinas da instituição
Observar a marca em centímetros de referência feita no tubo endotraqueal para monitorar possível deslocamento
Instituir aspiração endotraqueal, conforme apropriado
Instituir medidas para prevenir extubação espontânea: fixar a via aérea, administrar sedação e curarizantes, conforme apropriado

Tabela17.3. Diagnóstico e Intervenção de Enfermagem

Diagnósticos de Enfermagem	Definições
Mobilidade física prejudicada	Limitação no movimento físico independente e voluntário do corpo ou de uma ou mais extremidades

Intervenções

Posicionar em alinhamento corporal correto
Manter a roupa de cama limpa, seca e sem dobras
Colocar na cama um apoio para os pés
Monitorar a condição da pele
Facilitar pequenas trocas para alívio de pressão do peso corporal

Tabela 17.4. Diagnóstico e Intervenção de Enfermagem

Diagnósticos de Enfermagem	Definições
Risco de infecção	Vulnerabilidade à invasão e multiplicação de organismos patogênicos, que podem comprometer a saúde

Intervenções

Lavar as mãos antes e após cada atividade de cuidado ao paciente
Instituir precauções universais
Limpar a pele do paciente com agente antimicrobiano, conforme apropriado
Assegurar o manuseio asséptico de todas as linhas endovenosas
Trocar curativos dos acessos endovenosos centrais e demais dispositivos invasivos, conforme orientações atuais da instituição

Tabela 17.5. Diagnóstico e Intervenção de Enfermagem	
Diagnósticos de Enfermagem	**Definições**
Risco de úlcera por pressão	Vulnerabilidade à lesão na pele e/ou tecido subjacente, normalmente sobre saliência óssea, em consequência de pressão, ou pressão combinada com forças de cisalhamento

Intervenções

Utilizar um instrumento de avaliação de riscos para monitorar os fatores de risco individuais (p. ex., escala de Braden)
Documentar as condições da pele na admissão e diariamente
Mudar o decúbito a cada 1 a 2 horas, como convier
Monitorar o surgimento de áreas avermelhadas atentamente
Monitorar o surgimento de fontes de pressão e atrito
Posicionar com travesseiros para afastar da cama pontos de pressão
Aplicar protetores (hidrocoloides) nos pontos de pressão: tórax, pelve, cristas ilíacas e joelho
Observar as extremidades quanto a cor, calor, inchaço, pulsos, textura, edema e ulcerações
Examinar a pele sobre as saliências ósseas e outros pontos de pressão ao reposicionar, pelo menos, diariamente

Considerações Finais

Por tratar-se de um procedimento complexo realizado em pacientes graves que possuem muitos dispositivos invasivos e utilizam múltiplas terapias complementares, ressaltamos a importância de promover a segurança do paciente e estabelecer mecanismos para a prevenção de eventos adversos e minimização de erros.

Salientamos a padronização, especificidade e individualização dos cuidados nesse grupo de pacientes e a necessidade de capacitação periódica para todos os profissionais envolvidos nesse processo.

Bibliografia Consultada

- Athota KP, Millar D, Branson RD et al. A practical approach to the use of prone therapy in acute respiratory distress syndrome. Expert Rev Respir Med. 2014;(16):1-11.
- Bulechek GM, Butcher HK, Dochterman JM. Classificação das Intervenções de Enfermagem (NIC). Rio de Janeiro: Elsevier; 2010. p. 901.
- Chadwick JR. Prone Positioning in Trauma Patients: Nursing Roles and Responsibilities. Journal of Trauma Nursing. 2010;17(4):201-207.
- Dickinson S, Park PK, Napolitano LN. Prone-Positioning Therapy in ARDS. Crit Care Clin. 2011;27(3):511–523.
- Diretrizes Brasileiras de Ventilação Mecânica. Realização: Associação de Medicina Intensiva Brasileira (AMIB) – Comitê de Ventilação Mecânica e Sociedade Brasileira de Pneumologia e Tisiologia (SBPT) – Comissão de Terapia Intensiva da SBPT, 2013.
- Dirkes S, Dickinson S, Havey R et al. Prone positioning: is it safe and effective? Crit Care Nurs Q. 2012;35(1):64-75.
- Fialkow L, Farenzena M, Wawrzeniak IC et al. Mechanical ventilation in patients in the intensive care unit of a general university hospital in southern Brazil: an epidemiological study. Clinics. 2016;71(3):145-151.

- Gattinoni L, Taccone P, Carlesso E et al. Prone Position in Acute Respiratory Distress Syndrome: Rationale, Indication and Limits. American Journal of Respiratory and Critical Care Medicine. 2013;188(11):1286-1293.
- Girard R, Baboi L, Ayzac L et al. The impact of patient positioning on pressure ulcers in patients with severe ARDS: results from a multicentre randomised controlled trial on prone positioning. Intensive Care Med. 2014;40(3):397-403.
- Guerin C. Prone position – Current Opinion in Critical Care. 2014;20(1):92-97.
- Guerin C, Gaillard S, Lemasson S et al. Effects of systematic prone positioning in hypoxemic acute respiratory failure. JAMA. 2004;292(19):2379–2387.
- Guerin C, Reignier J, Richard JC et al. PROSEVA Study Group: prone positioning in severe acute respiratory distress syndrome. N Engl J Med. 2013;368:2159-2168.
- Lee JM, Bae W, Lee YJ et al. The Efficacy and Safety of Prone Positional Ventilation in Acute Respiratory Distress Syndrome: Updated Study Level Meta Analysis of 11 Randomized Controlled Trials. Crit Care Med. 2014;42(5):1252-1262.
- Mancebo J, Fernadez R, Blanch L et al. A Multicenter Trial of Prolonged Prone Ventilation in Severe Acute Respiratory Distress Syndrome. Am J Respir Crit Care Med. 2006;173(11):1233-39.
- Marini JJ. Prone positioning for ARDS: defining the targe. Intensive Care Med. 2010;36(4):559-561.
- North American Nursing Diagnosis Association. Diagnósticos de Enfermagem da NANDA: definições e classificação 2015-2017. Porto Alegre: Artmed; 2015. p. 468.
- Oliveira VM, Weschenfelder ML, Deponti G et al. Good practices for prone positioning at the bedside: Construction of a care protocol. Revista da Associação Médica Brasileira 2016;62(3):287-293.
- Park SY, Kim HJ, Yoo KH et al. The efficacy and safety of prone positioning in adults patients with acute respiratory distress syndrome: a meta-analysis of randomized controlled trials. J Thorac Dis. 2015;7(3):356-367.
- Rowe C. Development of clinical guidelines for prone positioning in critically ill adults. Nursing in Critical Care. 2004;9(2):50-57.
- Schneider JA, Lee YJ, Grubb WR et al. Institutional practices of withholding enteral feeding from intubated patients. Crit Care Med. 2009;37(7):299-302.
- Sud S, Friedrich JO, Adhikari NK et al. Effect of prone positioning during mechanical ventilation on mortality among patients with acute respiratory distress syndrome: a systematic review and meta-analysis. CMAJ. 2014;186(10):E381-E390.
- Taccone P, Pesenti A, Latini R et al. Prone Positioning in Patients with Moderate and Severe Acute Respiratory Distress Syndrome: a randomized controlled trial. JAMA. 2009;302(18):1977-1984.
- Taccone P, Polli F, Gattinoni L. Prone positioning in patients with acute respiratory distress syndrome – In reply. JAMA. 2010;303(9):832–833.
- The Berlim Definition of acute respiratory distress syndrome. JAMA. 2012;307(23):2526-2533.
- Ware LB, Matthay MA. The Acute Respiratory Distress Syndrome. N Engl J Med. 2000;342:1334-1349.
- Wright AD, Flynn M. Using the prone position for ventilated patients with respiratory failure: a review. Nursing in Critical Care. British Association of Critical Care Nurses, 2011;16(1):19-27.

Diagnósticos e Intervenções de Enfermagem nos Pacientes em Ventilação Mecânica

- Lilian Aparecida Sousa
- Tania Chapina Migani
- Kássia Pinho da Silva

Ao pesquisar sobre diagnóstico e intervenções de enfermagem nos pacientes de ventilação mecânica, é preciso primeiramente conhecer o conceito e as leis sobre a sistematização da assistência de enfermagem (SAE), regulamentada pelo Conselho Regional de Enfermagem (COREN), por meio da Lei do Exercício n.º 7498, que a considera uma atividade privativa do Enfermeiro, na qual são utilizados métodos e estratégias para a identificação das situações de saúde/doença, que são divididas em: histórico, exame físico, diagnóstico, prescrição e evolução de enfermagem.

Essas ações têm como objetivo contribuir com promoção, prevenção, recuperação e reabilitação em saúde do indivíduo, da família e da comunidade. Isso deve ser aplicado em todas as áreas de assistência à saúde pelo enfermeiro nas instituições públicas e privadas, como: hospitais, santas casas, asilos e casas de repouso, clínicas e ambulatório e assistência domiciliar.

O parecer do COREN – SP, nº 046/2010, fala das atribuições do enfermeiro e sua equipe na assistência ao paciente em ventilação mecânica e descreve que não é de competência do enfermeiro realizar programações e alterações de parâmetros do aparelho, mas à checagem dos parâmetros e a montagem dos aparelhos pode ser realizada desde que esteja devidamente capacitado.

A ventilação mecânica se dá mediante a utilização de aparelhos que, intermitentemente, insuflam as vias respiratórias. Isto consiste em um método de tratamento para pacientes com insuficiência respiratória, que tem como objetivo a manutenção das trocas gasosas. Pacientes que utilizam a ventilação mecânica são comuns na unidade de terapia intensiva (UTI), mas é aplicado também no transporte intra-hospitalar, fora do hospital, como por exemplo em ambulância e em serviços de domiciliares.

Com todas essas informações, a equipe que cuida do paciente com esse dispositivo precisa ter responsabilidades e conhecimentos. Pensando especificamente na enfermagem, é preciso ter domínio da SAE e dominar também os protocolos institucionais para realizar uma boa assistência ao paciente.

Neste momento vamos ver os principais problemas e os cuidados que esses pacientes submetidos à ventilação mecânica podem ter, ou seja, os principais diagnósticos de enfermagem e intervenções (prescrição de enfermagem) (Tabelas 18.1a a 18.1l).

Tabela 18.1a. Diagnóstico e Intervenção de Enfermagem

Diagnósticos de Enfermagem	Definições
1. Desobstrução ineficaz de vias aéreas	Incapacidade de eliminar secreções ou obstrução do trato respiratório para manter uma via aérea desobstruída
Intervenções	
Aspirar as vias aéreas Atentar para o posicionamento adequado do paciente Manter cabeceira elevada Manter cabeça alinhada Avaliar e manter o cuff insuflado Avaliar o nível de consciência Monitorar o padrão, a frequência respiratória, o desconforto e a sincronia Observar a presença de tosse	

Tabela 18.1b. Diagnóstico e Intervenção de Enfermagem

Diagnósticos de Enfermagem	Definições
2. Padrão respiratório ineficaz	Inspiração e/ou expiração que não proporciona ventilação adequada
Intervenções	
Monitorar o padrão, a frequência respiratória, o desconforto e a sincronia Aspirar as vias aéreas Observar e monitorar os sinais vitais Atentar para o posicionamento adequado do paciente Avaliar as cianoses central e periférica Manter a cabeceira elevada	

Tabela 18.1c. Diagnóstico e Intervenção de Enfermagem

Diagnósticos de Enfermagem	Definições
3. Incapacidade para manter a ventilação espontânea	Estado no qual o padrão da resposta de reserva de energia diminuída resulta na incapacidade do indivíduo para manter a respiração adequada para sustentar a vida

Intervenções

Observar e monitorar os sinais vitais
Avaliar as cianoses central e periférica
Avaliar a necessidade de cânula de Guedel
Rodiziar a fixação da cânula orotraqueal
Verificar se a fixação está na numeração correta
Aspirar as vias aéreas
Manter a técnica asséptica na aspiração
Manter a cabeceira elevada
Monitorar o padrão, a frequência respiratória, o desconforto e a sincronia

Tabela 18.1d. Diagnóstico e Intervenção de Enfermagem

Diagnósticos de Enfermagem	Definições
4. Perfusão tissular ineficaz cardiopulmonar	Diminuição na oxigenação, resultando na incapacidade de nutrir os tecidos no nível capilar

Intervenções

Monitorar o padrão, a frequência respiratória, o desconforto e a sincronia
Observar e monitorar os sinais vitais
Avaliar as cianoses central e periférica

Tabela 18.1e. Diagnóstico e Intervenção de Enfermagem

Diagnósticos de Enfermagem	Definições
5. Troca de gases prejudicada	Excesso ou déficit na oxigenação e/ou na eliminação de dióxido de carbono na membrana alveolocapilar

Intervenções

Monitorar o padrão, a frequência respiratória, o desconforto e a sincronia
Aspirar as vias aéreas
Observar e monitorar os sinais vitais
Atentar para o posicionamento adequado do paciente
Avaliar as cianoses central e periférica
Manter a cabeceira elevada

Tabela 18.1f. Diagnóstico e Intervenção de Enfermagem

Diagnósticos de Enfermagem	Definições
6. Risco de aspiração	Estar em risco de entrada de secreção gastrointestinal, secreções orofaríngeas, sólidos ou fluidos nas vias traqueobrônquicas

Intervenções

Aspirar as vias aéreas.
Atentar para o posicionamento adequado do paciente.
Manter a cabeceira elevada.
Realizar a higiene oral com solução antisséptica a cada 6 horas

Tabela 18.1g. Diagnóstico e Intervenção de Enfermagem

Diagnósticos de Enfermagem	Definições
7. Risco de infecção	Estar em risco aumentado de ser invadido por organismos patogênicos

Intervenções

Aspirar as vias aéreas
Atentar para o posicionamento adequado do paciente
Manter a cabeceira elevada
Realizar a higiene oral com solução antisséptica a cada 6 horas

Tabela 18.1h. Diagnóstico e Intervenção de Enfermagem

Diagnósticos de Enfermagem	Definições
8. Resposta disfuncional ao desmame ventilatório	Incapacidade de ajustar-se a níveis diminuídos de suporte ventilatório mecânico, que interrompe e prolonga o processo de desmame

Intervenções

Monitorar o padrão, a frequência respiratória, o desconforto e a sincronia
Observar e monitorar os sinais vitais
Avaliar as cianoses central e periférica

Tabela 18.1i. Diagnóstico e Intervenção de Enfermagem

Diagnósticos de Enfermagem	Definições
9. Risco de integridade da pele prejudicada	Estar em risco de a pele ser alterada de forma adversa

Intervenções

Avaliar as cianoses central e periférica
Atentar para o posicionamento adequado do paciente
Manter a cabeceira elevada
Realizar a mudança de decúbito e atentar para não deslocar a cânula orotraqueal

Tabela 18.1j. Diagnóstico e Intervenção de Enfermagem

Diagnósticos de Enfermagem	Definições
10. Mucosa oral prejudicada	Lesões orais e tecidos moles da cavidade oral

Intervenções

Rodiziar a fixação da cânula orotraqueal
Verificar se a fixação está na numeração correta
Aspirar as vias aéreas
Manter técnica asséptica na aspiração
Manter a cabeceira elevada
Manter a cabeça alinhada
Observar o acotovelamento da cânula orotraqueal
Utilizar se necessário lubrificante labial

Tabela 18.1k. Diagnóstico e Intervenção de Enfermagem

Diagnósticos de Enfermagem	Definições
11. Comunicação verbal prejudicada	Habilidade diminuída, retardada ou ausente para receber, processar, transmitir e usar um sistema de símbolo

Intervenções

Avaliar o nível de consciência
Monitorar o padrão, a frequência respiratória, o desconforto e a sincronia
Observar a presença de tosse
Orientar o paciente do que acontece (avaliando anteriormente o nível de consciência)

Tabela 18.1l. Diagnóstico e Intervenção de Enfermagem

Diagnósticos de Enfermagem	Definições
12. Ansiedade	Apreensão, preocupação ou medo relacionado a morte ou morrer

Intervenções

Avaliar o nível de consciência
Orientar o paciente do que acontece (avaliando anteriormente o nível de consciência)

Outras intervenções que devemos ter nos pacientes em ventilação mecânica:

Tabela 18.2. Intervenções de Enfermagem Gerais para Paciente em VM

Intervenções/Cuidados	Fundamentação
Registrar parâmetros ventilatórios	Verificar se está adequado o método aos parâmetros clínicos do paciente e a evolução do cliente
Acompanhar o resultado laboratorial da gasometria arterial	Avaliar os resultados laboratoriais, discutir os parâmetros do ventilador
Realizar a propedêutica pulmonar	Observar o uso da musculatura acessória
Avaliar as queixas de náusea e distensão abdominal	Vômito pode causar broncoaspiração
Atentar para as mudanças de decúbito e movimentação restrita no leito	Movimentos excessivos e sem cuidado podem causar o deslocamento da cânula orotraqueal ou até mesmo a extubação
Lavar as mãos antes de manipular o circuito do ventilador, aspirar, trocar e rodiziar a rima	Evitar infecção
Utilizar sempre luvas antes de manipular o circuito do ventilador, aspirar, trocar e rodiziar a rima	Evitar infecção
Realizar a ausculta pulmonar para avaliar: a) alteração de padrão respiratório b) alteração de sinais vitais	Avaliar a necessidade de aspirar
Atentar para os seguintes parâmetros: a) fração inspirada de oxigênio (FIO_2) maior que 60% b) PEEP (pressão positiva expiratória final) maior que 8 cmH_2O c) pressão de pico maior que 35 cmH_2O d) frequência respiratória maior que 18 rpm	Tais parâmetros indicam a necessidade de atenção especial e indicam a gravidade do paciente. Podem desencadear repercussão hemodinâmica alterando o quadro clínico do paciente
Atentar para quando aspirar as vias aéreas	Deve-se atentar para queda de saturação, alteração da frequência e padrão respiratório devido à desconexão do ventilador; é um procedimento invasivo e irritante para o paciente
Avaliar o circuito do ventilador, a conexão e o escape do ar	Com o intuito de manter uma boa ventilação para o paciente
Manter o circuito do ventilado preso ao braço de segurança do ventilador	Evitando assim lesões e a extubação acidental
Trocar as traqueias/circuitos e filtros quando houver sujidade ou de acordo com o protocolo da instituição	Acúmulo de secreção pode causar infecção
Atentar para os alarmes do ventilador	Alarmes devem sempre estar ativados e nunca ignorados, pois advertem sobre o desenvolvimento de algum problema

continua...

Tabela 18.2. Intervenções de Enfermagem Gerais para Paciente em VM (continuação)

Intervenções/Cuidados	Fundamentação
Manter sempre o equipamento bolsa-válvula-máscara prontamente disponíveis e conferidos a cada plantão	Esses materiais devem sempre estar testados e disponíveis para evitar possíveis intercorrências
Manter o tubo em fixação neutra	Evitando tração e posição que possam causar lesão e extubação
Atentar para o sistema de ventilação com umidificação: a) avaliar a temperatura (entre 30°C a 32°C), b) avaliar no circuito a presença de condensação indicando temperatura elevada c) avaliar a necessidade da troca da água e o local indicado, ou seja, respeitando a indicação do volume, sendo água estéril d) manter o filtro microbiológico acima da cabeça do cliente e) trocar o filtro microbiológico de acordo com o protocolo da instituição	Temperaturas elevadas podem causar lesões alveolares Acúmulo de condensação pode ser drenado para as vias aéreas, causando a famosa pneumonia associada à ventilação (PAV) Acúmulo de água pode gerar risco de infecção
Controlar a pressão do balonete do tubo endotraqueal ou da traqueostomia (pressão do cuff)	Deixar hiperinsuflado pode ocasionar lesões de traqueia e a falta de insuflação pode ocasionar extubação ou saída da cânula da traqueostomia
Avaliar a necessidade de lubrificante labial	Evitando possíveis lesões labiais
Avaliar a necessidade de cânula de Guedel	Evitando que o paciente morda a cânula
Realizar limpeza concorrente no aparelho de ventilação diariamente e de acordo com o protocolo da instituição	Evitar infecções
Manter o cliente com contenção mecânica	Primeiramente avaliar o nível de consciência e se há necessidade de sedação (contenção química); caso não esteja bem sedado e for preciso conter deve ser com o objetivo de segurança do paciente, para evitar que o mesmo retire a cânula orotraqueal e cause dano a sua saúde, lembrando que a contenção deve ter o controle da perfusão e a integridade da pele (avaliar o protocolo da instituição)

Diagnósticos e Intervenções de Enfermagem nos Pacientes em Ventilação Mecânica

Tabela 18.3. Intervenções de Enfermagem Gerais para Pacientes Traqueostomizados

Intervenções/Cuidados	Fundamentação
Avaliar a necessidade da troca da fixação da cânula orotraqueal	Evitar infecção; a umidade pode causar dermatite
Realizar limpeza e inspeção da pele no ósteo da traqueostomia	Evitar infecção; a umidade pode causar dermatite
Realizar a proteção com gazes ou outro tipo de curativo, de acordo com o protocolo da instituição no óstio da traqueostomia e trocar quando necessário	Essa proteção tem como propósito absorver sangue, secreção e saliva que possam vir a drenar, além de evitar dermatite e infecção.
Manter traqueostomia em linha média	Evitando assim possíveis lesões e saída da traqueostomia
Avaliar a cada plantão a região cervical e o óstio da traqueostomia	Detectar possíveis sinais de dermatite e infecção

Vale a pena ressaltar que o enfermeiro necessita em seu cotidiano profissional do raciocínio clínico, para identificar os mais diferentes diagnósticos, elaborando mais intervenções, ou seja, identificando as principais necessidades do cliente. Com isso traçará um plano de cuidados individualizado para cada paciente com o objetivo de sanar seus problemas.

Outro ponto importante é que esses diagnósticos e intervenções não sejam tratados como ações fixas e rotineiras. A sistematização é dinâmica, na qual é preciso que o enfermeiro avalie o paciente diariamente e de forma integral, reconhecendo as principais mudanças que ele possa apresentar, buscando resultados positivos de acordo com o plano proposto, ou compreender as possíveis falhas e mudar as condutas, com o objetivo de recuperar e sanar os problemas.

Bibliografia Consultada

- Cheregatti AL, Amorim CP. Enfermagem em Unidade de Terapia Intensiva. 1ª Edição. São Paulo: Editora Martinari; 2010. p. 209-271.
- COREN-SP, Conselho Regional de Enfermagem São Paulo. Legislação. Disponível em: <http://www.corensp.org.br>. Acessado em: 2 jun. 2016.
- Doenges ME, Moorhouse MF, Murr AC. Diagnósticos de Enfermagem – Intervenções, Prioridades, Fundamentos. 12ª ed. Rio de Janeiro: Editora Guanabara Koogan; 2011.
- Mendes NT, Tallo FS, Guimarães HP. Guia de Ventilação Mecânica para Enfermagem 1ª Edição. São Paulo: Editora Atheneu; 2012. p. 89-100.
- NANDA. Diagnóstico de Enfermagem da NANDA – Definições e Classificações. 10ª ed. Rio de Janeiro: Editora Artmed; ANO. p. 2015-2017.
- Palomo JSH. Enfermagem em Cardiologia Cuidados Avançada 1ª Edição. São Paulo Editora Manole; 2007. p. 187-259.

capítulo 19

Complicações Relacionadas à Ventilação Mecânica

- Sander Figueiredo Campos

A ventilação mecânica é uma modalidade terapêutica largamente utilizada no ambiente hospitalar. Estudos indicam que aproximadamente 40% dos pacientes internados em ambientes de terapia intensiva se utilizam deste recurso em algum momento. Embora os avanços nos estudos referentes ao assunto tenham proporcionado significativo aumento na sobrevida dos pacientes, as complicações relacionadas à instalação deste tipo de terapia são bastante numerosas, com graus diferentes de repercussão sobre o processo de recuperação do indivíduo criticamente enfermo. As complicações locais, relacionadas principalmente à presença das próteses respiratórias, somam-se às repercussões sistêmicas originadas a partir das alterações fisiológicas determinadas pelo princípio da pressão positiva, distensão e relaxamento cíclico dos alvéolos, invasão das vias aéreas, dentre outras.

Além da formação de uma base sólida de conhecimento acerca da complexidade e da multiplicidade dos processos envolvidos na gênese destas diversas formas de complicações, cabe ao enfermeiro um trabalho contínuo de educação frente à sua equipe, no sentido de destacar a importância das medidas de prevenção na manifestação destes agravos.

Neste capítulo, então, abordaremos as principais complicações relacionadas à terapia por ventilação mecânica, classificando-as da forma mais comumente encontrada na literatura como de origem infecciosa ou não, e as abordagens adequadas por parte da equipe de enfermagem, no sentido de evitar/limitar suas manifestações.

■ Complicações Infecciosas

Sinusite Paranasal

Causada principalmente pela presença dos tubos respiratórios, pode por muitas vezes passar despercebida, tornando-se frequentemente foco potencial de sepse, notadamente em pacientes imunodeprimidos. Ocorre com maior incidência quando da introdução das próteses respiratórias por via nasotraqueal. Sua prevenção deve enfocar a manutenção de condições adequadas de higienização das vias aéreas superiores e a utilização da via oral sempre que possível para a introdução do tubo, por ser a via de menor potencial para traumas das estruturas constituintes das vias aéreas.

Traqueobronquite

Processo inflamatório/infeccioso originado a partir da lesão irritativa da mucosa traqueal, por seu atrito com a superfície dos tubos de respiração e contato com as substâncias residuais resultantes do processo de esterilização dos mesmos. Além disso, as aspirações frequentes acarretam lesões de diversos graus na mucosa traqueal, abrindo portas para a instalação e disseminação de processos infecciosos. A fixação correta do tubo, evitando seu "deslizamento" sobre a mucosa, a manutenção de perfeitas condições de higiene das vias aéreas superiores e o planejamento racional das aspirações, executando-as somente quando necessário e não conforme periodicidades preestabelecidas, além da manutenção de adequados níveis de umidade e aquecimento do ar inspirado, são medidas importantes para diminuir o potencial aparecimento desta complicação.

Pneumonia Associada à Ventilação Mecânica (PAVM)

Complicação de incidência bastante elevada no ambiente de terapia intensiva, sendo responsável por aumento significativo nas taxas de mortalidade dos pacientes submetidos à VM, bem como do tempo de internação e dos custos hospitalares decorrentes. Sua incidência guarda direta correlação com o tempo de VM e de internação do paciente.

Responsável por cerca de 25% de todas as infecções que atingem os pacientes internados em unidades de terapia intensiva, com índices de mortalidade de 20-60% (dependendo do agente etiológico) dos pacientes acometidos, as PAVM são também responsáveis por um prolongamento médio de 12 dias no tempo de internação do paciente e acréscimo aos custos hospitalares em torno dos 40.000 dólares por ocorrência.

Na Figura 19.1 podemos observar o quadro evolutivo do mal e os principais pontos a serem abordados pela equipe de enfermagem visando a sua profilaxia.

Em termos de tempo percorrido entre a internação e a detecção dos sinais e sintomas das PAV, podemos classificá-las em dois tipos:
- **precoces:** aquelas que se manifestam em períodos de internação ≤ 4 dias, apresentam etiologia semelhante às pneumonias adquiridas na comunidade, daí apresentarem também melhor prognóstico de resolução.
- **tardias:** são aquelas que aparecem após o quarto dia de internação, e os agentes etiológicos geralmente guardam direta correlação com as características epidemiológicas do local no qual o paciente se encontra internado.

Os critérios para a identificação das PAV são estabelecidos pelos CDC e envolvem achados clínicos e radiológicos, conforme os especificados na Tabela 19.1.

As principais medidas adotadas com o objetivo de se prevenir a incidência das PAV, estão diretamente relacionadas à manutenção das condições adequadas de assepsia do circuito ventilatório e das vias aéreas artificiais:
- utilização de circuito fechado para aspiração;
- troca dos circuitos ventilatórios somente quando da presença de sujidades/evitar a troca com periodicidade preestabelecida;

- utilização de filtros/aquecedores/umidificadores respiratórios descartáveis;
- higienização das mãos com água e sabão antisséptico ou com gel alcoólico sempre antes e após a manipulação com o circuito ventilatório;
- manter sempre as condições adequadas de assepsia durante a aspiração de secreções;
- manter condições adequadas de higienização da cavidade oral;
- manter o decúbito elevado a 30-45° durante a infusão das dietas enterais/estabelecer protocolos de monitoração do volume de resíduo gástrico;
- manutenção de valores adequados do balonete da prótese ventilatória;
- treinamento constante da equipe multiprofissional;
- desmame ventilatório seguro e no menor tempo possível.

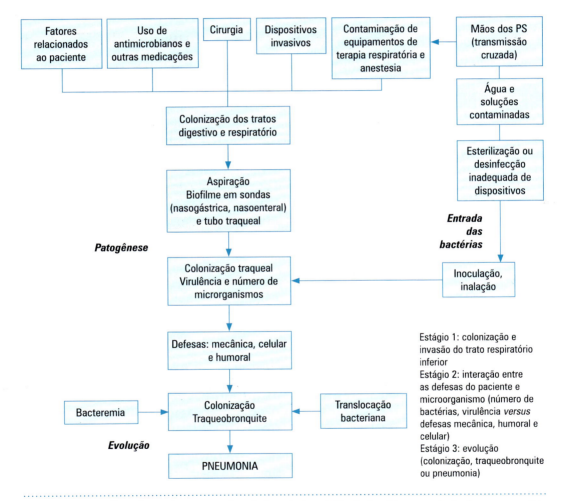

Figura 19.1 – Patogênese da pneumonia relacionada à assistência à saúde e possíveis alvos para a prevenção.
Fonte: Adaptado de: Craven et al. (2007)

Tabela 19.1. Sinais Clínicos e Radiológicos da PAV	
Sinais Clínicos	Sinais Radiológicos
Presença de crepitações à ausculta associada a macicez/submacicez à percussão	Radiografia de tórax com um infiltrado novo ou progressivo, consolidação, cavitação ou derrame pleural + hemocultura positiva, cultura positiva de aspirado transtraqueal, biópsia pulmonar ou aspirado brônquico, presença de antígeno ou vírus em secreção respiratória
Presença de escarro purulento ou alteração nas características do escarro já previamente existente	
Hemocultura, cultura do aspirado transtraqueal, biópsia pulmonar ou aspirado brônquico positivos	

Complicações Não Infecciosas

Lesões Isquêmicas Labiais/Faciais

O mau posicionamento da prótese ventilatória ou da amarração utilizada para sua fixação pode acarretar necrose da área pressionada com lesões de repercussões variáveis sobre a melhora do paciente. Atenção especial deve ser dada às áreas mais suscetíveis para o aparecimento de lesões isquêmicas, tais como: lábio, região nasal (buço), proeminências zigomáticas ("maçãs do rosto") e lóbulos auriculares. A manutenção de adequados níveis de higiene e hidratação da mucosa e da pele, além do rodízio diário da rima labial sobre a qual será fixado o tubo, bem como a troca diária do sistema de fixação são medidas que diminuem o desconforto do paciente e a incidência destas lesões. A fixação da prótese deve ser firme contra a face, de tal forma a evitar o deslocamento do artefato, sem, no entanto, comprometer a circulação das áreas de proeminências ósseas.

Atualmente se encontram no mercado diversos tipos de dispositivos que priorizam estes cuidados e que, no entanto, apresentam como desvantagem o seu custo alto. No caso da utilização do cadarço, podemos improvisar coxins com gaze e fitas adesivas de forma a aliviar as áreas de pressão. Especial atenção deve ser dada à mucosa labial, cuja integridade pode ser afetada tanto pela deposição da prótese sobre ela, acarretando ulceração por fricção, como também pelo ressecamento secundário a diminuição da produção da saliva, supressão dos reflexos de deglutição e mobilização dos músculos da língua.

Fístula Broncopleural

A instalação da pressão positiva altera drasticamente a fisiologia da respiração. O ar que antes invadia a cavidade torácica, antecedido pelo estabelecimento de uma pressão negativa no interior da mesma, agora é injetado para dentro dos pulmões por meio da aplicação de uma pressão positiva. Como resultado, pode ocorrer o rompimento alveolar seguido de escape de ar para o espaço pleural, cujas consequências – dependendo de sua extensão – podem ser catastróficas, exigindo a pronta intervenção da equipe por meio da realização da toracocentese ou drenagem pleural de urgência para alívio dos sintomas e monitoração adequada do processo evolutivo da lesão. Assim sendo, o enfermeiro que tenha sob seus cuidados paciente em ventilação mecânica sempre deve atentar-se para a manutenção, em local de fácil acesso no setor, de *kit* completo contendo o material necessário para a eventual necessidade da realização destes procedimentos, além de saber reconhecer de pronto os sinais e sintomas indicativos da presença deste agravo, tais como:

- dispneia súbita;
- diminuição dos murmúrios vesiculares;
- queda dos níveis de saturação de oxigênio;
- presença de enfisema subcutâneo;
- queda súbita da pressão arterial;
- engurgitamento das veias jugulares;
- sinais clássicos da insuficiência respiratória.

Alterações Hemodinâmicas

O aumento da pressão intratorácica determinado pela instalação da ventilação por pressão positiva, provoca a diminuição do retorno venoso com consequente redução do débito cardíaco e queda dos níveis pressóricos. Normalmente tal situação é revertida com expansão volêmica agressiva, porém em alguns casos é necessária a administração de drogas vasoativas como a noradrenalina. Esquematicamente, teríamos:

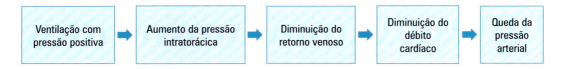

Alterações em Nível de Sistema Nervoso Central

No sistema nervoso central a principal repercussão da instalação da ventilação mecânica é o aumento da pressão intracraniana, secundário à diminuição da drenagem do sangue neste nível, causada por sua vez pelo aumento da pressão intratorácica. Em pacientes portadores previamente de lesão cerebral (como. p. ex., nos caos de TCE) esta complicação pode trazer resultados particularmente danosos para os pacientes. Eventual controle da hipertensão intracraniana pode ser obtido pela manutenção de níveis mais baixos de PCO_2 (entre 30-32 mmHg), o que determina vasoconstrição intracraniana com consequente diminuição da complacência do leito vascular local.

Lesões Traqueais

A *traqueomalácia* (afrouxamento da parede traqueal) é uma complicação associada às excessivas pressões de enchimento do balonete (*cuff*). A presença desta lesão traz complicações ventilatórias ao paciente e dificuldade na expectoração das secreções, tornando-o mais propenso a infecções de repetição das vias aéreas. A sua correção pode ser obtida por meio de implantes de próteses endotraqueais e, nos casos mais graves, pela realização de cirurgia com remoção da área afetada.

Outro tipo de lesão traqueal relacionada à ventilação mecânica é a *estenose traqueal*, cuja incidência está diretamente relacionada com o tempo de manutenção da prótese endotraqueal. O mecanismo fisiopatológico desta lesão é desencadeado pela liberação de mediadores inflamatórios nas porções da parede traqueal em contato com a prótese, determinando a formação de uma cicatriz estenosante que obstrui em grau variável a luz traqueal. O tratamento dependerá da gravidade da lesão, passando por dilatações com broncoscópio, aplicação de raios *laser* e, nos casos mais graves, ressecção cirúrgica do segmento afetado com anastomose terminoterminal.

Por fim, temos a *fístula traqueoesofágica*, uma complicação de ocorrência rara, mais comumente associada à presença tardia da traqueostomia. Sua ocorrência deriva da necrose da parede traqueal causada por inadequado diâmetro da prótese, trauma ou pressão excessiva do balonete da prótese sobre a parede traqueal. Do lado esofágico, a lesão da parede do órgão ocorre normalmente por erosão da mucosa secundária à presença de sondas de alimentação.

Distensão Abdominal

Geralmente está associada ao escape de ar resultante da má vedação da traqueia pelo balonete. Este ar liberado acaba sendo direcionado para o esôfago, resultando então no quadro de distensão. Quando muito acentuada, esta distensão pode dificultar a ventilação, necessitando ser drenada por meio da introdução de um cateter nasogástrico.

Barotrauma

Tipo de complicação relacionado normalmente à utilização de volumes correntes excessivamente elevados, levando ao rompimento de estruturas aéreas e consequente escape do ar e seu acúmulo em regiões extrapulmonares (pneumotórax, pneumomediastino, enfisema subcutâneo, pneumoperitônio).

Volutrauma

A distensão cíclica determinada pela instalação da ventilação mecânica causa alterações na estrutura do parênquima pulmonar e na estrutura alveolar, resultando no aparecimento de lesões semelhantes àquelas determinadas pela SDRA. Tais lesões receberam a denominação de LIVM (lesões induzidas pela ventilação mecânica) ou na versão inglesa VILI (*ventilatory induced lung injury*). O principal componente envolvido na sua gênese reporta à utilização de altos volumes correntes (daí o termo "volutrauma") em vez de altos picos de pressão inspiratória, como inicialmente se pensava. Uma vez que a distensibilidade e a deformidade dos alvéolos não são homogêneas em um pulmão previamente lesado, temos que os alvéolos estáveis receberão maior volume de ar, em detrimento daqueles que se apresentarem com algum grau de restrição (p. ex., alvéolos colapsados, com presença de condensação, ou com acúmulo de líquidos).

Por sua vez, este gradiente de deformidade entre os alvéolos determinará alterações mecânicas significativas nas relações anatômicas entre os mesmos, e destes com a matriz do parênquima pulmonar. Mecanoceptores adjacentes traduzem estas alterações mecânicas numa resposta bioquímica, levando então à ativação de uma resposta inflamatória mediada por substâncias como a citocina. Tais lesões são tão mais intensas quanto maior for o volume corrente utilizado, o tempo de manutenção da ventilação mecânica e o grau de comprometimento prévio do pulmão.

Esquematicamente, temos:

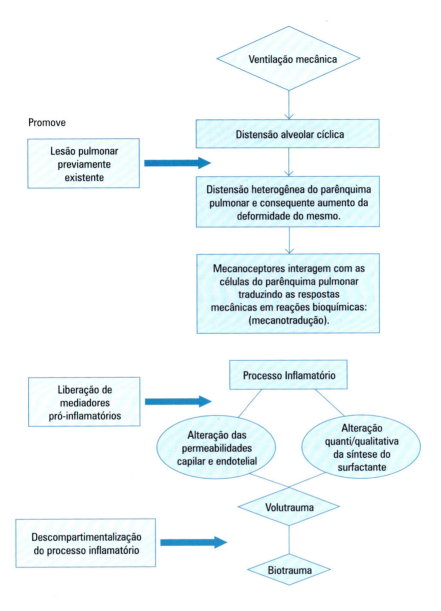

Uma vez presente, a lesão induzida pelo respirador determinará a exorbitação de eventuais lesões já instaladas em nível do parênquima pulmonar, bem como pode induzir ao aparecimento de novas lesões semelhantes àquelas determinadas pela SDRA.

Com o melhor entendimento do mecanismo fisiopatológico envolvido na origem deste tipo de lesão, foram então criados critérios visando a sua prevenção ou limitação do seu agravo, estabelecendo-se o conceito de "ventilação protetora", que tem como objetivos as medidas citadas na Tabela 19.2.

Tabela 19.2. Principais Ações para Limitação das Lesões Induzidas por Ventilador (Ventilação Protetora)

Medida	Finalidade
Trabalhar com baixos volumes correntes (em torno de 4-6 mL/kg peso predito)	Evitar a distensão excessiva dos alvéolos
Manter a pressão de platô < 30 cmH_2O	A pressão de platô representa a complacência do sistema respiratório. obtida a partir do momento em que ocorre a interrupção do fluxo de ar para o interior das vias aéreas (ou seja, é anulada a componente resistiva da pressão inspiratória). Portanto, a manutenção deste parâmetro nos valores indicados tem a função de evitar a excessiva distensão alveolar durante a fase inspiratória
Manutenção de valores ideais de PEEP (pressão expiratória final positiva)	A manutenção de níveis ideais de PEEP, calculados por meio da análise da curva que correlaciona pressão e volume, permite uma melhor estabilização do alvéolo, evitando seu colapso ao final da expiração (atelectrauma)
Evitar o fornecimento de altos níveis de O_2	O oxigênio em altas concentrações tem efeito tóxico sobre os alvéolos, ao estimular a liberação de radicais livres que interferirão por mecanismos vários com o processo de respiração celular

Como pudemos ver, a ventilação mecânica é um recurso terapêutico largamente utilizado atualmente e sua disponibilização cada vez mais tem melhorado o prognóstico de vida dos pacientes internados nos âmbitos das unidades de terapia intensiva. A equipe de enfermagem – embora não lhe caiba o papel primário de determinar parâmetros para sua indicação, continuidade e retirada – tem a importante função de conhecer as principais complicações relacionadas à sua adoção, mantendo sempre a postura vigilante, pró-ativa no sentido de evitá-las ou, se uma vez consumada, contribuir para o seu precoce diagnóstico, tratamento e restabelecimento do paciente.

Bibliografia Consultada

- Beraldo MA, Costa ELV. Lesão pulmonar induzida pelo ventilador. Pulmão RJ. 2011;20(3):43-48.
- Carrilho CMDM et al. Ventilator - Associated Pneumonia in Surgical Intensive Care Unit (pneumonia associada à ventilação mecânica em unidade de terapia intensiva cirúrgica). RBTI. 2006;18(1):38-44.
- Diretrizes sobre pneumonia associada a ventilação mecânica (PAV) – 2006. Sociedade Paulista de Infectologia. Disponível em: http:proqualis.net/sites/proqualis.net/files/000002333b7Xqvm.pdf. Acessado em: 28 jun. 2016.
- Gosselink R et al. Physiotherapy for adult patients with critical illness: recommendations of the European Respiratory Society and European Society of Intensive Care Medicine Task Force on Physiotherapy for Critically Ill Patients. Intensive Care Med. 2008;7(34):1188-1199.

- Guimarães HP, Lopes RD, Leal PHR, Souza F, Guedes CJ, Senna APR. Controle da pressão do balonete de cânulas traqueais: Estudo prospectivo em unidade de terapia intensiva geral. Rev Bras Ter Intensiva. 2005;17(3):185-187.
- III Consenso Brasileiro de Ventilação Mecânica. J Bras Pneumol. 2007;33(Supl. 2):50-70.
- Lopes FM, López MF. Impacto do sistema de aspiração traqueal aberto e fechado na incidência de pneumonia associada à ventilação mecânica: revisão de literatura. RBTI. 2009;21(1):80-88.
- Medidas de prevenção de infecção relacionada à assistência à saúde. Disponível em: http: www20.anvisa.gov.br/segurancadopaciente/.../Livro4-MedidasPrevencaoIRASaude.p. Acessado em: 28 jun. 20156.
- da Costa AR, Moller B, de Carvalho FM, de Sousa GV, Vento DA. Necessidade de verificação da pressão de cuff das próteses artificiais para ventilação mecânica: revisão de literatura.2013;6(1):1924-4298.
- Nardelli LM, Garcia CSNB, Pássaro CP, Rocco PR. Entendendo os mecanismos determinantes da lesão pulmonar induzida pela ventilação mecânica. Rev Bras Ter Intensiva. 2007;19(4):469-74.
- Pagotto IM, Araújo FCC, Carvalho PC. Comparação entre os sistemas aberto e fechado de aspiração. Revisão sistemática. Rev Bras Ter Intensiva. 2008;20(4):331-338.
- Parker JC, Hernandez LA, Peevy KJ. Mechanisms of ventilator-induced lung injury. Crit Care Med. 1993;21(1):131-43.
- Ranieri VM, Suter PM, Tortorella C. Effect of mechanical ventilation on inflammatory mediators in patients with acute respiratory distress syndrome: a randomized controlled trial. JAMA. 1999;282:54-61.
- Rodrigues DO, Mantese OC, Filho PPG. Etiologia e Fatores de Risco de Pneumonia Associada à Ventilação Mecânica em Unidade de Terapia Intensiva Pediátrica. Rev Bras Ter Intensiva. 2005;17(2):123-25.
- de Azambuja Rodrigues PM, do Carmo Neto E, de Carneiro Santos LR, Knibel MF. Pneumonia associada à ventilação mecânica: epidemiologia e impacto na evolução clínica de pacientes em uma unidade de terapia intensiva. Jornal Brasileiro de Pneumologia 2009;35(11), 1084-1091.
- Santos CC, Slutsky AS. The contribution of biophysical lung injury to the development of biotrauma. Annual review of physiology. 2006;68:585-618.
- da Silva LTR, Laus AM, da Silva Canini SRM, Hayashida M. Avaliação das medidas de prevenção e controle de pneumonia associada à ventilação mecânica. Revista Latino-Americana de Enfermagem. 2011;19(6), 1329-1336.
- Silva RM, Zocche TL, Sakae TM. Pneumonia associada à ventilação mecânica: fatores de risco. ver Bras Clin Med. São Paulo. jan-fev 2011;9(1):5-10.
- Silva SG, Nascimento ERP, Salles RK. Bundle de prevenção da pneumonia associada à ventilação mecânica: uma construção coletiva. Texto Contexto Enfermagem, Florianópolis. out-dez 2012;21(4):837-44.
- Taniguchi LU, Caldini EG, Velasco IT, Negri EM. Citoesqueleto e mecanotransdução na fisiopatologia da lesão pulmonar induzida por ventilador. J Bras Pneumol ISSN. 2010;36(3):1806-3713.
- Tucci MR, Beraldo MA, Costa EL. Lesão pulmonar induzida pelo ventilador. Pulmão. 2011;20(3):43-48.

capítulo 20

Sedação e Analgesia no Paciente em Ventilação Mecânica

- Flavia Jacqueline Santos da Silva
- Flávia Helena Machado

A sedação, a analgesia e o bloqueio neuromuscular têm como objetivo promover ao paciente crítico em terapia intensiva, o alívio ao desconforto causado por diversos fatores, como ansiedade, agitação, dor, além de promover amnésia dos eventos desagradáveis como os cuidados fisioterápicos e de enfermagem.

A instituição e a manutenção da ventilação artificial mecânica (VM) têm como objetivo promover ao paciente crítico a melhora no controle respiratório e hemodinâmico. A sedação e a analgesia adequadas são fundamentais para a tolerância e efetividade da ventilação mecânica. Para obtermos uma melhor efetividade na terapia, alguns cuidados de enfermagem são fundamentais como, por exemplo, a via de administração adequada, o cuidado com a compatibilidade entre os medicamentos (Tabela 20.1), a garantia de segurança na administração e o descarte dos fármacos.

Tabela 20.1. Compatibilidade em "Y" entre Medicamentos Injetáveis

	Adrenalina	Noradrenalina	Dopamina	Vasopressina	Isoprenalina (isoproterenol)	Dobutamina	Nitroprussiato de sódio	Nitroglicerina	Milrinone	Amiodarona	Levosimendana	Furosemida	Insulina R	Cloreto de potássio	Bicarbonato de sódio	Heparina	Gluconato de cálcio	Fenitoína	Cloreto de sódio	Cetamina	Atracúrio	Midazolam	Fentanil
Adrenalina																							
Noradrenalina																							
Dopamina																							
Vasopressina																							
Isoprenalina (isoproterenol)																							
Dobutamina																							
Nitroprussiato de sódio																							
Nitroglicerina																							
Milrinone																							
Amiodarona																							
Levosimendana																							
Furosemida																							
Insulina R																							
Cloreto de potássio																							
Bicarbonato de sódio																							
Heparina																							
Gluconato de cálcio																							
Fenitoína																							
Cloreto de sódio																							
Cetamina																							
Atracúrio																							
Midazolam																							
Fentanil																							

Legenda
- Compatível
- Aviso: variável
- Incompatível
- Não testado
- Mesmo item

Sedação

A sedação de pacientes críticos agitados deve ser iniciada somente após analgesia adequada, identificação e tratamento de possíveis causas fisiológicas reversíveis, como alterações metabólicas, hipoxemia, hipoglicemia, hipotensão, dor, abstinência de álcool, sepse, entre outras (Quadros 20.1 e 20.2).

Nos casos de pacientes críticos nos quais há instabilidade hemodinâmica, respiratória ou drenagem sanguínea aumentada, é necessário retardar a retirada da ventilação mecânica invasiva.

Quadro 20.1. Indicação de Sedação de Pacientes em Unidade de Terapia Intensiva

Ventilação mecânica invasiva
Redução do consumo de oxigênio
Agitação psicomotora grave
Agressão aguda ao sistema nervoso central
Tranquilidade e conforto
Redução do metabolismo
Tratamento de abstinência por álcool
Durante a paralisia com bloqueadores neuromusculares

Quadro 20.2. Recomendações Quanto à Sedação em Paciente Crítico

Utilizar a menor dosagem possível para diminuir a tolerância e a dependência
Individualizar a sedação para obter o menor Ramsay
Estabelecer e redefinir a dose diariamente para minimizar a abstinência
Monitorar o nível de sedação para permitir o melhor ajuste de doses

Avaliação de Nível de Consciência

Para a avaliação do nível de sedação, recomenda-se aplicar a escala de Ramsay, que possui características de fácil aplicação e interpretação, com possibilidades de avaliar pequenas alterações e graus de agitação, além de auxiliar na titulação de fármacos, como redução ou aumento de dose.

A sedação inadequada resulta em dor, ansiedade, agitação, autoextubação, retirada de cateteres, isquemia miocárdica e hipoxemia, em contrapartida a sedação excessiva ou prolongada pode levar o paciente a delírio, ventilação mecânica prolongada, escaras etc.

Tabela 20.2. Escala de Avaliação de Nível de Consciência – Escala Ramsay

Grau I	Paciente ansioso, agitado
Grau II	Cooperativo, orientado, tranquilo
Grau III	Sonolento, atendendo aos comandos
Grau IV	Dormindo, responde rapidamente ao estímulo glabelar ou ao estímulo sonoro vigoroso
Grau V	Dormindo, responde lentamente ao estímulo glabelar ou ao estímulo sonoro vigoroso
Grau VI	Dormindo, sem resposta

Medicamentos Usados para Sedação

O fármaco de escolha para sedação prolongada é o midazolam, administrado quando há necessidade de manter o paciente sob sedação contínua. Porém, quando há necessidade de manter o paciente por um período menor ou em ansiólise (sedação mínima), a droga de escolha é a dexmedetomidina. Outros fármacos (p. ex., propofol) podem ser utilizados de acordo com a indicação individual da equipe assistencial.

Midazolam

Midazolam é um benzodiazepínico que possui mecanismo de ação central, age através da facilitação inibitória do ácido gama-aminobutírico agonista (GABA), exerce ação em sistema inibitório e sistema nervoso central, é um agente sedativo potente, apresenta alto índice terapêutico, com início de ação rápido e curta duração quando utilizado em doses fracionadas. Possui propriedades ansiolíticas, sedativas, anticonvulsivantes, relaxantes musculares e promove indução de amnésia anterógrada, reduzindo lembranças de experiências desagradáveis, sem causar amnésia retrógrada; a dose deve ser individualizada e titulada de acordo com a necessidade clínica do paciente e medicações concomitantes.

Os efeitos sedativos podem ser prolongados em pacientes com insuficiência renal, hepática e nos pacientes com hipoalbuminemia. A administração isolada não é suficiente para adequada sedação e analgesia, sendo necessário o uso de opioides, resultando em efeito sinérgico; seu efeito sedativo pode ser revertido pelo flumazenil.

- **Apresentação:**
    - solução injetável – 5 mg, 15 mg e 50 mg.
- **Dose em adultos:**
    - pré-anestésico – 0,07-0,1 mg/kg IM/1-2 mg (repetida) EV;
    - indução anestésica – 0,02-0,35 mg/kg – EV (sem pré-medicação);
    - infusão contínua:
        - início – 0,01-0,05 mg/kg/h;
        - manutenção – 0,03-0,1 mg/kg/h.
- **Farmacocinética:**
    - **início de ação:** 1-3 minutos-EV;
    - **duração:** 1-4 horas;
    - **metabolismo**: hepático;
    - **excreção:** renal.
- **Efeitos adversos:** hipotensão, parada cardíaca, anafilaxia, depressão e parada respiratória, alucinações, confusão mental, distúrbios visuais, distúrbios gastrointestinais e retenção ou incontinência urinária.
- **Precauções:** cautela em pacientes cardiopatas, pneumopatas, hepatopatas e nefropatas, e deve ser realizado o ajuste da dose no paciente idoso.
- **Contraindicações**: miastenia grave, hipersensibilidade ao midazolam ou a benzodiazepínicos, insuficiência hepática grave.
- **Principais interações medicamentosas:**
    - teofilina (diminui o efeito sedativo);
    - cimetidina e eritromicina interagem (aumentando o nível sérico do midazolam).
- **Recomendações:**

- diluição: diluído em SF 0,9%, SG 5% ou solução de Ringer;
- estabilidade: 24 horas.

Flumazenil

Flumazenil é um antagonista benzodiazepínico que atua por inibição competitiva, bloqueando o complexo receptor GABA benzodiazepínico no sistema nervoso central, revertendo a depressão respiratória. Caso a resposta seja inadequada, a dose pode ser repetida a cada 1-2 minutos. Deve ser administrado com precaução em pacientes com história prévia de distúrbios convulsivos, pois pode desencadear convulsões.

- **Apresentação:**
  - solução injetável – 0,1 mg/mL-5 mL.
- **Dose para pacientes adultos em UTI:**
  - dose inicial: 0,3-0,6 mg EV;
  - dose máxima total: 2 mg.
- Farmacocinética:
  - **início de ação:** até 60 segundos;
  - **metabolismo**: hepático;
  - **excreção:** renal.
- **Efeitos adversos:** anafilaxia, crises convulsivas em pacientes epilépticos ou com insuficiência hepática grave.
- **Precauções:** os pacientes que recebem flumazenil para reversão dos efeitos de benzodiazepínicos devem ser monitorados quanto a recorrência da sedação e depressão respiratória.
- **Contraindicações:** pacientes que recebem benzodiazepínicos para controle de condições potencialmente fatais (p. ex., controle de pressão intracraniana ou estado epiléptico).
- **Principais interações medicamentosas:** zoplicone, derivados de triazolopiridinas.
- **Recomendações:** flumazenil deve ser administrado exclusivamente por via endovenosa, diluído em solução de glicose 5%, Ringer lactato ou solução fisiológica 0,9%.

Diazepam

O diazepam é um benzodiazepínico, possui propriedades ansiolíticas, miorrelaxantes e anticonvulsivantes. Porém tem sido cada vez menos utilizado para sedação, devido ao seu efeito hipnótico ativo e à sua meia-vida longa, que promove uma sedação mais demorada.

- **Apresentação:**
  - solução injetável – 10 mg/mL-2 mL;
  - **Dose:** 2-30 mg/dia – mal epiléptico: 3 mg/kg/dia.
- Farmacocinética:
  - **início de ação:** 3 a 4 min;
  - **metabolismo**: hepático;
  - **excreção:** renal (eliminação prolongada – 20-50 h).
- **Efeitos adversos:** depressão respiratória, confusão mental e hipotensão.
- **Precauções:** pacientes com miastenia grave (devido ao relaxamento muscular preexistente).

- **Contraindicações:** pacientes que recebem benzodiazepínicos para controle de condições potencialmente fatais (p. ex., controle de pressão intracraniana ou estado epiléptico).
- **Principais interações medicamentosas:**
  - fenitoína e levodopa (diminui o efeito destas drogas);
  - neurolépticos e tranquilizantes, antidepressivos (potencializam o efeito do diazepam).
- **Recomendações:** diluir em SF 0,9% ou SG 5 ou 10%. A administração EV deve ser lenta (0,5-1 mL/minuto), pois a administração rápida pode provocar apneia.

Cetamina

A cetamina é um anestésico, antagonista não competitivo do receptor N-metil-D-aspartato (NMDA), que produz efeito sedativo, amnésia e analgesia. É a droga de escolha para sedação em pacientes asmáticos que necessitam de ventilação mecânica, pois diminui o broncoespasmo e a resistência das vias aéreas.

Pode ser administrada isoladamente ou em associação a opioides e benzodiazepínicos, pois diminui o broncoespasmo e a resistência das vias aéreas.

- **Apresentação:**
  - solução injetável – 50 mg/ml-10 mL.
- **Dose:** 2-7 mcg/kg/min (dose máxima: 20 mcg/kg/min) – infusão contínua.
- **Farmacocinética:**
  - **início de ação:** 1 min;
  - **metabolismo:** hepático;
  - **excreção:** renal.
- **Efeitos adversos:** hipertensão, aumento da frequência cardíaca.
- **Contraindicações:** porfiria, hipertensão arterial, antecedentes de acidente vascular cerebral e insuficiência cardíaca grave.
- **Principais Interações medicamentosas:** potencializa o efeito de bloqueadores neuromusculares.
- **Recomendações:** diluir em SF 0,9% ou SG 5%, dose máxima 2 mg/mL.

Dexmedetomidina

A dexmedetomidina é um agonista α_2-adrenérgico seletivo e possui atividade simpaticolítica por diminuição da liberação de noradrenalina nos terminais nervosos simpáticos. Devido a seu efeito sedativo, hipnótico, ansiolítico e anestésico, apresenta ação rápida, porém com a vantagem de não causar depressão respiratória significativa e despertar rápido. Pode ser utilizada para desmame da ventilação mecânica naqueles pacientes que apresentam agitação.

- **Apresentação:**
  - solução injetável – 118 mcg/mL-2 mL.
- **Dose:**
  - *bolus:* 1 mcg/kg em 10-20 min EV;
  - manutenção: 0,2-0,7 mcg/kg/h (dose máxima: 17,8 mcg/kg/dia).
- **Farmacocinética:**
  - **início de ação:** 6 min;

- **metabolismo**: hepático;
- **excreção:** renal (eliminação em 2 horas).
- **Efeitos adversos:** bradicardia e hipotensão.
- **Precauções:** pacientes com bloqueio cardíaco avançado, disfunção ventricular grave, hepatopatas e idosos.
- **Contraindicações:** pacientes com hipertensão arterial.
- **Principais interações medicamentosas:**
  - propofol e midazolam (potencializam o efeito do dexmedetomidina).
- **Recomendações:** diluir cada frasco em 48 mL em SF 0,9%.

Propofol

É um derivado alquifenólico que possui efeito anestésico com propriedades sedativas, anticonvulsivantes, hipnóticas, porém com leve analgesia. Devido a sua lipossolubilidade, é rapidamente distribuído aos tecidos ricamente vascularizados, sua meia-vida é curta, possibilita o uso em sedações de curto prazo, sua atividade é rapidamente revertida após a interrupção.

- **Apresentação:**
  - solução injetável – 10 mg/mL-20 mL.
- **Dose:**
  - *bolus* 0,5 a 3 mg/kg;
  - manutenção: 0,3-4 mg/kg/h.
- Farmacocinética:
  - **início de ação:** 40 segundos;
  - **metabolismo**: hepático;
  - **excreção:** renal (10 minutos após o término da infusão).
- **Efeitos adversos:** depressão cardiovascular, hipertrigliceridemia em infusão prolongada.
- **Precauções:** usar com cautela em pacientes portadores de disfunção miocárdica importante. Seriar triglicérides e enzimas pancreáticas quando em infusão prolongada. Necessário ajuste de dose em idosos.

Etomidato

Etomidato é um hipnótico indicado para indução em anestesia de curta duração e para intubação orotraqueal, porém o uso prolongado é contraindicado devido à redução plasmática de cortisol e aldosterona, resultando no desenvolvimento de insuficiência supra-adrenal.

- **Apresentação:**
  - solução injetável – 2 mg/mL -10 mL.
- **Dose:**
  - *bolus* 0,2 a 0,3 mg/kg;
  - manutenção: 0,3-3 mg/kg/h.
- Farmacocinética:
  - **início de ação:** 10 segundos;
  - **metabolismo**: hepático;-**excreção:** renal (5 minutos após o término da infusão).
- **Efeitos adversos:** discinesia, mioclonias, hipotensão, hiperventilação.

- **Precauções:** usar com cautela em pacientes portadores de disfunção miocárdica importante e insuficiência hepática.
- **Contraindicações:** paciente epiléptico, devido a risco de convulsão.
- **Principais interações medicamentosas:** sedativos podem potencializar os efeitos do etomidato.
- **Recomendações:** solução altamente irritante, evitar a administração em vasos de pequeno calibre.

Haloperidol

O haloperidol é um agente psicótico que pertence à classe das butirofenonas, sendo indicado para o alívio de transtornos psicóticos em pacientes com agitação psicomotora e no delírio; apresenta pequeno efeito sedativo e hipotensor.

- **Apresentação:**
  - solução injetável – 5 mg/mL-1 mL.
- **Dose:**
  - IM: 2,5-5 mg;
  - *bolus*: 2,5 a 5 mg.
- Farmacocinética:
  - **início de ação:** até 45 min;
  - **metabolismo**: hepático;
  - **excreção:** renal.
- **Efeitos adversos**: taquicardia, hipotensão ou hipertensão arterial, laringoespasmo e broncoespasmo, reações extrapiramidais (em idosos) e síndrome neuroléptica maligna.
- **Precauções:** interromper o tratamento de forma gradual pode causar náuseas e vômitos.
- **Principais interações medicamentosas:**
  - venlafaxina, paroxetina, buspirona, fluoxetina, sertralina e prometazina (aumentam a concentração sérica de haloperidol, podendo ocorrer eventos adversos como aumento do intervalo QT);
  - carbamazepina, fenobarbital e rifampicina diminuem a concentração de haloperidol.

Analgesia

Introdução e Indicação

A dor é considerada como o quinto sinal vital, e assim como os demais sinais deve ser monitorado, por isso é fundamental ficar atento à dor e seus sintomas.

Segundo a Associação Internacional para o Estudo da Dor, esta é definida como experiência sensitiva e emocional desagradável decorrente ou descrita em termos de lesões teciduais reais ou potenciais, incluindo a participação de mecanismos relacionados a aspectos discriminativos, fatores emocionais e simbolismo de situações em geral. Dados epidemiológicos demonstram que a maioria dos pacientes que recebem alta da unidade de terapia intensiva relata a dor como recordação desagradável. O desconforto na maioria das vezes é relatado por causa do uso do tubo endotraqueal, da imobilidade, da falta de privacidade e descanso. A dor desencadeia no organismo alterações metabólicas, endócrinas e hemodinâmicas (Quadro 20.3).

A vantagem de uma analgesia eficaz aumenta a tolerância à ventilação mecânica e diminui o uso de sedativos. Permite um desmame ventilatório seguro e uma maior cooperação na fisioterapia respiratória e nos cuidados de enfermagem.

Quadro 20.3. Consequências Desencadeadas pela Dor

Aumento da tensão muscular → hipóxia tecidual
Aumento da complacência pulmonar
Aumento do catabolismo proteico
Hiperglicemia
Retenção de água e sódio
Vasoconstrição e taquicardia
Diminuição da resposta imunológica
Fenômeno tromboembólico
Maior consumo de oxigênio pelo miocárdio, com aumento do risco de eventos isquêmicos
Redução da capacidade respiratória

Avaliação da Dor

O grande desafio para avaliar a dor inicia-se na sua mensuração, já que a dor é subjetiva e individual. A avaliação dor/sofrimento é sempre necessária não só para a escolha do medicamento, mas para quantificar a percepção do paciente sobre sua própria dor, que irá conduzir ao tratamento adequado, de acordo com as informações dadas à equipe multiprofissional.

Para o paciente crítico em ventilação mecânica, devem ser avaliadas a dor e a sedação para otimizar a dose de medicamentos. Isso reduz o tempo de necessidade de ventiladores e permanência em UTI. A escolha da escala de avaliação de dor fica a critério da instituição.

Dentre as escalas que auxiliam a detectar a dor, em paciente que se comunica verbalmente, é possível utilizar a escala numérica-verbal. Neste instrumento os pacientes avaliam a sua dor em uma escala de 0-10, sendo o número 0 representando "sem dor", de 1 a 3 "dor fraca", de 4 a 6 "dor moderada", de 7 a 9 "dor forte" e 10 indicando "dor insuportável". Estas medidas são utilizadas para a avaliação dos níveis de intensidade de dor na consulta inicial e durante todo o processo de tratamento (Figura 20.1).

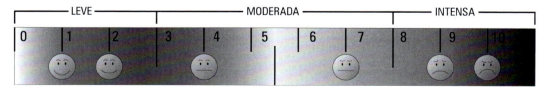

■ **Figura 20.1** – Escala visual-analógica para avaliação da dor.

A dor pode ser provocada e também detectada por sintomas simpáticos, como taquicardia e aumento da pressão arterial. No entanto, essas alterações têm pouca especificidade na UTI e podem ser causadas por vasopressores, bloqueadores beta-adrenérgicos, antiarrítmicos, sedativos e condições patológicas (sepse, choque, hipoxemia e medo).

Quando o paciente é incapaz de se comunicar, devem-se utilizar outros métodos como, por exemplo, a escala comportamental (*Behavioural Pain Scale* – BPS) com escores de 3 a 12, através da observação da expressão facial, de movimentos do corpo, de tensão muscular e sincronia com o ventilador (Quadro 20.4). A BPS, de fácil aplicação, é usada para avaliar a dor de paciente sedado ou em ventilação mecânica (se o escore for ≥ 6 considera-se inaceitável).

Quadro 20.4. Escala de Behavioural Pain Scale (BPS)

Expressão facial:
- Relaxada: 1
- Parcialmente tensa: 2
- Totalmente tensa: 3
- Fazendo caretas: 4

Movimentos dos membros superiores:
- Relaxados: 1
- Parcialmente flexionados: 2
- Totalmente flexionados: 3
- Totalmente contraídos: 4

Ventilação mecânica:
- Tolerando movimentos: 1
- Tossindo, mas tolerando durante a maior parte do tempo: 2
- Lutando contra o ventilador: 3
- Impossibilidade de controle do ventilador: 4

Medicamentos Utilizados em Analgesia

Analgésicos

Dipirona Sódica

A dipirona sódica pertence à classe dos anti-inflamatórios não hormonais, age inibindo a síntese das PGE$_2$ e possui ação analgésica e antipirética.

- Apresentação:
  - **solução injetável**: 500 mg/mL;
  - **solução oral:** 500 mg/mL;
  - **comprimidos:** 500 mg.
- **Contraindicações:** discrasias sanguíneas, alergia ao fármaco e supressão medular.
- **Precauções:** pacientes cardiopatas, hipertensão arterial sistêmica, porfiria, insuficiências hepática e renal.
- Dose:
  - **via oral:** 0,5-1 g a cada 4-6 horas;
  - **endovenosa/subcutânea/intramuscular:** 0,5-1 g a cada 6 horas.

- Farmacocinética:
  - **início de ação:** 30-60 minutos;
  - **pico:** 4-6 horas;
  - **metabolismo:** intestinal e hepático;
  - **eliminação:** renal.
- **Efeitos adversos:** hipotensão, *rash* cutâneo, necrólise epidérmica, porfiria intermitente aguda, náuseas, vômitos, agranulocitose, hepatite, pneumonite, insuficiência renal aguda/nefrite intersticial e vasculite.
- **Principais interações medicamentosas:** ciclosporina (diminui nível sérico), metotrexato (aumento do efeito tóxico).
- **Recomendações:** diluir em SF 0,9% ou AD.

Opioides

Paracetamol/Codeína

A codeína é um analgésico opioide e antitussígeno, que age nos receptores, μ-opiáceos e κ, que medeiam a analgesia, a miose e a sedação. O paracetamol é um analgésico não salicilato de ação central. A associação desses fármacos promove analgesia para dor de grau moderado a intenso.

- Apresentação:
  - comprimidos: 7,5 mg, indicados para dores de intensidade leve;
  - comprimidos: 30 mg, indicados para dores de grau moderado a intenso.
- Farmacocinética:
  - **concentração sérica de pico:** 2 horas;
  - **metabolismo:** hepático;
  - **excreção:** renal.
- Posologia:
  - via oral: 7,5 mg – 1 comp. a cada 4 h (não ultrapassar 8 comp./dia)
  - via oral: 30 mg – 1 comp. a cada 4 h (não ultrapassar 8 comp./dia).
- **Efeitos adversos:** depressão respiratória, sonolência progressiva, bradicardia e hipotensão.
- **Principais interações medicamentosas:** medicamentos que contenham paracetamol (devido à toxicidade ao fígado) e outros depressores do sistema nervoso central, como: tranquilizantes, sedativos e hipnóticos (devido à codeína).

Tramadol

O tramadol é um potente analgésico opioide de ação central, eficaz para tratar dor moderada a severa, e conhecido por causar menos eventos adversos em comparação com os demais opioides.

- Farmacocinética:
  - **concentração sérica de pico**: 2 horas;
  - **metabolismo**: hepático;
  - **excreção**: renal (90%).
- Apresentação:
  - comprimidos: 50 e 100 mg;

- injetável: 50 mg/mL;
- solução: 100 mg/mL;
- supositório: 100 mg.
- Posologia:
  - via oral : 50-500 mg/dia;
  - EV: 100-400 mg/dia (diluída).
- **Efeitos colaterais:** taquicardia, diaforese, náuseas, vômitos, constipação.
- **Principais interações medicamentosas:** antidepressivos tricíclicos, neurolépticos, varfarina, opioides, carbamazepina e inibidores da MAO.

Morfina

É um agonista exógeno dos receptores opioides com efeitos centrais e periféricos em nível cardiovascular e na musculatura lisa, sendo mais eficaz em aliviar a dor intensa e contínua, aguda ou , de grau moderado . Em caso de depressão respiratória utilizar o antagonista naloxona.

- Apresentação:
  - solução injetável: 10 mg/mL;
  - cápsula de liberação prolongada: 60 mg;
  - comprimido: 30 mg;
  - solução oral: 2 mg/mL.
- Doses:
  - via oral: 10-60 mg a cada 3 a 4 horas;
  - subcutânea ou intramuscular: 10 mg a cada 2 ou 4 horas;
  - endovenosa: 2,5-10 mg a cada 4 horas;
  - infusão contínua endovenosa: 0,8-10 mg/hora.
- **Farmacocinética:**
  - início de ação:
    - intravenosa: cerca de 3 minutos;
    - intramuscular: 10 a 30 minutos;
    - oral: 30 minutos.
  - **Excreção**: renal e hepática.
- **Efeitos adversos:** bradicardia (vagal), hipotensão ortostática, depressão respiratória, liberação de histamina (prurido e coceira), retenção urinária, náuseas e vômitos, astenia, tontura, sonolência, miose, ambliopia, confusão, alucinação, choque, síncope, anafilaxia, depressão respiratória e constipação.
- **Principais interações medicamentosas:** depressores do SNC (sedativos, hipnóticos, anestésicos) relaxantes musculares, analgésicos opioides, inibidores da MAO, diuréticos, rifampicina, metoclopramida e antidepressivos tricíclicos.
- **Recomendações:** diluição SF 0,9% ou AD.
- **Precauções:** reduzir a dose em pacientes idosos e debilitados, uso crônico leva a dependência física e psíquica, cautela em pacientes com asma ou reserva respiratória diminuída, insuficiência adrenocortical, doença ou cirurgia do trato biliar ou pancreatite, hipotireoidismo, doenças convulsivas, choque, doença intestinal obstrutiva ou inflamatória, miastenia grave, insuficiência renal ou hepática.

Fentanil

É um analgésico opioide potente, que interage predominantemente com o receptor sintético μ-opiáceo. Pode ser usado como analgésico isolado ou complementar a sedação. Possui início de ação rápido. Quando administrado por tempo prolongado resulta em acúmulo em compartimentos periféricos e tecido adiposo e pode desenvolver tolerância.

- **Apresentação:**
    - ampolas de 2, 5, 10 mL (50 mcg/mL).
- **Posologia:**
    - EV: 25-100 mcg (dose única);
    - infusão contínua EV: 0,5-5 mg/kg/mL.
- **Efeitos adversos:** bradicardia vagal, miose, hipotensão, rigidez muscular, depressão respiratória, náuseas, vômitos, retenção urinária, prurido e desenvolvimento de tolerância.
- **Precauções:** efeito prolongado na cirrose hepática.
- **Cautela:** DPOC, insuficiências hepática e renal.
- **Farmacocinética:**
    - início da ação:
    - **EV:** menos que 1 minuto;
    - **excreção:** renal e hepática.
- **Efeitos colaterais:** edema periférico, prurido, rubor, sudorese, dor abdominal.
- **Efeitos adversos:** bradicardia (vagal), hipotensão ortostática, depressão respiratória, liberação de histamina (prurido e coceira), retenção urinária,

Dexmedetomina

Na Tabela 20.3 estão classificados os analgésicos de acordo com a indicação/classificação da dor, via de administração, dose e eventos adversos.

Tabela 20.3. Classificação dos Analgésicos

Analgésicos

Fármaco	Indicação	Via de Administração e Dose	Eventos Adversos
Morfina	Classificação da Dor Dor crônica e aguda intensa	Oral: 10-60 mg-3 a 4 h EV: 2,5-10 mg a cada 4 h(bolus) Infusão contínua: 0,8-10 mg/h Subcutânea/IM: 10 mg a cada 2 ou 4 h	Bradicardia (vagal), constipação Hipotensão ortostática Depressão respiratória Prurido e coceira, náuseas Vômitos, tontura, sonolência
Fentanil	Dor aguda Analgesia associada a sedação	Endovenosa: 25-100 mcg (bolus) Infusão contínua: 0,5-5 mg/kg/h	Bradicardia (vagal), miose Prurido e coceira, náuseas, hipotensão, depressão respiratória
Tramadol	Dor moderada a severa	Oral: 50-500 mg/dia EV: 100-400 mg/dia	Taquicardia, diaforese Náuseas, vômitos

Continua...

Tabela 20.3. Classificação dos Analgésicos (continuação)

Analgésicos

Fármaco	Indicação	Via de	Eventos
Codeína/ Paracetamol	Dores de intensidade leve	Oral: 7,5 mg de 4/4 h	Depressão respiratória Sonolência progressiva Bradicardia e hipotensão
	Dores de grau moderado a intenso	Oral: 30 mg de 4/4 h	
Dipirona	Dor leve a moderada	Oral: 0,5 g-1 g a cada 4-6 h E.V: 0,5 g-1 g a cada 4-6 h	Rash cutâneo, hipotensão, náuseas e vômitos

Bloqueadores Neuromusculares

Os bloqueadores neuromusculares (BNM) são indicados quando há necessidade de intubação traqueal, assincronia com a ventilação mecânica (mesmo com sedação efetiva), hipercapnia, hipertensão intracraniana e realização de procedimentos. Devem ser empregados preferencialmente em *bolus* a critério médico, devido a seu potencial taquicardizante, porém em algumas situações clínicas é necessária a infusão contínua.

Pancurônio

Relaxante muscular não despolarizante de longa ação, mais utilizado em UTI, age na junção neuromuscular e está indicado para facilitar o controle de pacientes com sedação submetida à ventilação mecânica.

- Apresentação:
  - Ampolas de 2 mL (4 mg/mL).
- Posologia:
  - EV: 0,04-0,1 mg/kg.
- **Farmacocinética:**
  - início da ação:
  - **EV:** cerca de 3 minutos;
  - **metabolização:** hepática;
  - **excreção:** renal.
- **Precauções:** induz a taquicardia e hipertensão.
- **Contraindicado:** miastenia grave.
- **Cautela:** insuficiência renal, acidose, hipocalemia, pacientes em uso de aminoglicosídeos e hiperatividade brônquica.
- **Efeitos adversos:** extensão da ação farmacológica resultando em apneia ou insuficiência respiratória, cardiovascular: aumento de pulso, irritação na pele.
- **Principais interações medicamentosas:** succinilcolina.

Atracúrio

Atracúrio é um curare de duração intermediária e está indicado para intubação endotraqueal. Propicia o relaxamento da musculatura esquelética ou ventilação mecânica

controlada, por ser utilizado de forma intermitente ou em infusão contínua. Deve ser administrado apenas em pacientes com sedação contínua.
- **Apresentação:**
  - ampolas de 2,5-5 mL (10 mg/mL).
- **Posologia:**
  - dose individual: 0,3-0,6 mg/kg (age por 90 segundos);
  - EV: 0,3 mg-0,6 mg/kg/h.
- **Farmacocinética:**
  - início da ação: 3-5 min (duração: 15-30 min);
  - EV – cerca de 3 minutos.
- **Contraindicado**: miastenia grave.
- **Cautela:** pacientes suscetíveis a potencial de liberação de histamina.
- **Efeitos adversos:** extensão da ação farmacológica resultando em apneia ou insuficiência respiratória, cardiovascular: aumento de pulso, irritação na pele.
- **Principais interações medicamentosas:** aminoglicosídeos, polimixina B, clindamicina, bloqueadores de canais de cálcio, diuréticos tiazídicos, acetazolamida, cetamina, sais de lítio, fenitoína e esteroides.

Rocurônio

O rocurônio é um relaxante neuromuscular não despolarizante, tem ação intermediária, é utilizado juntamente com anestesia para facilitar os procedimentos como intubação orotraqueal e intervenções cirúrgicas.
- **Apresentação:**
  - ampolas de 10 mL (10 mg/mL).
- **Posologia:**
  - dose individual: 0,3-0,6 mg/kg (age por 90 segundos);
  - EV: 0,3 mg-0,6 mg/kg/h.
- **Farmacocinética:**
  - início da ação: 3-5 min (duração: 15-30 min);
  - EV: cerca de 3 minutos.
- **Contraindicado**: miastenia grave.
- **Cautela:** insuficiência renal, doença cardíaca, insuficiência hepática, doenças que afetam nervos e músculos, hipocalemia, hipomagnesemia, hipocalcemia.
- **Efeitos adversos:** taquicardia, hipotensão, prolongamento do efeito neuromuscular.
- **Principais interações medicamentosas:** betabloqueadores, bloqueadores de canais de cálcio, quinidina, lidocaína, fenitoína e diuréticos.

Succinilcolina

A succinilcolina é um bloqueador neuromuscular despolarizante seletivo, utilizada como adjuvante na sedação, para intubação traqueal, principalmente quando o tônus muscular da mandíbula impede a laringoscopia.
- **Apresentação:**
  - ampolas de 10 mL (10 mg/mL).
- **Posologia:**
  - dose individual: 0,3-1,1 mg/kg.

- **Farmacocinética:**
  - início da ação: 1 min (duração: 5 min).
- **Contraindicado:** pacientes portadores de miopatias musculoesqueléticas, queimaduras graves, traumatismo múltiplo.
- **Cautela:** insuficiência renal, doença cardíaca, insuficiência hepática, doenças que afetam nervos e músculos, hipocalemia, hipomagnesemia, hipocalcemia.
- **Efeitos adversos**: depressão respiratória, bradicardia, taquicardia, hipotensão, ou hipertensão, prolongamento do efeito neuromuscular, parada cardíaca.
- **Principais interações medicamentosas:** oxitocina, quinidina, betabloqueador, lidocaína, sais de lítio, cloroquina, terbutalina e metoclopramida.

Bibliografia Consultada

- Bagatini A, Gomes RC, Masella ZM, Rezer G. Dexmedetomidina: farmacologia e uso clínico. Revista Brasileira Anestesiologia. 2002;52(5): 606-607.
- Bittencourt VGA, Dantas PM, Neves SCBF et al. Condutas de Limitações Terapêuticas em Pacientes Internados em Unidade de Terapia Intensiva. Revista Brasileira de Terapia Intensiva. 2007;19;137-143.
- Caiuby SVA, Andreoli ABP, Andreoli BS. Transtorno de estresse pós-traumático em pacientes de unidade de terapia intensiva. Revista Brasileira de Terapia Intensiva. 2010;22:77-84.
- Dias TA, Matta OP, Nunes AW. Índices de Gravidade em Unidade de Terapia Intensiva Adulto: Avaliação Clínica e Trabalho da Enfermagem. Revista Brasileira de Terapia Intensiva. 2006;18(3):276-281.
- Goldwasser R, Farias A, Freitas EE, Saddy F, Amado V, Okamoto. Desmame e interrupção da ventilação mecânica. 2007;33(2):52-62.
- Laurence LB, Chabner AB, Knollman N. As Bases Farmacológicas de Terapêutica de Goodman e Gilman. 12° ed. Porto Alegre: Editora Artmed: ANO. p. 154-163, 179-183.
- Micromedex. http://www.micromedexsolutions.com/micromedex. Acessado em 02/07/2016.
- Moritz DR, Souza LR, Machado OF. Avaliação de um Algoritmo para a Adequação da Sedoanalgesia de Pacientes Internados em UTI e Submetidos à Ventilação Mecânica. Revista Brasileira de Terapia Intensiva. 2005;17 (4):265-269.
- Nazawa E, Matsumoto EM, Feltrim ZIM, Carmona CJM. Avaliação de Fatores que Influenciam no Desmame de Pacientes em Ventilação Mecânica Prolongada após Cirurgia Cardíaca. Arquivo Brasileiro Cardiologia. 2003;80(3):301-305.
- Reis F, Afonso J. Dexmedetomidina: Papel Atual em Anestesia e Cuidados Intensivos. Revista Brasileira Anestesiologia. 201262:118-133.
- Sasseron BA, Figueiredo CL, Trova K et al. A dor interfere na função respiratória após cirurgias cardíacas. Revista Brasileira Circulação Cardiovascular. 200924(4):139-146.
- Shinotsuka RC, Salluh FIJ. Percepção e práticas sobre: delirium, sedação e analgesia em pacientes críticos: uma revisão narrativa. Revista Brasileira de Terapia Intensiva. 201325(2):155-161.
- Up to Date. http://www.uptodate.com/pt/home. Acessado em: 07/07/2016.

capítulo 21

Desmame da Ventilação Mecânica

- José Carlos Viana
- Laisa da Paz Gonçalves

■ Definição de Ventilação Mecânica e Desmame

A ventilação mecânica (VM) ou suporte ventilatório tem por finalidade substituir total ou parcialmente a ventilação espontânea e está indicada na insuficiência respiratória aguda ou crônica agudizada em pacientes críticos de patologias diversas, tornando-se um instrumento vital nas unidades de terapias intensivas, contribuindo para a sobrevida dos pacientes. A VM propicia a melhora das trocas gasosas e diminuição do trabalho respiratório, podendo ser utilizada de forma invasiva ou não, respectivamente com tubo endotraqueal ou cânula de traqueostomia e através de uma interface externa, geralmente por uma máscara facial ou nasal.

No entanto, a VM prolongada está diretamente associada a complicações, tais como: pneumonias, disfunção diafragmática, polineuropatia do doente crítico entre outras, sendo que a extubação/desintubação precoce segundo sugerido em estudos, pode reduzir o tempo de permanência na UTI. O ato de retirar um paciente da ventilação mecânica pode ser mais complexo do que propriamente mantê-lo sob a ventilação artificial, pois cerca de 40% do tempo total de ventilação são voltados ao processo de desintubação.

O desmame ventilatório é um conjunto de manobras e técnicas que permitem viabilizar a retirada do paciente da dependência do ventilador mecânico, caracterizada pela transição entre a ventilação mecânica e a espontânea. Este desmame só será efetivo se o objetivo proposto for atingido, ou seja, se o paciente permanecer mais que 48 horas sob ventilação espontânea, caso contrário retornará à ventilação artificial.

■ Estratégias para Retirada da Ventilação

Inicialmente, para falarmos em extubação/desintubação é necessário estabelecer critérios de elegibilidade para que isto ocorra de maneira segura. A extubação pode ser feita de maneira abrupta (técnica utilizada quando o paciente é submetido a curtos períodos de ventilação, como em pós-operatórios, e que logo após o despertar é extubado) ou após passar satisfatoriamente pela realização de testes/triagens específicos, como se segue no Quadro 21.1:

Quadro 21.1. Direcionadores Preditivos para Início de Desmame da VM

Resolução do evento que motivou a VM
Estabilidade hemodinâmica
Nível de consciência preservado
Troca de gases satisfatória
Eletrólitos inalterados
Ausência de sepse ou estado gerador de hipertermia
Não haver programado nova IOT para realização de procedimentos cirúrgicos/diagnósticos
Estado nutricional satisfatório

■ Técnicas de Desmame

Após a confirmação da possibilidade de retirada da VM deve ser dado início ao processo de desmame ventilatório e realizar o teste de respiração espontânea (TRE). Existem diversos métodos disponíveis, sendo os mais utilizados:

- Desmame com tubo "T"
  - Coloca-se o paciente em respiração espontânea através da conexão de um tubo com formato de "T" entre a cânula endotraqueal e uma fonte de oxigênio, sendo que a terceira via do "T" deverá ficar livre para expiração, não podendo ser ocluída.
- Desmame com a utilização de pressão positiva contínua na via aérea (CPAP)
  - Coloca-se o paciente na modalidade ventilatória CPAP, onde ocorre uma oferta contínua de fluxo e pressão em todo o ciclo ventilatório.
- Desmame com ventilação
  - Coloca-se o paciente em ventilação mandatória intermitente (IMV) ou ventilação mandatória intermitente sincronizada (SIMV).
- Desmame com ventilação por suporte pressórico
  - Coloca-se o paciente em pressão de suporte ventilatória (PSV), ou seja, o ventilador é ajustado com parâmetros ventilatórios bem próximos aos valores fisiológicos (5 a 7 cmH$_2$O).

O tempo do teste de respiração espontânea (TRE) varia de 30 a 120 minutos, passado este tempo e havendo êxito a extubação pode ser realizada. No entanto, se no decorrer do tempo de treino houver instabilidades clínicas (Quadro 21.2), a interrupção do teste é indicada e seu reinício somente deverá ocorrer após 24 horas.

■ Assistência de Enfermagem no Desmame da Ventilação Mecânica

No intuito de promover uma abordagem holística, deve-se levar em consideração que o paciente crítico requer cuidados especializados da equipe de enfermagem, esta que atua de forma significativa permanecendo à beira do leito para possibilitar um processo seguro no desmame ventilatório.

Quadro 21.2. Direcionadores Preditivos para Interrupção do Desmame da VM
Frequência respiratória > 35 rpm
Frequência cardíaca > 140 bpm
Pressão arterial sistólica > 180 mmHg ou < 90 mmHg
Saturação de O_2 < 90%
Uso excessivo de musculatura acessória
Instabilidade hemodinâmica
Alterações do nível de consciência (agitação, rebaixamento, ansiedade, diaforese, Escala de coma de Glasgow (ECG) < 8)
Ralação PaO_2/FiO_2 < 200 mmHg
Parada respiratória

Neste momento, a atenção da equipe deve estar voltada à identificação precoce dos direcionadores preditivos para início ou interrupção da terapia, como citado anteriormente nos Quadros 21.1 e 21.2.

A eficácia dos cuidados de enfermagem compartilhada aos cuidados da equipe multiprofissional promove uma execução mais segura do processo. Sendo assim, uma equipe de enfermagem bem treinada pode contribuir significativamente com a recuperação do estado geral do paciente a ser extubado, como visto na Tabela 21.1.

Tabela 21.1. Principais Ações de Enfermagem na Assistência ao Desmame Ventilatório	
Avaliar nível de consciência	Garantir ECG > 8, colaboração do paciente aos comandos verbais e evitar extubação acidental
Avaliar nível do padrão respiratório	Garantir eupneia, manter saturação de oxigênio maior que 90% (exceto paciente com DPOC)
Avaliar padrão cardiovascular	Garantir normotensão, normocardia, preenchimento capilar < 2 segundos
Avaliar nível de atividade e estado nutricional	Garantir que o paciente possua energia suficiente para exercer a atividade de ventilação espontânea (pacientes extremamente agitados possuem um alto consumo energético)
Avaliar gasometria arterial e dinâmica da ventilação	Garantir trocas gasosas adequadas (PaO_2 > 60 mmHg, FIO_2 < 0,4, PEEP < 5 a 8 cmH_2O, Pimáx < 30 cmH_2O, relação PaO_2/FiO_2 > 200
Avaliar posicionamento no leito	Garantir melhor complacência pulmonar (isso ocorre em posição de Fowler ou semi-Fowler)
Avaliar necessidade de aspiração endotraqueal	Garantir perviedade da via aérea e cavidade oral (diminuindo o risco de broncoaspiração)

Desmame Ventilatório à Extubação

Quando o proposto é atingido, o que se deve realizar é a extubação, e esta somente poderá ser realizada por profissional apto, na presença de outro qualificado para reintubar o paciente em caráter de emergência, e devemos sempre nos lembrar de deixar próximo ao leito material para uma possível reintubação.

Concomitantemente ao processo de extubação, a equipe médica pode optar pela utilização de agentes farmacológicos, como o uso de corticoides, para pacientes com alto risco de estridor laríngeo e edema laríngeo, segundo avaliado pelo teste de permeabilidade (*cuff leak test*).

Antes da realização do procedimento de extubação, alguns itens de segurança devem ser avaliados e checados:

- ter passado pelos critérios de indicação ou contraindicação;
- estar em jejum de 4-6 horas;
- manter o material para possível reintubação próximo ao leito.

Estando os itens de segurança mantidos e checados, pode ser dado início ao procedimento assistido pela equipe de enfermagem, como descrito na Tabela 21.2.

Finalizada a extubação necessita-se de um jejum de 6 horas para garantir que não haja broncoaspiração devida a alterações do reflexo de deglutição.

Tabela 21.2. Intervenções de Enfermagem na Extubação

Intervenção de Enfermagem	Fundamentação Científica
Lavar as mãos e paramentar-se com EPIs	Evitar infecção
Explicar o procedimento aos familiares e ao paciente	Diminuir ansiedade, apreensão e desconforto pelo procedimento
Preparar material de intubação	Risco de insuficiência respiratória pós-extubação
Monitorar rigorosamente sinais vitais	Risco de não tolerar desmame e evoluir com hipóxia e PCR
Preparar material para oxigenoterapia	Manter $SatO_2 > 90\%$
Manter bolsa-valva-máscara conectadas ao O_2	Em caso de ventilação de urgência
Realizar ausculta pulmonar	Avaliar sistema respiratório
Aspirar cavidade oral e TOT	Diminuir risco de broncoaspiração
Soltar fixação do tubo traqueal	Remover tubo traqueal
Desinsuflar o *cuff* totalmente	Evitar lesão de traqueia
Remover rapidamente o tubo	Evitar que secreções escoem ao desinsuflar o *cuff*
Aspirar cavidade oral após retirada do TOT	Auxiliar na retirada de secreções
Instalar oxigenoterapia	Ofertar O_2 suplementar até restauração do padrão respiratório
Realizar ausculta pulmonar	Avaliar sistema respiratório
Aferir sinais vitais	Procurar alterações hemodinâmicas causadas pelo processo de extubação
Monitorar sinais vitais	Risco de não tolerar desmame e evoluir com hipóxia, insuficiência respiratória e PCR
Lavar as mãos	Evitar infecção
Anotar em prontuários registros pertinentes ao procedimento: horário, padrão respiratório, O_2, suporte de sinais vitais, nível de consciência	Registro legal do procedimento

Desmame da Ventilação Mecânica

Bibliografia Consultada

- Brunner e Suddarth. Tratado de enfermagem médico-cirúrgico. Suzanne C. Smeltzer et al. (eds.). Revisão técnica: Isabel Cristina Fonseca da Cruz, Ivone Evangelista Cabral; tradução: Fernando Diniz Mundim, José Eduardo Ferreira de Figueiredo. Rio de Janeiro: Guanabara Koogan; 2008.
- Diretrizes Brasileiras de Ventilação Mecânica. Realização: Associação de Medicina Intensiva Brasileira (AMIB) – Comitê de Ventilação Mecânica e Sociedade Brasileira de Pneumologia e Tisiologia (SBPT) – Comissão de Terapia Intensiva da SBPT, 2013.
- Mendes NT, Tallo FS, Guimarães HPF. Guia de Ventilação Mecânica para Enfermagem. 1ª ed. São Paulo: Editora Atheneu; 2012. p. 101-105.
- Menezes GD, Carvalho MS, Gois A. Cuidados de enfermagem no desmame da ventilação mecânica invasiva. Cadernos de Graduação. Ciências Biológicas e da Saúde. out. 2013;17:PÁGINAS..
- Nemer SN, Barbas CS. Predictive parameters for weaning from mechanical ventilation. J Bras Pneumol. 2011;37(5):669-79.
- Oliveira LCR, José A, Dias ECP, Ruggero C, Molinari CV, Chiavone PA. Padronização do Desmame da Ventilação Mecânica em Unidade de Terapia Intensiva: Resultados após Um Ano. Revista Brasileira de Terapia Intensiva. 2006;18(2):132. Disponível em: <http://www.scielo.br/pdf/rbti/v18n2/a05v18n2.pdf>. Acessado em: 11 jul. 2016.
- Rodrigues MM, Júnior JFF, Benassule E, Chiavegato LD, Cavalheiro LV, Beppu OS. Variações na mensuração dos parâmetros de desmame da ventilação mecânica em hospitais da cidade de São Paulo. Revista Brasileira de Terapia Intensiva. 2005;17(1):28-32. Disponível em: ttp://rbti.org.br/rbti/download/artigo_2010617172932.pdf>. Acessado em: 11 jul. 2016.
- Goldwasser R, Farias A, Freitas EE, Saddy F, Amado V, Okamoto V. Desmame e interrupção da ventilação mecânica, Jornal Brasileiro de Pneumologia. 2007;33:128. Disponível em: <http://www.scielo.br/pdf/jbpneu/ v33s2/a08v33s2.pdf >. Acessado em: 11 jul. 2016.

Transporte Intra e Extra-hospitalar do Paciente em Ventilação Mecânica

• Bárbara Kelly Thomaz Drancha

Atualmente, a medicina tem como objetivos assegurar ao paciente melhores condições assistencial, diagnóstica e terapêutica. Devido a isso, as estruturas médico-hospitalares sofreram uma reorganização no sentido de promover autossuficiência e especialização. Com isso, em vez de os recursos irem até o paciente, o paciente é deslocado até os locais necessários, independente de sua gravidade. Surge então a "medicina de transporte", com a filosofia de que o tratamento deve ser indicado, planejado e executado minimizando o máximo possível os riscos para o transportado.

Define-se transporte intra-hospitalar como a transferência temporária ou definitiva de pacientes por profissionais de saúde dentro do ambiente hospitalar. Define-se transporte inter-hospitalar como a transferência de pacientes entre unidades de diagnóstico, terapêutica ou outras unidades de saúde que funcionem como bases de estabilização para pacientes graves ou como serviços de menor complexidade, de caráter público ou privado.

■ Transporte Intra-hospitalar

O transporte de pacientes graves consistir em um período de instabilidade e grandes riscos para os mesmos, sobretudo com relação à hemodinâmica e ventilação. Devem-se pesar os riscos potenciais e os benefícios.

Procedimentos mais simples à beira do leito devem ser considerados antes de transportar o paciente para outro setor, onde não há o mesmo controle e capacidade de monitoração, porém, apesar de toda sofisticação das unidades de terapia intensiva (UTIs), nem todos os cuidados necessários ao paciente e nem todos os exames podem ser oferecidos à beira do leito. A duração do transporte pode ser prolongada, ficando o paciente fora do ambiente de cuidados intensivos, sendo este um período de potenciais complicações.

Ao se decidir pelo transporte do paciente grave, devem ser avaliados os possíveis benefícios e, em contraposição, os riscos a que esse paciente será submetido. Se o procedimento ou o teste diagnóstico não alterar a condução do caso ou prognóstico, o transporte deve ser questionado e possivelmente cancelado. Por tudo isso, torna-se imprescindível um bom planejamento, uma equipe treinada e o uso de equipamentos confiáveis no transporte intra-hospitalar.

A avaliação inicial do paciente em insuficiência respiratória que vai ser transferido deve ser centrada no controle de vias aéreas. Inicialmente, deve-se rever a permeabilidade, posição correta dos tubos traqueais e cânulas de traqueostomia e se o balonete está suficientemente insuflado, bem como se há obstrução do tubo. A ventilação mecânica consiste em proporcionar suporte total ou parcial ao paciente incapaz de respirar em ar ambiente, seja por doenças pulmonares ou não.

A ventilação mecânica consiste em proporcionar suporte total ou parcial ao paciente incapaz de respirar espontaneamente, seja por doenças pulmonares ou não. Os ventiladores de transporte atuais são capazes de realizar modos de ventilação variados, dar frações inspiradas de oxigênio (FiO_2) de 21 a 100%, frequência respiratória, pressão positiva no final da expiração (PEEP) e umidificação das vias aéreas. Existem inúmeros tipos de ventiladores, porém há características mínimas de segurança e características ideais para cada um deles (Quadro 22.1).

Quadro 22.1. Características de Ventiladores de Transporte

Características mínimas
Controle independente de volume corrente e frequência respiratória
Modos assistido-controlado e/ou ventilação necessária intermitente
Modo controlado a volume
Monitorar pressões em vias aéreas
Válvula de demanda
Alarme de desconexão
Controle de PEEP
Oferecer FiO_2 de mistura e 100% (para neonatal 21 a 100%)
Apresentar manômetro de pressão
Funcionar no modo bateria e sem ar comprimido

Características ideais
Controle de frequência respiratória, volume corrente, pressão inspiratória
Modos: assistido-controlado, SIMV, suporte de pressão e CPAP
Ter baixo consumo de oxigênio
Alarmes para desconexão, pressões altas, apneia e ventilação backup
Prover PEEP de 3 a 15 cmH_2O
Peso leve (até 8 kg)
Visor de monitoração de VC, VM, FR, pressões
Ter filtros inspiratórios e expiratórios (higroscópicos)

Durante o transporte de pacientes submetidos à ventilação invasiva, alterações cardiorrespiratórias são frequentes, segundo a literatura, em mais de 60% dos casos, são elas: alterações na frequência cardíaca, respiratória, pressão arterial, pH e $PaCO_2$. Eventos adversos (EAs) ocorrem em cerca de 70% dos transportes realizados, como falha de equipamentos (monitor e bomba de infusão sem bateria, cilindro de O_2 vazio, oxímetro não funcionante, bomba de infusão alarmando frequentemente) e falha de equipe (acesso venoso e sondas tracionadas, comunicação deficiente com o setor de exame) e falhas relacionadas diretamente ao paciente (instabilidade hemodinâmica e respiratória).

O ideal seria que todos os transportes fossem realizados por profissionais treinados, principalmente médicos especializados em terapia intensiva e capacitados em suporte avançado de vida. Também seria ideal se o paciente continuasse com uma monitoração adequada de seus sinais vitais, através do uso de monitor eletrocardiográfico, monitor de pressão, oxímetro de pulso, etc. Além disso, equipamentos para eventuais intercorrências, como um desfibrilador, deveriam fazer parte da rotina do transporte.

A literatura relata que a maioria das enfermeiras tem conhecimento sobre o transporte, porém necessitam de treinamento mais específico para atuar de forma mais segura, bem como devem considerar a importância do registro em prontuário das condições do paciente antes e após o transporte para garantir um respaldo legal do profissional e a segurança do paciente. O transporte intra-hospitalar do paciente em ventilação mecânica constitui-se de três fases: preparo, trânsito e período no destino e chegada à UTI.

Preparo

- analisar alterações que o procedimento ou exame trarão para o manuseio do paciente;
- rever o acesso às vias aéreas, oxigenação, acesso venoso, sinais vitais e a necessidade do uso de drogas vasoativas e/ou sedativas.
- avaliar intervenção capaz de proporcionar um transporte seguro, no caso de um paciente agitado, se o mesmo será sedado;
- mínimo de três pessoas – enfermeiro ou técnico de enfermagem, médico e fisioterapeuta;
- equipamentos e acessórios – maca de transporte com suporte para bombas de infusão e cilindro de oxigênio, máscara e bolsa com reservatório de O_2, cilindro de O_2, ventilador de transporte, estetoscópio, monitor de eletrocardiograma e PA invasiva (ou não invasiva), oxímetro de pulso, desfibrilador, medicações para reanimação cardiorrespiratória, drogas vasoativas, sedativos e antídotos, furosemida, glicose hipertônica, água destilada para infusão, soluções cristaloides e transporte para facilitar a transferência do paciente de uma maca para outra;
- se o paciente possuir dreno torácico em selo d'água: fechá-lo quando não estiver em posição inferior à do paciente;
- entrar em contato com elevador para evitar atrasos durante o trânsito;
- Entrar em contato com o setor de destino para certificar-se que o mesmo esteja preparado para receber o paciente;
- registrar em prontuário o motivo do transporte, setor de destino e condições do paciente pré-transporte.

Trânsito e Período no Destino:

- evitar atrasos durante o transporte;
- seguir o caminho mais curto;
- monitorar continuamente sinais vitais através dos alarmes e o correto funcionamento dos equipamentos.

Chegada na UTI

- estabilizar o paciente, verificando os sinais vitais, reconectando-o ao monitor da UTI, reacoplar ao ventilador;
- prevenir complicações que podem acontecer até 4 horas após o transporte.

Dentre as intervenções possíveis para a prevenção de incidentes e EAs, o *checklist* tem sido um instrumento disponível para auxiliar no planejamento do transporte e na redução de EAs. Foi lançado pela OMS um *checklist* que teve inicialmente sua implementação em centro cirúrgico, mostrando redução de complicações de 11% para 7% após sua introdução. A estratégia de utilização de um *checklist* também foi apresentada como um método de intervenção para reduzir os EAs durante o transporte intra-hospitalar de pacientes do setor de emergência. Segundo literatura, em geral, os EAs diminuíram significativamente de 36,8% antes da intervenção para 22,1% no período pós-intervenção, concluindo que o uso de *checklist* reduz as taxas de EAs.

Desta forma, entende-se que o *checklist* é um instrumento aplicável e eficiente para o transporte intra-hospitalar, pois tem potencial para melhorar a segurança e a qualidade do cuidado prestado aos pacientes nos serviços de saúde e reduzir os custos na UTI. Eles facilitam a aplicação de tarefas complexas, diminuem a variabilidade, melhoram a comunicação entre as equipes e ajudam a garantir que tudo o que deve ser feito realmente seja feito.

Segue um exemplo de *checklist* para o transporte intra-hospitalar de pacientes em ventilação mecânica (Quadro 22.2).

O *checklist* apresenta um papel importante na segurança do paciente, no sentido de diminuir ocorrências e EAs, além de ser facilmente aplicável. Ressalta-se a importância de manter pessoal capacitado para o transporte de pacientes em ventilação mecânica, sendo necessário um bom planejamento e organização.

A resolução COFEN nº 376/2011 dispõe sobre a participação da equipe de enfermagem no processo de transporte de pacientes em ambiente interno aos serviços de saúde.

Art. 1º Os profissionais de Enfermagem participam do processo de transporte do paciente em ambiente interno aos serviços de saúde, obedecidas as recomendações deste normativo:

I – na etapa de planejamento, deve o Enfermeiro da Unidade de origem:

    a) Avaliar o estado geral do paciente;

    b) antecipar possíveis instabilidades e complicações no estado geral do paciente;

    c) prover equipamentos necessários à assistência durante o transporte;

    d) prever necessidade de vigilância e intervenção terapêutica durante o transporte;

    e) avaliar distância a percorrer, possíveis obstáculos e tempo a ser despendido até o destino;

    f) selecionar o meio de transporte que atenda às necessidades de segurança do paciente;

    g) definir o(s) profissional(is) de Enfermagem que assistirá(ão) o paciente durante o transporte; e

    h) realizar comunicação entre a Unidade de origem e a Unidade receptora do paciente;

Quadro 22.2. *Checklist* para o Transporte de Pacientes Intra-hospitalar

IDENTIFICAÇÃO DO PACIENTE

Etiqueta de identificação do paciente

Exame solicitado: setor de destino:

Comunicação com o setor de destino: ☐ sim ☐ não

Profissionais para o transporte: médico   técnico/aux. de enfermagem
☐ fisioterapeuta ☐ enfermeiro ☐ outros_____

AVALIAÇÃO PRÉ-TRANSPORTE INTRA-HOSPITALAR
DATA:_____ HORA:_____

Sistema respiratório:
☐ ventilação mecânica ☐ dreno torácico
☐ ausculta de vias aéreas ☐ saturação O_2___
☐ aspiração de secreções ☐ frequência respiratória___
☐ posicionamento do tudo/traquestomia ☐ FiO_2___
☐ fixação do tubo ☐ PEEP___
☐ cabeceira a 30 graus

Sistema circulatório:
☐ Pressão arterial___   ☐ Sinais de sangramento
☐ Frequência cardíaca___   ☐ Fixação dos acessos
☐ Permeabilidade acesso venoso   ☐ Identificação das drogas endovenosas

Siatema neurológico:
Nível de consciência: ☐ calmo ☐ agitado ☐ sedado
☐ Sinais de dor
☐ Estabilidade da coluna cervical
☐ Sinais de tração de dreno/cateter craniano
☐ Sinais de obstrução de dreno craniano

Sistema metabólico:
☐ Glicemia___

Sistema digestivo:
☐ Fixação de sondas
☐ Esvaziar sonda gástrica

Sistema urinário:
☐ Fixação de sonda vesical
☐ Esvaziamento da bolsa coletora

continua...

Quadro 22.2. *Checklist* para o Transporte de Pacientes Intra-hospitalar (continua)

AVALIAÇÃO PRÉ-TRANSPORTE INTRA-HOSPITALAR
DATA: _____ HORA: _____

Drogas vasoativas:
- ☐ Noradrenalina ____ mL/h
- ☐ Dopamina ___ mL/h
- ☐ Cloridrato de dobutamina ___ mL
- ☐ Lactato de milrinona ___ mL/h
- ☐ Outras _____
- ☐ Nitroglicerina ___ mL/h
- ☐ Nitroprussiato de sódio ___ mL/h
- ☐ Vasopressina ___ mL/h
- ☐ Cloridrato de amiodarona ___ mL/h
- Outras _____

Sedação:
- ☐ Cloridrato de midazolam ___ mL/h
- ☐ Dexmedetomidine ___ mL/h
- ☐ Cloridrato de cetamina ___ mL/h
- ☐ Fentanil ___ mL/h
- ☐ Propofol ___ /mL/h

Equipamentos:
- ☐ Monitor de transporte e bombas de infusão (bateria devidamente carregada)
- ☐ Alarmes
- ☐ Quantidade de O_2 do cilindro de O_2
- ☐ bolsa-valva-máscara
- ☐ Maleta de transporte (medicações e materiais para atendimento de intercorrências)

AVALIAÇÃO DURANTE O TRANSPORTE INTRA-HOSPITALAR

- ☐ Monitoração contínua do funcionamento dos equipamentos
- Monitoração contínua dos sinais vitais: ☐ pressão arterial____ ☐ frequência cardíaca____ ☐ frequência respiratória___ ☐ saturação de O_2___
- ☐ conexão do cilindro de O_2 com a fonte de gases do setor
- ☐ manutenção da permeabilidade dos acessos/sondas/drenos
- ☐ checagem das linhas de acesso durante a transferência de maca
- ☐ funcionamento das bombas de infusão
- ☐ posicionar *display* dos equipamentos de frente à equipe
- ☐ *transport* para a transferência do paciente de maca

AVALIAÇÃO DO RETORNO DO TRANSPORTE INTRA-HOSPITALAR
HORA DO RETORNO: _____

- ☐ Conexão do paciente ao ventilador mecânico ☐ saturação de O_2___
- ☐ monitoração do paciente
- ☐ Conexão medicações não transportadas
- ☐ Pressão arterial____
- ☐ Frequência cardíaca____
- ☐ Frequência respiratória____
- Sedação: ☐ aumentada ☐ diminuída ☐ iniciada ☐ inalterada
- Drogas vasoativas: ☐ aumentada ☐ diminuída ☐ iniciada ☐ inalterada
- ☐ Registro no prontuário do transporte intra-hospitalar
- ☐ Registro de EAs

II – na etapa de transporte, compreendida desde a mobilização do paciente do leito da Unidade de origem para o meio de transporte, até sua retirada do meio de transporte para o leito da Unidade receptora:

a) monitorar o nível de consciência e as funções vitais, de acordo com o estado geral do paciente;

b) manter a conexão de tubos endotraqueais, sondas vesicais e nasogástricas, drenos torácicos e cateteres endovenosos, garantindo o suporte hemodinâmico, ventilatório e medicamentoso ao paciente;

c) utilizar medidas de proteção (grades, cintos de segurança, entre outras) para assegurar a integridade física do paciente; e

d) redobrar a vigilância nos casos de transporte de pacientes obesos, idosos, prematuros, politraumatizados e sob sedação;

III – na etapa de estabilização, primeiros 30 a 60 minutos pós-transporte, deve o Enfermeiro da Unidade receptora:

a) atentar para alterações nos parâmetros hemodinâmicos e respiratórios do paciente, especialmente quando em estado crítico.

Art. 2º Na definição do(s) profissional(is) de Enfermagem que assistirá(ão) o paciente durante o transporte, deve-se considerar o nível de complexidade da assistência requerida:

I – assistência mínima (pacientes estáveis sob o ponto de vista clínico e de Enfermagem, fisicamente autossuficientes quanto ao atendimento de suas necessidades), no mínimo, 1 (um) Auxiliar de Enfermagem ou Técnico de Enfermagem;

II – assistência intermediária (pacientes estáveis sob o ponto de vista clínico e de Enfermagem, com dependência parcial das ações de Enfermagem para o atendimento de suas necessidades), no mínimo, 1 (um) Técnico de Enfermagem;

III – assistência semi-intensiva (pacientes estáveis sob o ponto de vista clínico e de Enfermagem, com dependência total das ações de Enfermagem para o atendimento de suas necessidades), no mínimo, 1 (um) Enfermeiro; e

IV – assistência intensiva (pacientes graves, com risco iminente de vida, sujeitos à instabilidade de sinais vitais, que requeiram assistência de Enfermagem permanente e especializada), no mínimo, 1 (um) Enfermeiro e 1 (um) Técnico de Enfermagem.

Art. 3º Não compete aos profissionais de Enfermagem a condução do meio (maca ou cadeira de rodas) em que o paciente está sendo transportado.

Parágrafo Único. As providências relacionadas a pessoal de apoio (maqueiro) responsável pela atividade a que se refere o caput deste artigo não são de responsabilidade da Enfermagem.

Art. 4º Todas as intercorrências e intervenções de Enfermagem durante o processo de transporte devem ser registradas no prontuário do paciente

■ Transporte Inter-hospitalar

O transporte inter-hospitalar faz-se necessário quando o hospital de origem não possui recursos humanos, diagnósticos e terapêuticos, necessários para o paciente internado. A decisão para a transferência é do médico responsável pelo paciente. Para o transporte inter-hospitalar é obrigatória a comunicação telefônica à regulação médica ou diretamente ao hospital que vai receber o paciente. A remoção do paciente é responsabilidade médica e envolve aspectos logísticos, técnicos, operacionais, financeiros, legais e éticos, o que torna esse procedimento algo complexo. O transporte não deve comprometer o prognóstico do paciente. A ressuscitação e a estabilização cardiorrespiratória devem começar no hospital de origem, porém, às vezes, a estabilização hemodinâmica só é possível através de cirurgia, no hospital que vai admitir o paciente.

As medicações e os equipamentos são os mesmos utilizados para o transporte intra-hospitalar, variando sua disposição dentro do veículo de transporte. O planejamento e a previsão de materiais, medicamentos e equipamentos são responsabilidade da equipe de enfermagem. O modo de transporte pode ser terrestre através de ambulâncias ou aéreo, que pode ser por helicóptero ou avião. Dependendo do local, podem ser usados barcos. Para a escolha do modo de transporte são verificadas a distância e duração, a urgência da situação, complicações que o paciente possa vir a apresentar durante o transporte aéreo ou terrestre, condições meteorológicas locais, geografia e disponibilidade de recursos. Seja qual for o modo de transporte escolhido, este deverá apresentar condições internas de acomodação satisfatória do paciente, da equipe e acompanhantes. É fundamental que os veículos sejam equipados com sistema de radiocomunicação, o qual permita contato contínuo com o hospital de referência.

A ambulância de suporte avançado conta com uma equipe de médico, enfermeiro e motorista, sendo equipadas com material para ventilação mecânica, bombas de infusão, equipamentos de monitoração, desfibrilador, tubos endotraqueais, material de drenagem pleural, acesso venoso profundo, talas para imobilização, material para pequenas cirurgias e medicações padronizadas. A ambulância deve ter suporte para geração de energia e sistema de *backup* para carregamento de energia para o funcionamento dos diversos aparelhos, além de cilindros de oxigênio e ar comprimido.

A literatura cita que devemos ter uma ambulância de suporte avançado para cada 300 mil habitantes. Quando há uma regulação médica eficiente, 5 a 8% dos casos são transportados pela ambulância de suporte avançado. É fundamental que ocorra manutenção preventiva de todos os componentes da mesma, para que não haja riscos para a equipe e o paciente, e para evitar gastos. O motorista deve ter conhecimento de suporte básico de vida para que possa participar, efetivamente, do atendimento, e também um curso de direção defensiva, para que seu modo de dirigir não ponha em risco os ocupantes do veículo.

Com relação ao transporte aéreo, é utilizado para grandes distâncias. A pressão do ar pode afetar não apenas as condições do paciente, como também a calibração dos monitores e ventiladores mecânicos que estão sendo utilizados. Portanto, é de suma importância uma equipe bem treinada para agir em qualquer adversidade e/ou intercorrências que possam vir a ocorrer. Destaca-se a escassa regulamentação no que se refere às atribuições do enfermeiro de bordo e a importância do conteúdo de enfermagem aeroespacial nos cursos de graduação e pós-graduação.

Tanto numa ambulância de suporte avançado de vida como numa aeronave, a equipe deve ser composta obrigatoriamente por médico, enfermeiro ou técnico de enfermagem, motorista ou piloto, além do acompanhante do paciente. Também deve haver um sistema de radiocomunicação, acomodação do paciente para que não corra nenhum risco desnecessário por falta de espaço interno e posicionamento dos socorristas, de maneira a atender aos cuidados intensivos necessários durante o trajeto.

Os passos do transporte inter-hospitalar devem ser os mesmos do transporte intra-hospitalar: fase preparatória, fase de transferência e fase de estabilização pós-transporte; mantidas as devidas proporções, há mais complexidades e particularidades que no transporte intra-hospitalar: montagem do veículo de transporte, trajeto a ser percorrido, custo, impossibilidade da realização de processos invasivos durante o transporte – estes devem sempre ser realizados antes – maior cuidado na manutenção dos veículos e treinamento especializado da equipe de transporte.

É importante a anotação detalhada de todos os dados do paciente, bem como de suas alterações e intercorrências durante o transporte, para que a equipe que irá recepcionar este paciente esteja a par de todo o quadro clínico e para se evitar dúvidas após a equipe de transporte deixar o hospital.

A resolução do COFEN nº 375/2011 dispõe sobre a presença do enfermeiro no Atendimento Pré-Hospitalar e Inter-hospitalar, em situações de risco conhecido ou desconhecido:

Art 1º A assistência de Enfermagem em qualquer tipo de unidade móvel (terrestre, aérea ou marítima) destinada ao Atendimento Pré-hospitalar e Inter-hospitalar, em situações de risco conhecido ou desconhecido, somente deve ser desenvolvida na presença do enfermeiro.

§ 1º A assistência de enfermagem em qualquer serviço Pré-hospitalar, prestada por Técnicos e Auxiliares de Enfermagem, somente poderá ser realizada sob a supervisão direta do Enfermeiro.

Conclui-se que o período de transporte de pacientes em ventilação mecânica intra ou inter-hospitalar requer avaliação prévia a fim de avaliar os riscos e benefícios que minimizem ocorrências de instabilidade hemodinâmica. A literatura versa que alterações cardiorrespiratórias são frequentes e eventos adversos são passíveis de ocorrer, expondo o paciente a riscos que podem culminar em deterioração fisiológica. A equipe composta por médico, enfermeiro, técnico de enfermagem e fisioterapeuta devidamente treinados aumenta a segurança do transporte, quer seja intra ou inter-hospitalar. O *checklist* para nortear o profissional é uma ferramenta de fácil aplicabilidade e suma importância na organização e no planejamento, pois reduz riscos para o paciente e promove maior segurança para o mesmo e para o profissional.

Bibliografia Consultada

- Carneiro TA. Transporte do paciente crítico. Monografia de conclusão de curso. Distrito Federal, 2013.
- Conselho Federal de Enfermagem (Brasil) – Resolução COFEN Nº 376/2011.

- Japiassú AM. Transporte Intra-Hospitalar de Pacientes Graves. RBTI. 2005;217-220.
- Lacerda MA, Cruvinel MGC, Silva WV. Transporte de pacientes: intra-hospitalar e inter-hospitalar. In: Curso de Educação à Distância em Anestesiologia. Capítulo VI, 2007. Disponível em: http://www.pilotopolicial.com.br/Documentos/Artigos/Transportehospitalar.pdf Acessado em:
- Passos IPBD, Toledo VP, Duran ECM. Transporte aéreo de pacientes: análise do conhecimento científico. Rev bras enferm. Nov-Dez 2011;64(6):1127-1131.
- Pedreira LC, Santos IM, Farias MA et al. Conhecimento da enfermeira sobre o transporte intra-hospitalar do paciente crítico. Rio de Janeiro, Rev enferm UERJ. Jul-Ago 2014;22(4):533-9.
- Pereira Júnior GA, Nunes TL, Basile-Filho A. Transporte do paciente crítico. Ribeirão Preto, Medicina. Abr-Jun 2001;34:143-153.
- Silva R, Amante LN. Checklist para o transporte intra-hospitalar de pacientes internados na Unidade de Terapia Intensiva. Florianópolis, Texto Contexto Enferm. Abr-Jun 2015;24(2):539-47.
- Zuchelo LTS, Chiavone PA. Transporte intra-hospitalar de pacientes sob ventilação invasiva: repercussões cardiorrespiratórias e eventos adversos. São Paulo, J bras Pneumol. Apr. 2009;35(4).

capítulo 23

Prevenção de Pneumonia Associada à Ventilação Mecânica

- Adriana Maria da Silva Félix

■ Introdução

A pneumonia associada à ventilação mecânica (PAV) corresponde a 11 a 15% de todas as infecções relacionadas à assistência à saúde (IRAS) e 24 a 27% de todas as infecções adquiridas nas Unidades de Terapia Intensiva (UTI) e Unidades Coronarianas (UCO), respectivamente (*Association for Professional in Infection Control and Prevention*, 2009). As taxas de PAV variam de acordo com o tipo de UTI, e podem variar de zero a 4,4 por 1.000 ventilador-dia (Dudeck et al., 2013). Estudo de 2014 descreveu que 9 a 27% dos pacientes ventilados desenvolvem PAV (Kalanuria AA 2014). Segundo dados do Centro de Vigilância Epidemiológica de São Paulo, em 2015, a densidade de incidência de PAV em unidades de terapia intensiva adulto foi de 9,87/1,000 ventiladores-dia (Centro de Vigilância Epidemiológica, 2015).

Pacientes em ventilação mecânica (VM) apresentam elevado risco de adquirir PAV e outras complicações associadas à VM, tais como síndrome do desconforto respiratório agudo, pneumotórax, embolia pulmonar, atelectasia lobar e edema pulmonar. Estudos estimam que de 5 a 15% dos pacientes em ventilação desenvolvam alguma dessas complicações (Vincent JL et al., 2009; Thomas BW et al., 2011; Magill SS et al., 2012; Skrupky LP et al., 2012).

A PAV e as complicações da ventilação mecânica aumentam o tempo de internação (6,1-12 dias), as taxas de mortalidade (15-50%) e os custos hospitalares ($10,000-$40,000 por episódio) a depender do tempo de internação (Association for Professional in Infection Control and Prevention, 2009). Estudo realizado em Minas Gerais apontou que os custos por PAV/dia de internação foram de R$ 602,17 [409,52-953,94] (Nangino GO et al., 2012). A mortalidade atribuída à PAV é estimada em aproximadamente 10%, mas varia consideravelmente entre diferentes tipos de pacientes (American Thoracic Society, 2005).

Fisiopatogenia

A patogênese da PAV envolve a interação entre patógeno, hospedeiro e variáveis epidemiológicas que facilitam esta dinâmica. Vários mecanismos contribuem para o desenvolvimento da PAV: colonização do trato respiratório e digestivo; aspiração, biofilme em sondas (nasogástrica, nasoenteral e tudo endotraqueal); colonização traqueal, virulência e número de microrganismos; e defesas: mecânica, celular e humoral (Agência Nacional de Vigilância Sanitária, 2013).

A PAV é geralmente de origem aspirativa, sendo a principal fonte, as secreções das vias áreas superiores, seguida pela inoculação exógena de material contaminado ou pelo refluxo do trato gastrointestinal. Raramente a pneumonia é ocasionada pela disseminação hematogênica a partir de um foco infeccioso à distância (Agência Nacional de Vigilância Sanitária, 2013).

A invasão microbiana do trato respiratório inferior leva a uma resposta local que pode deter ou não o processo infeccioso. Os pacientes em VM apresentam um risco maior para pneumonia devido a três fatores: fatores que elevam a colonização da orofaringe e/ou do estômago por microrganismos (p. ex., administração de antimicrobianos, admissão em UTI ou a presença de doença pulmonar crônica); condições que favorecem a aspiração do trato respiratório ou refluxo do trato gastrointestinal (p. ex., intubação endotraqueal ou intubações subsequentes, utilização de sonda nasogástrica, posição supina, coma, cirurgias envolvendo cabeça, pescoço, tórax e abdome superior, mobilização devido a trauma ou outra doença); condições que requerem uso prolongado da ventilação mecânica, exposição a dispositivos ou as mãos contaminadas dos profissionais de saúde; e fatores do hospedeiro (p. ex., extremos da idade, desnutrição, doenças de base, imunossupressão) (Agência Nacional de Vigilância Sanitária, 2013).

Considerando que profissionais que compõem a equipe de enfermagem representam o maior número de profissionais que prestam assistência aos pacientes, julga-se necessário descrever intervenções de enfermagem que possam ajudar a prevenir, tanto os processos acima citados, como melhorar os resultados da assistência aos pacientes submetidos à VM.

Lacunas entre a Evidência e a Prática

Relatórios do *Institute of Medicine* (IOM) ressaltam a importância de nos atentarmos para os erros e a prestação inconsistente de cuidados. Desde 2001 estes relatórios contribuem para a implementação de iniciativas voltadas à segurança do paciente, para padronizar o cuidado e melhorar a qualidade da assistência prestada (Institute of Medicine, 2001).

No contexto da prevenção da PAV, determinadas intervenções ou processos de cuidados se mostram eficazes na redução da mortalidade, morbidade e nos custos de saúde. Estas intervenções incluem diretrizes baseadas em evidências, publicadas pelo *Centers for Disease Control and Prevention* (CDC) e equipes de saúde e pesquisadores têm implementado e testado várias dessas intervenções voltadas para a melhora da segurança do paciente e redução dos resultados adversos.

Mas, apesar das evidências científicas, existem lacunas na implementação de diretrizes baseadas em evidências na prática diária de enfermagem. Além disso, um conceito básico deve ser considerado quando da execução de intervenções voltadas à segurança do paciente ou redução de riscos: intervenções baseadas na causa do problema. Concentrar-se nas causas da PAV permitirá que os profissionais de saúde implementem estratégias eficazes para a redução de risco do paciente.

Pacote de Medidas – *Bundle* para a Prevenção de PAV

A intenção do pacote de medidas para a prevenção de PAV é melhorar o atendimento ao paciente. Esse pacote tem promovido a formação de equipes multidisciplinares para coordenar as intervenções, o que resulta em um melhor atendimento ao paciente. Somado a isso, muitos hospitais realizam projetos de melhoria de processos como uma tentativa de reduzir as taxas de PAV através da implementação do pacote.

O pacote de medidas de PAV foi proposto em 2005, como parte da Campanha 100.000 Vidas, uma iniciativa do *Institute for Healthcare Improvement* (IHI). O pacote consiste em uma série de intervenções relacionadas ao cuidado com VM que, quando implementadas em conjunto, alcançam resultados significativamente melhores do que quando implementadas individualmente. O pacote inclui os seguintes componentes: elevação da cabeceira da cama, interrupção diária da sedação, profilaxia para úlcera péptica, profilaxia para trombose venosa profunda e higiene oral (Institute of Medicine, 2001).

A equipe de enfermagem, em especial os enfermeiros, desempenha um papel importante na prevenção de PAV. Na verdade, as diretrizes dos CDC para a prevenção de pneumonia contêm várias intervenções específicas de enfermagem. No entanto, estudos têm mostrado uma adesão subótima às recomendações mais básicas. Sendo assim, elegemos algumas dessas medidas básicas que impactam significativamente nas taxas de PAV:

Higiene das Mãos

A forma mais eficaz de prevenir a PAV causada por microrganismos exógenos é a higienização das mãos (HM). A HM pode ser feita com água e sabão ou então com solução alcoólica (Brasil, 2007; CDC, 2002).

Todos os profissionais de saúde devem realizar a HM nas seguintes situações:

- antes e após o contato com paciente;
- antes de procedimentos limpos e assépticos;
- após o contato com equipamentos respiratórios e superfícies do quarto do paciente;
- após contato com secreções respiratórias.

As luvas devem ser usadas quando houver risco de contato com secreções respiratórias ou objetos contaminados, e a apropriada HM deve ser realizada antes e depois da utilização de luvas (CDC, 2007).

Desinfecção de Equipamentos de Assistência Ventilatória

Os equipamentos de assistência ventilatória contaminados e a contaminação do meio ambiente são fatores de risco para PAV. Estudos prospectivos e randomizados mostram que a frequência de troca de circuito do ventilador não afeta a incidência de PAV. Por outro lado, o condensado que fica no circuito do ventilador torna-se contaminado a partir de secreções do paciente e pode inadvertidamente entrar no trato respiratório inferior quando o paciente muda de decúbito (APIC, 2009). Neste sentido, deve-se atentar para remover o condensado dos circuitos de ventilação e os profissionais de enfermagem devem trabalhar em parceria com os profissionais de fisioterapia respiratória para minimizar este risco (APIC, 2009; CDC, 2002).

Adicionalmente, as seguintes estratégias são recomendadas para minimizar a contaminação dos equipamentos de assistência ventilatória:

- use água estéril para lavar o equipamento respiratório reutilizável;
- remover o condensado de circuitos ventilatórios antes do reposicionamento do paciente. Mantenha o circuito de ventilação fechado durante a remoção do condensado;
- trocar o circuito ventilatório quando visivelmente sujo ou com mau funcionamento;
- realize a limpeza e a desinfecção de equipamentos de assistência ventilatória adequadamente. Sempre que possível, use esterilização a vapor (em autoclave) ou desinfecção de alto nível pela pasteurização calor úmido a > 158° F (> 70° C) por 30 minutos para reprocessamento de equipamentos ou dispositivos semicríticos (p. ex., itens que entram em contato direto ou indireto com as membranas mucosas do trato respiratório inferior) que não são sensíveis ao calor e umidade. Usar métodos de esterilização em baixa temperatura para equipamentos ou dispositivos que são sensíveis ao calor ou umidade. Armazene os itens em uma área limpa longe da exposição a poeira e excesso de calor ou umidade (Rutala, 2008).

Manutenção da Pressão do *Cuff* do Tubo Endotraqueal

O tubo endotraqueal possui um *cuff* em sua extremidade inferior que é utilizado para vedar as vias aéreas durante a ventilação mecânica e minimizar a aspiração para o trato respiratório inferior (APIC, 2009; CDC, 2002).

Uma das rotinas de cuidados com as vias aéreas é medir e monitorar pressão do *cuff* (balonete) do tubo para avaliar a vedação traqueal. A pressão no balonete deve ser mantida acima de 20 cmH$_2$O para minimizar o risco de aspiração, mas abaixo de 25 a 30 cmH$_2$O para minimizar a erosão traqueal (APIC, 2009; CDC, 2002).

Elevar a Cabeceira da Cama em 30 a 45°

Inúmeras evidências apontam que elevar a cabeceira da cama ajuda a reduzir a PAV. A manutenção de um ângulo de 30 a 45° reduz o risco de aspiração, ao passo que a posição supina tem demonstrado aumento do risco (CDC, 2002).

A elevação da cabeceira entre 30º a 45°, desde que não tenha contraindicação, está recomendada para todos os pacientes em VM ou que apresentam alto risco de aspiração (p. ex., aqueles com uma sonda enteral, diminuição do nível de consciência). Estudo aponta a redução de 76% na taxa de PAV (Keeley, 2007).

Algumas sugestões para lembrar a equipe de manter a cabeceira elevada são:

- coloque um cartaz na cabeceira da cama do paciente;
- forneça *feedback* sobre a adesão ao item cabeceira elevada;
- faça uma marca do ângulo de 45 graus na cama do paciente;
- anote a elevação da cabeceira no registro diário da UTI.

Minimize o Acúmulo de Secreção acima do *Cuff* do Tubo Endotraqueal

Utilize tubo endotraqueal com lúmen dorsal de sucção acima do *cuff* para pacientes que necessitam de IOT por período maior que 48 ou 72 horas. Uma metanálise apontou que o uso de tubos endotraqueais com sucção acima do *cuff* reduziu as taxas de PAV em 55%, a média de duração da ventilação mecânica em 1,1 dia e a permanência em UTI em 1,5 dia (Muscedere et al., 2011).

Higiene Oral

As placas dentárias têm sido associadas à PAV em pacientes sob VM, pois são colonizadas por agentes patogênicos (APIC, 2009). A higiene oral promove uma redução da colonização oral e consequentemente o risco de PAV. A AACN recomenda que as instituições de saúde desenvolvam e implementem um programa de higiene oral para pacientes críticos e agudos, que inclua a escovação dos dentes, gengivas e língua do paciente com produto antisséptico, assim como a hidratação da mucosa oral e lábios (AACN, 2011).

A aspiração oral reduz a secreção oral e a escovação remove a placa que promove o crescimento bacteriano. Em uma metanálise, a incidência de PAV foi significativamente reduzida em pacientes em uso de antissépticos orais, tais como clorexidina (risco relativo [RR] 0,56, 95% intervalo de confiança [IC] de 0,39-0,81) (Barry A et al., 2007).

Cuidados com a Nutrição Enteral

Sondas enterais podem aumentar os riscos de aspiração, e os profissionais de enfermagem devem monitorar a tolerância gástrica do paciente, auscultar os sons do intestino e medir o perímetro abdominal frequentemente (Coffin S et al., 2008). O volume gástrico residual deve ser medido pelo menos a cada 4 horas durante dietas administradas continuamente e antes de cada administração intermitente para diminuir a probabilidade de distensão gástrica e aspiração. Menos de 200 mL é geralmente considerada uma quantidade aceitável de volume residual gástrico.

Vários estudos têm encontrado uma associação entre a aspiração do conteúdo gástrico e PAV, sugerindo que a prevenção da distensão gástrica pode reduzir a sua ocorrência (Heyland DK et al., 2002).

Considerações Finais

As estratégias descritas acima interrompem a transmissão de microrganismos para o trato respiratório inferior e consequentemente as taxas de PAV. Preferencialmente, estas estratégias devem ser aplicadas juntas, uma vez que quando aplicadas dessa forma, contribuem significativamente para a redução PAV em pacientes criticamente doentes.

A responsabilização pelo cuidado diário é uma componente-chave para melhorar as taxas de PAV. Por meio da utilização de um sistema de *feedback* e monitoramento diário, os enfermeiros podem ficar a par de sua conformidade com os protocolos de atendimento e podem desenvolver estratégias para melhorar o atendimento aos pacientes.

A colaboração interdisciplinar é imprescindível ao abordar questões como a prevenção de PAV. Cada membro da equipe de saúde deve estar disposto a compartilhar responsabilidades pelo desenvolvimento de estratégias e para resolver problemas relacionados ao atendimento do paciente. Além disso, cada membro da equipe deve ter um papel ativo na implementação do plano de prevenção de PAV.

Bibliografia Consultada

- Agência Nacional de Vigilância Sanitária, Gerência de Vigilância e Monitoramento em Serviços de Saúde (GVIMS) Gerência Geral de Tecnologia em Serviços de Saúde (GGTES). Medidas de Prevenção de Infecção Relacionada à Assistência à Saúde. 2013.
- American Association of Critical Care Nursing. Practice alert: Oral care in the critically ill. 2010.
- American Thoracic Society. Guidelines for the management of adults with hospital-acquired, ventilator-associated, and healthcare-associated pneumonia. Am J Respir Crit Care Med. 2005;171(4):388-416.
- Association for Professionals in Infection Control and Epidemiology (APIC). An APIC Guide: Guide to the Elimination of Ventilator-Associated Pneumonia. Washington, DC: APIC; 2009.
- Barry A, Davidson P, Masters J et al. Systematic literature review of oral hygiene practices for intensive care patients receiving mechanical ventilation. Am J Crit Care. 2007;16(6):352-361.
- Brasil. Agência Nacional de Vigilância Sanitária. Higienização das mãos em serviços de saúde/ Agência Nacional de Vigilância Sanitária. – Brasília: Anvisa; 2007.
- Centers for Disease Control and Prevention. Guideline for Hand Hygiene in Health-Care Settings: Recommendations of the Healthcare Infection Control Practices Advisory Committee and the HICPAC/SHEA/APIC/IDSA Hand Hygiene Task Force. MMWR 2002;51(No. RR- 16).
- Centers for Disease Control and Prevention. Guideline for Isolation Precautions: Preventing Transmission of Infectious Agents in Healthcare Settings 2007.
- Centro de Vigilância Epidemiológica "Prof. Alexandre Vranjac". Divisão de Infecção Hospitalar, Coordenadoria de Controle de Doenças. Análise dos dados do sistema de vigilância epidemiológica das infecções hospitalares do Estado de São Paulo. 2015.
- Dudeck MA, Weiner LM, Allen-Bridson K et al. National Healthcare Safety Network (NHSN) report, data summary for 2012, device-associated module. American Journal of Infection Control 2013;(41):1148-66.
- Heyland DK, Drover JW, Dhaliwal R et al. Optimizing the benefits and minimizing the risks of enteral nutrition in the critically ill: Role of small bowel feeding. JPEN J Parenter Enteral Nutr. 2002;26(6 Suppl):S51-S55.
- Institute of Medicine (US) Committee on Quality of Health Care in America. Crossing the Quality Chasm: A New Health System for the 21st Century. Washington (DC): National Academies Press (US); 2001.
- Kalanuria AA, Zai W, Mirski M. Ventilator-associated pneumonia in the ICU. Critical Care. 2014;18:208.
- Keeley L. Reducing the risk of ventilator-acquired pneumonia through head of bed elevation. Nurs Crit Care 2007;12(6):287-294.
- Magill SS, Hellinger W, Cohen J, et al. Prevalence of healthcare- associated infections in acute care hospitals in Jacksonville, Florida. Infect Control Hosp Epidemiol. 2012;33(3):283-291.
- Muscedere J, Rewa O, McKechnie K et al. Subglottic secretion drainage for the prevention of ventilator-associated pneumonia: a systematic review and meta-analysis. Crit Care Med. 2011;39(8):1985-1991.
- Nangino GO, Oliveira CD, Correia PC, Machado NM, Dias AT. Impacto financeiro das infecções nosocomiais em unidades de terapia intensiva em hospital filantrópico de Minas Gerais. Rev Bras Ter Intensiva. 2012;24(4):357-361.
- Rutala WA, David JW and the Healthcare Infection Control Practices Advisory Committee (HICPAC). Guideline for Disinfection and Sterilization in Healthcare Facilities, 2008.
- Skrupky LP, McConnell K, Dallas J, Kollef MH. A comparison of ventilator-associated pneumonia rates as identified accord- ing to the National Healthcare Safety Network and American College of Chest Physicians criteria. Crit Care Med. 2012;40(1):281-284.
- Thomas BW, Maxwell RA, Dart BW, et al. Errors in administrative-reported ventilator-associated pneumonia rates: are never events really so? Am Surg. 2011;77(8):998-1002.
- Vincent JL, Rello J, Marshall J, et al. International study of the prevalence and outcomes of infection in intensive care units. JAMA. 2009;302(21):2323-2329.

capítulo 24

Segurança do Paciente em Uso de Ventilação Mecânica

- Renata Soares de Macedo
- Ana Paula Macedo

■ Introdução

Breve Contexto Histórico

Atualmente há uma expressiva preocupação acerca da segurança do paciente durante o período de internação em organizações de saúde e ao ser submetido a procedimentos e exames por profissionais de saúde. A preocupação com a segurança do cuidado prestado ao paciente se tornou uma motivação mundial desde a divulgação do *To Err is Human: Building a Safer Health System* em 1999, onde foi exposto o quanto os hospitais americanos são inseguros. As unidades de emergência, unidade de terapia intensiva (UTI) e centro cirúrgico estão mais expostos a erros, como: cirurgia no membro errado, medicação incorreta, identificação errada do paciente, entre outros. O custo do erro é alto para o sistema de saúde, pode gerar dano irreparável ou até óbito do paciente, além da desconfiança do usuário e insegurança dos profissionais de saúde.

Várias outras iniciativas surgiram com o objetivo de assegurar um cuidado livre de danos ao paciente. Em 2004, a Organização Mundial da Saúde (OMS) lançou a *Alliance for Pacient Safety*, Aliança Mundial para Segurança do Paciente, com o objetivo de "primeiro não fazer o mal", promoveu o primeiro desafio global com o tema "Uma Assistência Limpa é uma Assistência mais Segura", focando na melhora da lavagem das mãos pelos profissionais de saúde. O segundo desafio, "Cirurgia Segura Salva Vidas", teve como objetivo a segurança cirúrgica, elencando um conjunto de normas de segurança a serem aplicadas antes, durante e após a cirurgia.

O *Institute for Healthcare Improvement* (IHI) é uma instituição sem fins lucrativos que trabalha com conceitos simples e inovadores para a melhora das ações em organizações de saúde em todo o mundo. A campanha Cinco Milhões de Vidas teve a participação de milhares de hospitais nos Estados Unidos com o objetivo de reduzir erros evitáveis, mortes e custos para o sistema de saúde. Como parte da campanha, foi adotado um "pacote" de estratégias com base em evidências chamado *Bundle*, que se define como "agrupamentos de boas práticas que melhoram individualmente o cuidado, mas, quando reunidas, o resultado supera a qualidade do cuidado".

O primeiro *Bundle* criado foi direcionado para o paciente crítico, em uso de ventilação mecânica. Devido ao alto risco de mortalidade e morbidade dessa população, pode ser usado o *checklist* da unidade (Tabela 24.1) ou individual (Tabela 24.2). O *Bundle* é uma estratégia para garantir que os cuidados sejam realizados, já que se notava que não eram feitos de forma confiável. Com a aplicação do *Bundle*, o esforço para diminuir a Pneumonia Associada à Ventilação (PAV) se torna padronizado nas instituições e houve uma crescente queda de PAV nas instituições de saúde.

Tabela 24.1. Modelo de *Checklist* do *Bundle* de Prevenção de PAV

Bundle de Prevenção de PAV - *Checklist*

Data	Leito/inicial nome	Cabeceira do leito a 30°	Interrupção da sedação e avaliação do nível de consciência para extubação	Profilaxia úlcera péptica	Profilaxia para TVP	Higiene oral diária com clorexidina
		☐	☐	☐	☐	☐
		☐	☐	☐	☐	☐
		☐	☐	☐	☐	☐
		☐	☐	☐	☐	☐
		☐	☐	☐	☐	☐
		☐	☐	☐	☐	☐
		☐	☐	☐	☐	☐
		☐	☐	☐	☐	☐
		☐	☐	☐	☐	☐
		☐	☐	☐	☐	☐

Adaptado da ferramenta criada pelo *Dominical Hospital* (Santa Cruz, CA) (Traduzido pela autora)
Fonte: Institute for Healthcare Improvement, 2012.[4]

Um estudo brasileiro, publicado em 2013, realizou uma análise das características dos eventos adversos (EA) evitáveis em três hospitais do Rio de Janeiro. Participaram da amostra 1.103 pacientes. Foram identificados 65 eventos adversos evitáveis em 56 pacientes. As infecções associadas aos cuidados da saúde (IACS) representaram 24,6%; danos por complicações cirúrgicas e/ou anestésicas, 20%; danos por atraso ou falha no diagnóstico e/ou tratamento, 18,5%; úlcera por pressão, 18,5%. No Brasil não há uma estatística palpável sobre os EA, assim como a estratificação dos tipos de EA, os custos para os sistemas de saúde público e privado, os dias de internação adicionais e a influência na taxa de mortalidade. Estudos realizados com estatísticas isoladas demonstram realidades de um único serviço, não havendo dimensão do que realmente representa a realidade brasileira.

Tabela 24.2. Modelo de *Checklist* do *Bundle* de Prevenção de PAV Individual

Bundle de Prevenção de Pneumonia Associada à Ventilação Mecânica - *Checklist* Individual

Paciente _____

Data de admissão _____

Mês _____

	01 02 03 04 05 06 07 08 09 10 11 12 13 14 15 16 17 18 19 20 21 22 23 24 25 26 27 28 29 30 31
1. Decúbito elevado em 30° - 45°	
2. Interrupção diária da sedação e avaliação para possível extubação	
3. Profilaxia para úlcera péptica	
4. Profilaxia para trombose venosa profunda	
5. Higiene oral com clorexidina	

Adaptado da ferramenta criada pelo *Dominical Hospital* (Santa Cruz, CA) (Traduzido pela autora).
Fonte: Institute for Healthcare Improvement, 2012.[4]

O Ministério da Saúde (MS) brasileiro instituiu o Programa Nacional de Segurança do Paciente (PNSP) por meio da Portaria nº 529, de 1º de abril de 2013, que tem como objetivo promover a qualidade nos serviços de saúde em todo o território nacional, implantação de gestão de riscos e Núcleos de Segurança do Paciente (NSP) em instituições de saúde, envolver o paciente e seus familiares em sua própria segurança, divulgar e fornecer o acesso da sociedade a informações de segurança do paciente e incluir o tema segurança do paciente na formação do profissional de saúde de nível técnico e superior.

No mesmo ano, o MS também publicou a Resolução da Diretoria Colegiada (RDC) nº 36, de 25 de julho de 2013, onde instituiu as ações de serviços de saúde em segurança do paciente. Nela, traz diretriz de como devem ser estruturados os NSP, sua composição, atribuições, princípios e diretrizes, competências e vigilância, monitoramento e notificações de EA. Prevê a elaboração do Plano de Segurança do Paciente (PSP) de acordo com as atividades que o serviço de saúde desenvolve.

■ Eventos Adversos Relacionados à Ventilação Mecânica

A UTI é um ambiente em que os pacientes ficam mais expostos a EA, devido à grande quantidade de procedimentos invasivos a que estão expostos, à complexidade do cuidado e gravidade, por exemplo, úlceras por pressão (UP), infecção de corrente sanguínea associada ao cateter venoso central, entre outras.

A manutenção da via aérea ocorre rotineiramente com o uso da ventilação mecânica por meio do tubo orotraqueal (TOT) ou traqueostomia, e, com isso, os pacientes ficam expostos a complicações inerentes a esta prática em que a mais comum e, frequentemente, mais grave é a pneumonia associada à ventilação (PAV).

Neste capítulo serão discutidos os aspectos relacionados aos EA que podem ocorrer durante o período em que o paciente necessitar de ventilação mecânica.

Pneumonia Associada à Ventilação – *Bundle* da PAV

A pneumonia associada à ventilação é uma importante causa de complicação e mortalidade de pacientes gravemente doentes. Segundo a *Agency for Healthcare Research and Quality* (AHRQ), 20% dos pacientes ventilados por mais de 48 horas podem desenvolver PAV e, com isso, aumentam: a possibilidade de readmissão hospitalar, o tempo de permanência hospitalar, os custos do tratamento e as taxas de óbito. Cada nova ocorrência de PAV aumenta significativamente as chances de óbito do paciente. Estudos têm comprovado o quão satisfatória é a implantação de *bundle* para prevenção de PAV, reduzindo as taxas e o risco de desenvolver PAV.

Os pacientes em ventilação mecânica também têm risco aumentado de trombose venosa profunda (TVP), aspiração de conteúdo gástrico ou secreções orofaríngeas e nasofaríngeas e sangramento do trato gastrointestinal por estresse. O *bundle* da PAV possui cinco itens a serem verificados para a prevenção dessas complicações mais graves, descritos a seguir.

Elevação da Cabeceira do Leito em 30-45º

A elevação da cabeceira do leito entre 30° e 45° atua na prevenção do refluxo gástrico, principalmente quando o paciente está em uso de dieta enteral, prevenindo a PAV e melhorando a ventilação do paciente. Alguns estudos demonstram preocupação com a pele, uma vez que o paciente pode deslizar no leito e romper a pele causando úlcera por pressão.

Interrupção Diária da Sedação e Avaliação para Possível Extubação

É definida como suspensão por curto tempo dos sedativos intravenosos com o objetivo de promover um estado mais acordado, avaliação neurológica, tolerância à suspensão de drogas e possibilidade de extubação. Essa rotina, geralmente, é estabelecida pela manhã e o tempo de interrupção é determinado pela avaliação do paciente, que pode estar acordado, desconfortável, agitado, apresentar taquipneia e/ou taquicardia, além de verificar se o paciente apresenta nível de consciência com capacidade para obedecer aos comandos simples. O sedativo é reiniciado com a metade da dose que estava recebendo e titulado conforme escala de sedação.

A avaliação do desmame da ventilação e a possibilidade de extubação diminuem os riscos relacionados ao uso de TOT e VM, principalmente a PAV. Estudos mostram que a interrupção diária da sedação diminui a permanência na UTI e os dias de ventilação em torno de 3,5 dias e 2,4 dias, respectivamente, e reduz os custos hospitalares para o sistema, o paciente e seus familiares, e a mortalidade.

Profilaxia para Úlcera Péptica

A ulceração péptica está relacionada ao estresse durante o período em que o paciente se mantém intubado, com isso o risco de sangramento gastrointestinal e de mortalidade aumenta cinco vezes mais do que em pacientes que não apresentam sangramentos.

Profilaxia para Trombose Venosa Profunda (TVP)

Os pacientes mais suscetíveis à TVP geralmente apresentam fatores de risco, como: idade, imobilização, obesidade, histórico de TVP pessoal ou familiar, sepse, neoplasia prévia, acidente vascular encefálico, insuficiência cardíaca ou respiratória, gravidez, trauma ou cirurgia recente. Os pacientes internados na UTI, especificamente, têm fatores de riscos adicionais: ventilação mecânica, diminuição do retorno venoso, cateter venoso central (maior risco em veia femoral) e mobilidade diminuída por sedação.

Higiene Oral com Clorexidina Diariamente

A higiene oral com clorexidina 0,12% foi introduzida no *bundle* em 2010 após revisão da literatura, que vinha demonstrando benefícios relacionados à prevenção de colônia bacteriana, desenvolvida na cavidade oral de pacientes mecanicamente ventilados, aumentando o risco para PAV devido à formação de biofilme sobre os dentes com patógenos respiratórios. A clorexidina 0,12% utilizada como antisséptico bucal tem demonstrado ser um inibidor da formação da placa dentária e gengivite.

■ Outros Eventos Adversos Associados à Ventilação Mecânica

Extubação Não Planejada

A extubação não planejada pode ser definida como a retirada do tubo endotraqueal precocemente, quando o paciente ainda não tem condições de manter uma ventilação adequada. Pode ocorrer por três fatores:

- retirada pelo próprio paciente, que traciona o dispositivo propositalmente;
- manipulação inadequada por profissionais ao prestarem o cuidado;
- não proposital pelo paciente.

O primeiro fator pode ter como causas o desconforto ou a dor causada pelo dispositivo, ansiedade, confusão mental, não conseguir se comunicar verbalmente ou respirar sozinho. O segundo fator, manipulação inadequada, pode ocorrer ao trocar a fixação do dispositivo, aspirar vias aéreas durante procedimentos, como banho, transporte, entre outros, e até mesmo falta de habilidade e experiência do profissional. O último fator, retirada não proposital do tubo pelo paciente, pode incluir sedação inadequada, tosse e *cuff* sem a insuflação adequada.

A retirada não planejada do TOT pode resultar em lesão na laringe com sangramento e/ou edema, complicações hemodinâmicas, hipóxia grave por insuficiência respiratória, hipotensão arterial, arritmias, broncoespasmo, aspiração de secreções do trato respiratório e/ou gástricas, aumenta a incidência de pneumonia e a dificuldade em realizar uma nova intubação do paciente, podendo influenciar negativamente no prognóstico.

Na maioria das vezes, a reintubação se faz necessária para assegurar a proteção das vias aéreas e garantir a ventilação adequada, prevenindo complicações mais graves. Se o paciente tem uma fração de oxigênio inspirado (FiO_2) alta, a relação entre a pressão arterial de oxigênio e fração de oxigênio inspirado (PaO_2/FiO_2) mais baixa, modalidade do ventilador assisto-controlada, estado de alerta alterado ou sedado e incapacidade de proteger as vias aéreas, faz-se necessária a reintubação imediata. No caso de a equipe já estar evoluindo em desmame ventilatório do paciente, a reintubação pode ser desconsiderada e uma ventilação não invasiva de pressão positiva (VNI) pode ser utilizada.

Lesões de Pele, Mucosas e Estruturas Internas

Pacientes internados em UTI têm risco maior de apresentar lesão da pele devido a gravidade, mobilidade reduzida, drogas vasopressoras, uso de dispositivos invasivos e não invasivos. A lesão de pele mais comum na UTI é a úlcera por pressão, geralmente localizada onde há protuberância óssea que, associada à pressão, ao atrito e/ou cisalhamento, resulta em uma lesão. Regiões corporais frequentemente afetadas por úlcera por pressão são: occipital, sacra, trocanter bilateralmente e cóccix, podendo afetar outras áreas corporais.

As úlceras por pressão são eventos evitáveis e, quando ocorrem, aumentam o tempo de internação e o custo do tratamento. O paciente pode ter dor e desconforto no local afetado, pode desenvolver uma infeção, entre outras complicações. Além disso, o serviço tem sua qualidade comprometida, considerando que o indicador de úlcera por pressão é muito importante para a avaliação da qualidade da assistência prestada.

Lesões na região labial e na cavidade oral relacionadas ao TOT, lesões faciais relacionadas à fixação do TOT e lesões dos pulsos por uso da contenção física podem acontecer durante o período em que o paciente se encontra em ventilação mecânica. Porém, poucos estudos são encontrados na literatura acerca destas complicações, principalmente em lesões de pulso relacionadas à contenção mecânica.

As lesões relacionadas ao TOT podem surgir desde o procedimento de intubação. Podem ocorrer extração acidental total ou parcial do dente, lesões de pregas vocais, comissura labial, língua e faringe, lacerações em epiglote, esôfago e traqueia, edema traqueal e glote, isquemia traqueal, hematomas e traqueíte, e são denominadas lesões precoces. Ainda durante o procedimento de intubação, o estado clínico do paciente pode se deteriorar por hipóxia grave, hipotensão severa, intubação esofágica, aspiração, parada cardíaca e morte. Quanto ao tempo maior de permanência do TOT, podem ocorrer lesões do sistema respiratório interno, traqueomalácia, necrose e estenose traqueal, úlcera de laringe e cordas vocais, paresia e paralisia de cordas vocais, fístula traqueoesofágica e granuloma.

A instituição de protocolos de cuidado, treinamento e gerenciamento dos incidentes que resultam em dano é de extrema importância para melhora da assistência e prevenção de complicações. Manutenção da pressão do *cuff,* proteção da pele da face, manutenção adequada da fixação do tubo, mobilização do tubo alterando a lateralidade da comissura labial, técnica adequada de aspiração das vias aéreas e higiene oral, com dispositivo que seja macio evitando lesões, são algumas das ações que podem contribuir para a prevenção de lesões ao paciente grave.

A contenção física é um método muito empregado em hospitais de todo o mundo para prevenir a extubação não planejada, a fim de limitar a movimentação do paciente, porém seu uso pode causar lesão de pele do pulso, lesão do nervo, alteração da circulação sanguínea e edema de mãos e braços por garroteamento, umidade ou uso de material impróprio para contenção. Além da piora da agitação e *delirium* que, consequentemente, aumentam o risco de extubação, alterações hemodinâmicas e danos psicológicos, devido ao paciente perder sua autonomia, podem ser outras consequências desta prática.

A utilização da contenção física deve ser monitorada pela enfermagem, trocada sempre que oferecer risco à integridade física do paciente e sempre que possível deixá-lo sem contenção, por exemplo, na presença de familiares, cuidador ou horário mais frequente de visitas. Os familiares devem ser orientados quanto ao uso da contenção física e ao risco de extubação ou retirada de outros dispositivos quando o paciente não estiver contido.

■ Considerações Finais

A enfermagem tem forte influência sobre a prevenção de incidentes que possam causar danos, por ser o profissional que fica mais tempo próximo ao paciente, por realizar a maioria dos procedimentos e/ou participar da realização de procedimento no paciente. Cabe aos enfermeiros monitorar a assistência, elaborar métodos de prevenção de eventos adversos, com a participação da equipe de enfermagem, e envolver a equipe multiprofissional. Todos podem colaborar e ajudar a garantir uma assistência mais segura, livre de danos, com resultados positivos para o paciente e a instituição.

Muitos estudos exploram as questões que envolvem a PAV e prevenção de úlcera por pressão, porém outros aspectos que envolvem a melhoria dos cuidados ao paciente em ventilação mecânica também devem ser explorados: lesões relacionadas ao tubo orotraqueal, lesões relacionadas à contenção física, estatísticas nacionais de incidência de eventos adversos, instrumentos para contribuir com a prática, entre outros.

Muitos trabalhos relatam histórias de sucesso, porém o insucesso e suas dificuldades para alcançar a qualidade da assistência também servem para abrir discussões acerca do assunto e elaborar estratégias que alcancem as instituições de menor recurso (financeiro, humano e/ou material). Muitas ações de melhorias podem ser realizadas com práticas simples sem onerar ou com baixo custo ao sistema, cabe a nós profissionais desenvolver estratégias e envolver a equipe em prol da melhora e da qualidade da assistência.

Bibliografia Consultada

- AHRQ. Safety Program for Mechanically Ventilated Patients. March 2015. Agency for Healthcare Research and Quality, Rockville, MD. Disponível em: http://www.ahrq.gov/professionals/quality-patient-safety/hais/tools/mvp/index.html. Acessado em: 30/06/2016.
- Brasil. Agência Nacional de Vigilância Sanitária – Anvisa. Resolução da Diretoria Colegiada da Anvisa – RDC nº 36, de 25 de julho de 2013. Institui ações para a segurança do paciente em serviços de saúde e dá outras providências. Diário Oficial da União, 26 jul. 2013.
- Brasil. Ministério da Saúde. Portaria 529, de 1º de abril de 2013. Institui o Programa Nacional de Segurança do Paciente. Diário Oficial da União. 2 abr. 2013.
- Burk RS, Grap MJ. Backrest position in prevention of pressure ulcers and ventilator-associated pneumonia: Conflicting recommendations. Heart Lung. 2012;41(6):536-545.
- Burry L, Rose L, McCullagh IJ et al. Daily sedation interruption versus no daily sedation interruption for critically ill adult patients requiring invasive mechanical ventilation. Cochrane Database of Systematic Reviews 2014, Issue 7. Art. No.: CD009176. DOI: 10.1002/14651858.CD009176.pub2.
- Coyer F, Gardner A, Doubrovsky A et al. Reducing pressure injuries in critically ill patients by using a patient skin integrity care bundle (InSPiRE). Am J Crit Care 2015;24(3):199-209.
- How-to Guide: Prevent Ventilator-Associated Pneumonia. Cambridge, MA: Institute for Healthcare Improvement; 2012. Disponível em: www.ihi.org. Acessado em: 30/06/2016.
- Kiekkas P, Aretha D, Panteli E et al. Unplanned extubation in critically ill adults: clinical review. Nurs Crit Care. 2013. May;18(3):123-24.
- Kohn LT, Corrigan JM, Donaldson MS. To err is human: Building a safer health system. Committee on Quality of Health Care in America: Institute of Medicine. Washington, DC: National Academy Press; 2000. 287 p.
- Lee TW, Hong JW, Yoo JW et al. Unplanned Extubation in Patients with Mechanical Ventilation: Experience in the Medical Intensive Care Unit of a Single Tertiary Hospital. Tuberc Respir Dis (Seoul). 2015 Oct;78(4):336-340.
- Mendes W, Pavão ALB, Martins M, Moura MLO, Travassos C. Características e eventos adversos evitáveis em hospitais do Rio de Janeiro. Rev Assoc Med Bras. 2013;59(5):421-28.
- Minet C, Potton L, Bonadona A et al. Venous thromboembolism in the ICU: main characteristics, diagnosis and thromboprophylaxis. Crit Care. 2015;19:287.
- Par M, Badovinac A, Plancak D. Oral hygiene is an important fator for prevention of ventilator-associated pneumonia. Acta Clin Croat. 2014 Mar;53(1):72-8.
- Pinto DM, Schons ES, Busanello J et al. Segurança do paciente e a prevenção de lesões cutâneo-mucosas associadas aos dispositivos invasivos nas vias aéreas. Rev Esc Enferm USP. 2015;49(5):775-782.
- Raguan B, Wolfovitz E, Efrat G. Use of physical restrainsts in a General Hospital: a Cross-Sectional Observacional Study. Isr Med Assoc J. 2015;17(10):633-8.
- Rello J, Afonso E, Lisboa T et al. A care bundle approach for prevention of ventilator-associated pneumonia. Clin Microbiol Infect. 2013;19:363-69.
- Sen S, Johnston C, Greenhalgh D et al. Ventilator-Associated Pneumonia Prevention Bundle Significantly Reduces the Risk of Ventilator-Associated Pneumonia in Critically Ill Burn Patients. J Burn Care Res. 2016 May-Jun;37(3):166-71.
- World Health Organization [internet]. Clean Care is Safer Care [cited 2014 out 15]; [about 1 screen]. Disponível em: http://www.who.int/gpsc/en/. Acessado em: 02/07/2016.
- World Health Organization [internet]. Safe Surgery; [cited 2014 out 15]; [about 1 screen]. Disponível em: http://www.who.int/patientsafety/safesurgery/en/. Acessado em: 05/07/2016.
- Zuo XL, Meng FJ. A care bundle for pressure ulcer treatment in intensive care units. International Journal of Nursing Sciences. 2015 Dec;2(4):340-347.

capítulo 25

Suporte Nutricional em Pacientes com Ventilação Mecânica

- André Santos Alves de Araujo
- Claudia Satiko Takemura Matsuba

■ Introdução

Um estudo realizado em várias regiões do Brasil, conhecido como IBRANUTRI, avaliou 4.000 pacientes e revelou prevalência de 48,1% de desnutrição na população hospitalizada, sendo 12,5% na forma grave. As vantagens do uso precoce da terapia nutricional enteral, principalmente quando introduzida nas primeiras 24 a 48 h, tem-se mostrado um importante preditor para a diminuição de complicações, proporcionando melhor função imunológica intestinal, redução na produção de hormônios catabólicos, manutenção da integridade do trato gastrointestinal e preservação do estado nutricional.

Com esse benefício, o emprego rotineiro desta terapia é uma alternativa bem-sucedida na manutenção e melhora do estado nutricional. A principal indicação para o uso de nutrição enteral é um trato gastrointestinal funcionante e a impossibilidade de oferta total ou parcial por via oral. Nas situações em que o sistema digestório está comprometido ou a absorção de nutrientes é incompleta ou impossível, a nutrição parenteral será indicada.

Os pacientes de UTI sob uso de ventilação mecânica estão particularmente em risco de maus resultados clínicos relacionados à desnutrição. Pacientes críticos são beneficiados por uma nutrição enteral precoce na admissão da UTI, quando hemodinamicamente estáveis e, em pacientes sob ventilação mecânica, observa-se redução na taxa de complicações infecciosas, no tempo de permanência hospitalar e na taxa de mortalidade.

Em estudo prospectivo com 1.174 pacientes que utilizaram ventilação mecânica e drogas vasoativas, verificou-se que a nutrição enteral precoce (48 h após o início da ventilação mecânica) está associada a menor taxa de mortalidade na terapia intensiva e internação hospitalar.

Neste capítulo abordaremos as principais recomendações da terapia nutricional para pacientes críticos sob ventilação mecânica.

Estimativa das Necessidades Energéticas

A determinação das necessidades energéticas pode ser realizada por calorimetria indireta, fórmula de bolso ou por equações preditivas.

A calorimetria indireta é considerada padrão-ouro, pois é um método seguro, prático, não invasivo e pode ser realizada à beira do leito para estimar a necessidade energética de pacientes graves, obesos, hepatopatas e em outras condições que requeiram avaliação mais precisa e individualizada, mas possui alto custo e exige um profissional treinado na operação e interpretação do equipamento, sendo pouco utilizada na prática clínica.

Quando há impossibilidade de utilização da calorimetria indireta, recomenda-se estimar o gasto energético pelo cálculo de quilocalorias por quilo de peso corporal. A fórmula de bolso considera 20 a 25 kcal/kg de peso corporal ao dia durante a fase aguda e inicial do paciente crítico, e 25 a 30 kcal/kg de peso corporal ao dia durante a fase de recuperação. A última recomendação da *American Society for Parenteral and Enteral Nutrition* (ASPEN) em 2016 estabelece o uso da regra de bolso para o paciente crítico de 25 a 30 kcal/kg de peso corporal ao dia.

No paciente eutrófico é recomendado iniciar o aporte calórico com 25 kcal/kg/dia, com ajustes conforme a evolução clínica.

Equações Preditivas

Equação Ireton-Jones

Paciente em respiração espontânea: GET = 629 – 11 (I) + 25 (peso atual) – 609 (O).

Paciente dependente de ventilação: GET = 1.784 – 11 (I) + 5 (peso atual) + 244 (S) + 239 (T) + 804 (Q).

I = idade (anos), O = obesidade (ausente = 0; presente = 1), S = sexo (masculino = 1; feminino = 0), T = trauma (ausente = 0; presente = 1), Q = queimadura (ausente = 0; presente = 1).

GET = gasto energético total.

Equação de Harris-Benedict

Homens: GEB = 66,5 + 13,8 × peso (kg) + 5 × altura (cm) – 6,8 × idade (anos).

Mulheres: GEB = 655,1 + 9,5 × peso (kg) + 1,8 × altura (cm) – 4,7 × idade (anos).

GEB = gasto energético basal.

Determinação das Necessidades Proteicas

O fornecimento adequado de proteínas é necessário para atenuar o catabolismo relacionado à doença, principalmente em pacientes críticos. Num estudo multicêntrico, Nicolo e cols. (2016) observaram que a administração de 80% da proteína prescrita está associada a uma menor taxa de mortalidade. Em outra pesquisa com 886 pacientes graves sob ventilação mecânica, Weijs e cols. (2012) concluíram que a meta mínima preestabelecida de 1,2 g/proteína/kg de peso corporal está associada a uma queda na mortalidade.

A Tabela 25.1 mostra as principais recomendações de proteína de acordo com as últimas diretrizes.

Tabela 25.1. Principais Recomendações de Proteína de acordo com a Condição Clínica

	Proteínas g/kg/dia	Considerações
Diten, 2011	0,8-1,0	Pacientes sem estresse metabólico ou falência de órgãos
	1,0-2,0	Pacientes com estresse metabólico
ASPEN, 2016	1,2-2,0	Pacientes adultos críticos, podendo ser maior em queimados e politraumatizados
ESPEN, 2009	1,3-1,5	Pacientes críticos

Fonte: Diten (Projeto Diretrizes em Terapia Nutricional, 2011); ASPEN (*American Society for Parenteral and Enteral Nutrition*, 2016); ESPEN (*European Society for Clinical Nutrition and Metabolism*, 2009).

■ Escolha da Via de Acesso para Terapia Nutricional Enteral e Parenteral

Dispositivos para Terapia Nutricional Enteral

A seleção de um dispositivo enteral requer uma avaliação do estado da doença do paciente, a anatomia do trato gastrointestinal, levando em consideração cirurgias prévias, as motilidades gástrica e intestinal e o tempo estimado de terapia.

A Figura 25.1 mostra um algoritmo para escolha do acesso enteral, de acordo com a previsão de tempo da terapia.

Dispositivos em Terapia Nutricional Parenteral

Na terapia nutricional parenteral (TNP) a escolha da via de acesso venoso será influenciada pela duração da terapia (curta ou longa), dos requerimentos nutricionais e da condição vascular do paciente.

A TNP de curta duração tem período de uso de até 15 dias, osmolaridade abaixo de 850 mOsm/L e pode ser infundida em cateter venoso periférico. As vantagens deste tipo de acesso são o baixo custo, os menores índices de complicações, comparado ao acesso venoso central, e uma punção venosa superficial rápida e segura.

Quando a previsão da TNP for de longa duração e/ou com necessidade de restrição de líquidos, opta-se por nutrição parenteral central. Neste caso podemos utilizar o cateter central de inserção periférica (PICC), o cateter venoso central não tunelizado ou central de curta permanência, o cateter venoso semi-implantado ou tunelizado, conhecidos como Broviac®, Hickman®, o cateter venoso totalmente implantado, sendo o mais conhecido o do tipo *porth-a-cath*, com indicação principal para quimioterapia e pouco utilizado para TNP.

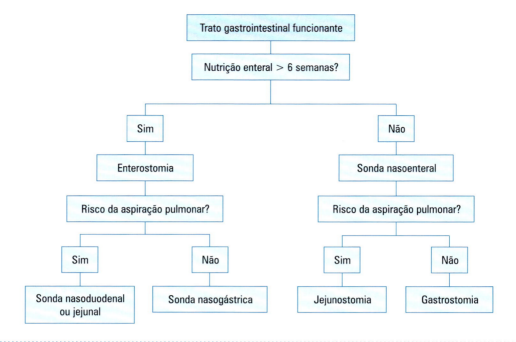

- **Figura 25.1** – Algoritmo para escolha de acesso enteral.
Fonte: Adaptado de Matsuba, 2009.

■ Monitoramento da Terapia Nutricional

O monitoramento do volume residual gástrico (VRG) não deve ser usado rotineiramente em pacientes sob ventilação mecânica, com o objetivo de prevenir pneumonia associada à ventilação (PAV).

A ASPEN recomenda que nas unidades de terapia intensiva (UTI) o protocolo de VRG na faixa de 200 a 500 mL seja direcionado à redução do risco de aspiração e a suspensão da dieta enteral não deverá ocorrer na vigência de VRG < 500 mL, desde que outros sinais de intolerância não sejam observados.

A Tabela 25.2 ilustra algumas complicações gastrointestinais da terapia nutricional enteral, suas possíveis causas e condutas.

Na terapia nutricional parenteral as principais complicações são: infecção do cateter, alterações metabólicas como hipoglicemia, hiperglicemia, hipocalemia e síndrome do roubo celular.

A ESPEN recomenda algumas condutas para diminuir o risco de infecção do cateter, como: uso preferencial de cateter monolúmen para administrar a nutrição parenteral, utilização de barreira máxima e de ultrassom durante a inserção do cateter. Nas complicações metabólicas, a síndrome de realimentação ou síndrome de roubo celular, considerada uma das mais graves, é caracterizada por alterações metabólicas que ocorrem em pacientes desnutridos graves ou em jejum prolongado submetidos à terapia nutricional excessiva

Tabela 25.2. Principais Complicações Gastrointestinais, Causas e Condutas

Gastrointestinais		
Complicação	**Causas**	**Intervenção de Enfermagem**
Náusea e vômitos	Infusão rápida de fórmulas enterais	Administração da dieta enteral por meio de infusão contínua a baixa velocidade com aumento gradativo considerando a tolerância do paciente
Distensão abdominal	Infusão rápida de fórmulas enterais, diminuição da capacidade de absorção, dieta resfriada	Administração de fórmulas enterais de forma contínua, com baixa velocidade de infusão e uso de bomba infusora, com aumento gradativo quando tolerado. Utilização de fórmulas enterais compostas de nutrientes hidrolisados
Obstipação	Diminuição do peristaltismo	Utilização de dietas ricas em fibras. Aumento no volume de hidratação
Obstipação	Desidratação	Avaliação do balanço hídrico, suplementando quando possível. Administração de água após a infusão da dieta enteral ou em intervalos programados, conforme orientação da EMTN
Diarreia	Uso de medicamentos (p. ex., antibióticos de amplo espectro, xaropes, prócinéticos)	Uso de protocolos de antibioticoterapia específicos e monitoração diária. Solicitação de avaliação clínica pelo Serviço de Controle de Infecção e Epidemiologia Hospitalar. Solicitação de cultura de fezes, conforme prescrição médica. Uso de probióticos
Diarreia	Infusão rápida da nutrição enteral em bolus ou intermitente	Uso de infusão contínua por bomba infusora

Fonte: Adaptado de Matsuba, 2009.

ou desequilibrada, seus sintomas estão relacionados com a diminuição de eletrólitos na corrente sanguínea.

Conclusão

Pacientes sob uso de ventilação mecânica possuem alto gasto energético e a terapia nutricional poderá evitar o consumo de massa magra, favorecendo o desmame ventilatório e recuperando o estado metabólico.

O alcance da meta calórico-proteica está também associado à menor taxa de morbimortalidade hospitalar.

Para que este objetivo seja alcançado é importante que a equipe de enfermagem conheça as metas terapêuticas e estabeleça um plano de cuidados procurando minimizar complicações e pausas inadequadas, otimizando a infusão da terapia.

Bibliografia Consultada

- Bankhead R, Boullata J, Brantley S, Corkins M, Guenter P, Krenitsky J, Wessel J. Enteral Nutrition Practice Recommendations. JPEN J Parenter Enteral Nutr. 2009;33:122-167.
- Barbas CS, Ísola AM, Farias AM et al. Recomendações brasileiras de ventilação mecânica 2013. Parte 2. Rev Bras Ter Intensiva. 2014;26(3):215-239.
- Ciosak SL, Matsuba CST, Silva MLT, Serpa LF, Poltronieri MJ. DITEN – Acessos para Terapia de Nutrição Parenteral e Enteral. Projeto Diretrizes – Associação Médica Brasileira e Conselho Federal de Medicina; 2011.
- Coppini LZ, Sampaio H, Marco D, Martini C. Recomendações Nutricionais para Adultos em Terapia Nutricional Enteral e Parenteral. In: Jatene FB; Bernardo WM. Projeto Diretrizes, volume IX. São Paulo: Associação Médica Brasileira; Brasília, DF: Conselho Federal de Medicina, 2011.
- Figueiredo LP. Complicações da Terapia Nutricional Enteral (TNE) e fatores associados em pacientes hospitalizados. [dissertação]. São Paulo: Escola de Enfermagem, Universidade de São Paulo; 2011.
- Guidelines for the Provision and Assessment of Nutrition Support Therapy in the Adult Critically Ill Patient: Society of Critical Care Medicine (SCCM) and American Society for Parenteral and Enteral Nutrition (ASPEN).
- Khalid I, Doshi P, DiGiovine B. Early Enteral Nutrition and Outcomes of Critically Ill Patients Treated With Vasopressors and Mechanical Ventilation. American Journal of Critical Care. 2010;19:261-268.
- Neto OCLF, Calixto-Lima L, Gonzalez MC, Esperidião-Antonio V, Carneiro MC. Vias de Acesso em Nutrição Parenteral. In: Calixto-Lima L et al. Manual de nutrição parenteral. Rio de Janeiro: Editora Rubio; 2010.
- Nicolo M, Heyland DK, Chittams J, Sammarco T, Compher C. Clinical Outcomes Related to Protein Delivery in a Critically Ill Population: A Multicenter, Multinational Observation Study. JPEN J Parenter Enteral Nutr. 2016;40(1):45-51.
- Norberto Z, Singer P. Avaliação das Necessidades Energéticas: Métodos e Limitações. In: Toledo D, Castro M. Terapia Nutricional em UTI, Rio de Janeiro: Editora Rubio; 2015. p. 31-39.
- O'Leary-Kelley CM, Puntillo KA, Barr J, Stotts N, Douglas MK. Nutritional Adequacy in Patients Receiving Mechanical Ventilation Who. Am J Crit Care. 2005;14:222-231.
- Pereira LCM, Coelho SC, Lima LC, Peixoto JCMS, Gagliardo LC. Conceitos, Indicações e Contraindicações em Nutrição Parenteral. In: Calixto-Lima L, Abrahão V, Auad GRV, Coelho SC, Gonzalez MC, Silveira SRL. Manual de nutrição parenteral. Rio de Janeiro: Editora Rubio; 2010. p. 11-21.
- Pittiruti M, Hamilton H, Biffi R, MacFie J, Pertkiewicz M. Espen Guidelines on Parenteral Nutrition: Central Venous Catheters (access, care, diagnosis and therapy of complications). Clin Nutr. 2009;28:365-77.
- Poltronieri MJA. Dispositivos para Terapia Nutricional Enteral. In: Matsuba CST, Magnoni D. Enfermagem em Terapia Nutricional. São Paulo: Sarvier; 2009.
- Singer P et al. ESPEN Guidelines for adult parenteral nutrition: Intensive care. Clin Nutr. 2009;28(4):387-400.
- Waitzberg DL, Caiaffa WT, Correia MI. Hospital malnutrition: the Brazilian national survey (IBRANUTRI): a study of 4,000 patients. Nutrition. 2001;17(7):573-80.
- Weijs PJ, Stapel SN, de Groot SD, Driessen RH, Jong E, Girbes AR, Beishuizen A. Optimal Protein and Energy Nutrition Decreases Mortality in Mechanically Ventilated Critically Ill Patients: A Prospective Observational Cohort Study. JPEN J Parenter Enteral Nutr. 2012;36(1):60-8.

capítulo 26

Materiais e Equipamentos Utilizados em Pacientes com Ventilação Mecânica

- Priscila Sandri
- Hélio Penna Guimarães
- José Benedito Morato

■ Introdução

Basicamente os materiais e equipamentos utilizados na ventilação mecânica giram em torno do ventilador mecânico e seus acessórios.

Atualmente, os ventiladores são microprocessados, uma fonte de pressão positiva insufla os pulmões do paciente por meio de uma máscara, um tubo endotraqueal ou uma traqueostomia. A pressão nos pulmões aumenta proporcionalmente ao volume do gás administrado. O gás é exalado através de uma via de exalação na qual a pressão é renovada. O objetivo dos ventiladores pulmonares é prover suporte respiratório, seja temporário, completo ou parcial, a pacientes com insuficiência respiratória devida a fatores como doenças, anestesia, alterações congênitas, permitir descanso dos músculos respiratórios etc.

Componentes do Ventilador Mecânico

O universo de partes, acessórios e insumos utilizados com os ventiladores pulmonares depende das características de cada equipamento, porém os mais habituais são:

Circuito do Paciente

Denomina-se circuito do paciente o conjunto de partes e tubos que saem do ventilador e levam gás respiratório em direção ao paciente, a partir da peça Y até a válvula expiratória (Figura 26.1).

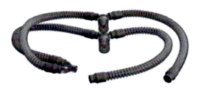 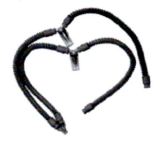

■ **Figura 26.1** – Circuitos respiratórios.
Fonte: BIT – Boletim Informativo de Tecnovigilância, Brasília-DF, nº 03, 2011.

■ **Válvulas Reguladoras de Pressão**

As válvulas reguladoras de pressão são os elementos que fazem a regulação da pressão na entrada do ventilador, bem como dos gases entregues ao paciente.

Os gases são fornecidos por meio de cilindros individuais ou redes de distribuição ligadas à central de ar comprimido e oxigênio, que disponibiliza os gases medicinais a uma pressão normalmente compreendida na faixa de 6 a 8 kgf/cm². A válvula reguladora de entrada reduz a pressão para a faixa de 3,5 kgf/cm², que é o valor nominal empregado pela maioria dos ventiladores (Figura 26.2).

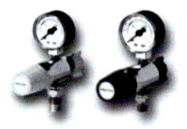

■ **Figura 26.2** – Válvulas reguladoras de ar comprimido (amarela) e oxigênio (verde).
Fonte: anvisa.gov.br/base/visadoc/REL/REL%5B24865-1-2%5D.PDF. Acessado em: 20 mai 2014.

Mangueiras de Gases

Os componentes de gases são essenciais para o adequado funcionamento do ventilador mecânico. Cada marca e modelo de ventilador mecânico tem suas particularidades, porém a maioria utiliza duas mangueiras (uma de ar comprimido, Figura 26.3, e outra de oxigênio, Figura 26.4) conectadas ao ventilador e a válvulas reguladoras conectadas à régua de gases de cada leito hospitalar.

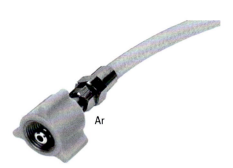

■ **Figura 26.3** – Mangueira de ar comprimido: conexão entre a rede de ar comprimido e o ventilador mecânico.
Fonte: anvisa.gov.br/base/visadoc/REL/REL%5B24865-1-2%5D.PDF. Acessado em: 24 mai. 2016.

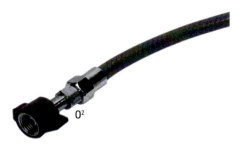

■ **Figura 26.4** – Mangueira de oxigênio: conexão entre a rede de oxigênio e o ventilador mecânico.
Fonte: anvisa.gov.br/base/visadoc/REL/REL%5B24865-1-2%5D.PDF. Acessado em: 24 mai. 2016.

Filtro de Bactérias e Filtros Trocadores de Calor e Umidade (HME)

O filtro de bactérias é usado para elevar a qualidade do ar entregue ao paciente e tem como objetivo evitar a contaminação bacteriológica do paciente. Deve ser o último componente a ser conectado antes do circuito das vias aéreas do paciente.

Os filtros umidificadores constituem-se em dispositivos colocados entre o tubo endotraqueal/traqueostomia e o conector em "Y" do circuito do ventilador. Esses filtros são umidificadores de ação passiva, cujo princípio de funcionamento é o vazamento do vapor de água e calor proveniente do ar expirado num reservatório de grande superfície interna, mas com pouco volume e com várias membranas finas em paralelo que obrigam o ar expirado a se desacelerar e se chocar contra uma superfície tratada, favorecendo a condensação. O calor e a umidade são devolvidos na inspiração seguinte, com a passagem de gás em sentido contrário, preservando assim os níveis de água e o aquecimento das vias aéreas do paciente.

Tem como vantagens a redução da perda e da condensação de água no circuito, o baixo custo, a facilidade de uso, o papel-filtro microbiológico e a não utilização de energia (Figura 26.5).

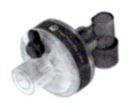 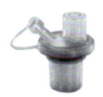 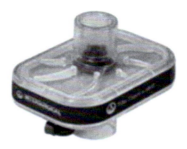

■ **Figura 26.5** – Filtro trocador de calor e umidade (com ou sem filtro bacteriano).
Fonte: BIT – Boletim Informativo de Tecnovigilância, Brasília-DF, nº 03, 2011.

Umidificador

O umidificador (Figura 26.6) é acoplado à saída do ventilador para acrescentar vapor d'água ao gás inspirado pelo paciente. É projetado para produzir quantidade máxima de vapor de água com quantidade mínima de partículas d'água.

É necessário porque a ventilação de pacientes por período prolongado com ar comprimido, ou gases de cilindro, e em salas com ar condicionado, gera secreções brônquicas e alveolares mais secas que o normal. A formação de secreções solidificadas pode afetar a resistência das vias aéreas ao fluxo gasoso.

A umidificação é feita com água destilada estéril e de preferência desmineralizada, que deve ser trocada periodicamente para evitar contaminação, de acordo com as normas de cada unidade.

Uma alternativa ao uso de umidificadores são os filtros trocadores de calor e umidade (HME). Deve-se escolher entre umidificadores ou HME, nunca utilizá-los simultaneamente.

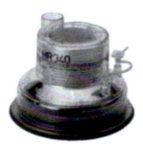 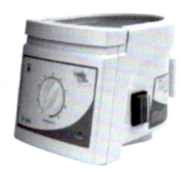

■ **Figura 26.6** – Copo umidificador e base aquecida.
Fonte: BIT – Boletim Informativo de Tecnovigilância, Brasília-DF, nº 03, 2011.

Traqueinha

A traqueinha (Figura 26.7) é utilizada para melhorar a mobilidade da conexão entre o Y e a prótese traqueal.

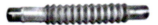

■ **Figura 26.7** – Expansão ou traqueinha.
Fonte: Internet.

Conexão em Y

A conexão em Y (Figura 26.8) será conectada à cânula ou à traqueostomia do paciente e permite a junção dos seus ramos inspiratório e expiratório.

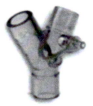

■ **Figura 26.8** – Conexão em Y.
Fonte: Internet.

Coletor de Água

O coletor de água (Figura 26.9) é o reservatório para a coleta da água precipitada no circuito do paciente. Necessário quando utilizamos umidificador aquecido. Não confundir com nebulizador.

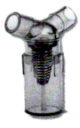

■ **Figura 26.9** – Coletor de água.
Fonte: Internet.

Sensores de Fluxo

Os sensores de fluxo (Figura 26.10) são transdutores que captam os dados gerados em cada ciclo respiratório. Permitem a monitoração do fluxo, o volume corrente e a pressão na via aérea. Em alguns ventiladores o transdutor de fluxo deve ser conectado entre a prótese traqueal (tubo orotraqueal ou traqueostomia) e o Y do circuito do ventilador. Cada ventilador tem o seu modelo próprio. Na Figura 26.10são mostrados alguns dos diversos modelos existentes.

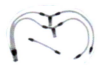
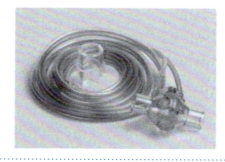
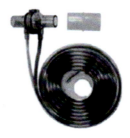

■ **Figura 26.10** – Sensores de fluxo.
Fonte: Internet.

Tubo T

A conexão em T (Figura 26.11) é utilizada quando há necessidade de realizar nebulização. Lembramos que alguns ventiladores (ver fabricante) disponibilizam conexões próprias e não necessitam do tubo T.

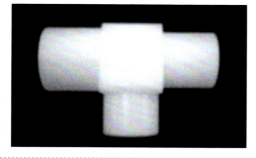

■ **Figura 26.11** – Conexão em T.
Fonte: Internet.

Bibliografia Consultada

- ACLS – Advance Cardiologic Life Support – Disponível em: http://acls.com.br/. Acessado em: 23 abr. 2014.
- ANVISA – Agência Nacional de Vigilância Sanitária – Disponível em: anvisa.gov.br/base/visadoc/REL/REL%5B24865-1-2%5D.PDF. Acessado em: 20 mai. 2014.
- Carvalho C, Toufen C, Aires S. Ventilação mecânica: princípios, análise gráfica e modalidades ventilatórias. III Consenso Brasileiro de Ventilação Mecânica. Jornal Brasileiro de Pneumologia. 2007;33(Supl. 2):S54-S70.
- Chi A, Dias J. Sistemas de Apoio à Decisão Utilizados em Ventilação Mecânica. Pontifícia Universidade Católica do Paraná; 2005.
- Fornazier C, Trindade E, Hoslbah LR et al. BIT – Boletim Informativo de Tecnovigilância, Brasília-DF, nº 03, 2011.
- Manual de Operação rev. C. Dixtal DX320.
- Paschoal IA, Villalba WO, Pereira MC. Insuficiência respiratória crônica nas doenças neuromusculares: diagnóstico e tratamento. J Bras Pneumol. 2007;33(1):81-92.
- Tobin MJ. Mechanical Ventilation. N Engl J Med. 1994;330:1056-106.

capítulo 27

Preparando o Ventilador para Uso

- Priscila Sandri
- Hélio Penna Guimarães
- José Benedito Morato

■ Introdução

O operador dos ventiladores pulmonares pode ser o profissional médico ou o fisioterapeuta, de acordo com a aplicação do equipamento e a rotina de cada instituição.

A montagem do ventilador mecânico pulmonar, na maioria dos serviços de saúde, cabe ao fisioterapeuta. Podendo também ser papel da equipe de enfermagem ou médica em poucos locais.

Saber a exata da montagem do ventilador e como colocá-lo em funcionamento é de suma importância para o funcionamento adequado, otimizado e eficiente de uma UTI ou pronto-socorro.

Materiais Adequados para a Preparação do Ventilador Mecânico

- Um ventilador completo.
- Um circuito para respirador com peça Y.
- Uma traqueinha.
- Um copo de umidificação e extensão ou um filtro HME.
- Uma válvula reguladora de pressão de oxigênio.
- Uma válvula reguladora de pressão de ar comprimido.
- Uma luva de procedimento para montagem do circuito.
- Um pacote de gaze estéril, para oclusão do circuito até ele ser utilizado.
- Uma etiqueta para identificação da data de montagem/troca.

Preparação do Ventilador

- Lavar as mãos, reunir todo o material necessário e colocá-lo em local acessível.
- Calçar as luvas.
- Conectar aparelho a uma rede elétrica.
- Verificar a necessidade e posicionar as válvulas reguladoras de pressão para conectar mangueiras de gases (ar comprimido e oxigênio) na rede de gases ou cilindros.

- Montar o circuito de forma asséptica.
- Ligar o respirador e realizar teste de funcionamento. Os equipamentos microprocessados possuem o recurso de autodiagnóstico ou autoteste, que deve ser executado após a montagem do circuito ventilatório do paciente com um pulmão-teste e após liberar o ventilador para a utilização.
- Proteger a saída do paciente com gaze estéril, até a utilização.
- Colocar água no copo umidificador até o limite ideal de uso ou instalar filtro HME.
- Ajustar os alarmes de acordo com os parâmetros a serem utilizados pelo paciente.
- Conectar o circuito à cânula do paciente de forma adequada e entre a cânula e a peça Y inserir a traqueinha.
- Identificar a data, a hora e a pessoa que realizou a montagem em etiqueta específica.

Abaixo um fluxograma para melhor entendimento da montagem do ventilador:

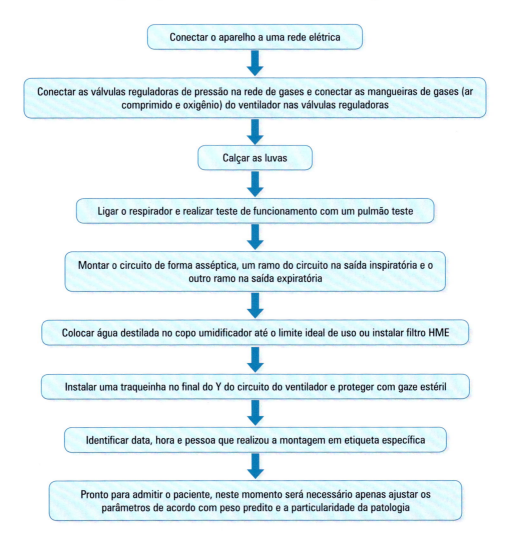

Preparando o Ventilador para Uso

Bibliografia Consultada

- ACLS – Advance Cardiologic Life Support – Disponível em: http://acls.com.br/. Acessado em: 23 abr. 2014.
- ANVISA – Agência Nacional de Vigilância Sanitária – Disponível em; anvisa.gov.br/base/visadoc/REL/REL%5B24865-1-2%5D.PDF. Acessado em: 20 mai. 2014.
- Carvalho C, Toufen C, Aires S. Ventilação mecânica: princípios, análise gráfica e modalidades ventilatórias. III Consenso Brasileiro de Ventilação Mecânica. Jornal Brasileiro de Pneumologia. 2007;33(Supl 2):S54-S70.
- Chi A, Dias J. Sistemas de Apoio à Decisão Utilizados em Ventilação Mecânica. Pontifícia Universidade Católica do Paraná; 2005.
- Fornazier C, Trindade E, Hoslbah LR et al. BIT – Boletim Informativo de Tecnovigilância, Brasília-DF, nº 03, 2011.
- Manual de Operação rev. C. Dixtal DX320.
- Paschoal IA, Villalba WO, Pereira MC. Insuficiência respiratória crônica nas doenças neuromusculares: diagnóstico e tratamento. J Bras Pneumol. 2007;33(1)81-92.
- Tobin MJ. Mechanical Ventilation. N Engl J Med. 1994;330:1056-106.

capítulo 28

Suporte Emocional e Comunicação ao Paciente em Ventilação Mecânica

- Rafael Trevizoli Neves

"E durmo, a meu modo, sem sono nem repouso, esta vida vegetativa de suposição."
(Fernando Pessoa, O Livro do Desassossego)

As Unidades de Terapia Intensiva surgiram na década de 1950 no mundo e, especificamente no território nacional, a partir da década de 1970 e caracterizam-se por prestar atendimento a pacientes graves e críticos, que necessitam de suporte contínuo, especializado e ininterrupto para o restabelecimento de sistemas orgânicos e estabilização de sinais vitais.

A experiência de internação em uma UTI mobiliza sentimentos extremos, como quadros ansiosos, comportamentos agressivos e apatia, reações emocionais decorrentes do sentimento de desamparo, solidão e medo da morte que comumente são suscitados nesse ambiente. Para além das questões relacionadas com a ameaça à vida despertadas pelo adoecimento, elementos do cotidiano dessa unidade estão na raiz das manifestações emocionais apresentadas pelos pacientes. A conexão por tubos e cateteres a maquinários diversos, alterações no ciclo sono-vigília em decorrência da movimentação e poluição sonora e visual, afastamento e isolamento dos referenciais cotidianos e suporte familiar, exames e procedimentos invasivos, dor, estresses respiratório e privação de água e alimentos são apontados como desencadeadores de sofrimento emocional.

A crescente população de doentes críticos sobreviventes ao período em uma UTI frequentemente vivencia prejuízos físicos e na saúde mental, sendo comum a presença de transtornos ansiosos (15-28%), depressivos (32%) e transtorno de estresse pós-traumático (TEPT) em decorrência da constante ameaça à vida experimentada em tal contexto. Estudos apontam que as memórias do período de internação em UTI mantêm-se até 5-10 anos após a alta hospitalar.

Em uma metanálise, os autores identificaram uma taxa de prevalência de sintomas de TEPT entre 4-65%, com média de 20% entre os pacientes após 1-6 meses de alta da UTI, taxa comparável aos sobreviventes de combates de guerra. Os principais fatores de risco associados à emergência do quadro foram antecedentes psicopatológicos, prescrição de benzodiazepínicos, transtornos psicopatológicos após alta da unidade (p. ex., ansiedade, depressão e uso de substância) e memórias iniciais de experiências amedrontadoras (p. ex., alucinações, delírios e pesadelos).

Memórias irreais ou delirantes do período de UTI são comuns e podem ocorrer entre 26-75% dos pacientes após alta, estando relacionadas com sintomas de TEPT, ansiedade e depressão, além de prolongado tempo de internação e maior tempo de dependência de ventilação mecânica. Essa modalidade de rememoração comumente mistura elementos reais e imaginários, como dispneia, sensação de pânico e dor, e tem como conteúdos principais sentir-se prisioneiro, sentir-se asfixiado e sentir-se em um mundo estranho. De acordo com Guttormson, falar sobre tais memórias delirantes é algo importante para essa população, tanto durante o período na unidade quanto no pós-alta, podendo minimizar a emergência de alguns transtornos psicopatológicos.

Entre as experiências descritas como mais traumáticas e emocionalmente perturbadoras na UTI está o uso de ventilação mecânica. Pacientes com suporte ventilatório por mais de 48 horas referem conseguir se lembrar do tubo endotraqueal, da incapacidade de falar, da tensão e angústia vivenciadas e da sensação de não ter controle sobre si e sobre o ambiente ao seu redor, descrevendo esse procedimento como o mais inumano vivenciado durante o tratamento. Mesmo quando traqueostomizados, importantes formas de sofrimento emocional são relatadas, principalmente aquelas relacionas às dificuldades de comunicação.

Inicialmente, retomaremos as principais fontes de desconfortos e seus efeitos na saúde mental do paciente em ventilação mecânica, de modo geral. Abordaremos, a seguir, as peculiaridades encontradas nos pacientes em uso de tubo endotraqueal e em pacientes traqueostomizados, bem como os desdobramentos da ventilação mecânica nos familiares. As estratégias de enfrentamento utilizadas pelos pacientes e o papel da equipe multiprofissional no suporte emocional serão discutidos. Encerrando o capítulo, trabalharemos o desafio da comunicação e a comunicação alternativa e ampliada (CAA).

■ Ventilação Mecânica e Sofrimento Emocional

Grande parte dos pacientes internados em UTI necessita de suporte ventilatório mecânico, uma experiência que pode gerar sequelas emocionais significativas em decorrência da dificuldade de comunicação, ansiedade, dispneia, alterações na autoimagem, dor, desconforto e alterações no sono que esse procedimento impõe ao paciente.

Estudos explorando a percepção dos pacientes sobre o uso de suporte ventilatório artificial começaram a aparecer no começo da década de 1970, salientando a natureza estressora dessa experiência, comumente descrita como amedrontadora e traumática em decorrência dos procedimentos técnicos e equipamentos envolvidos.

De acordo com a literatura, pacientes que se utilizaram de ventilação mecânica durante uma internação hospitalar têm aumento significativo na chance de desenvolvimento de transtornos de humor e transtornos ansiosos nos 3 primeiros meses após alta hospitalar.

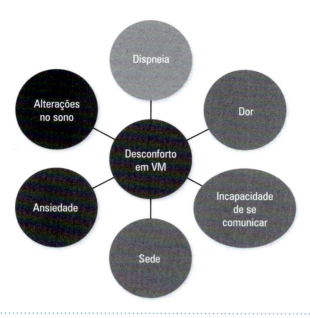

■ **Figura 28.1 –** Principais razões de desconfortos em pacientes em ventilação mecânica. Fonte: Schmidt *et al.*, 2014.

No estudo realizado por Jubram e cols., 42% dos pacientes que tiveram tempo prolongado de ventilação mecânica (> 96 horas) apresentaram transtornos depressivos, o que afetou o próprio processo de desmame ventilatório.

Um dado interessante levantado por Wunsch e cols. é que 59,2% pacientes sobreviventes de UTI não cirúrgica que necessitaram de suporte ventilatório tinham história de diagnóstico psiquiátrico prévio, em geral transtornos de humor, até 5 anos antes da hospitalização, o que pode estar relacionado com as doenças crônicas que essa população possui e que predispõem às internações recorrentes. Essa população, em especial, tem maiores chances de desenvolver ou piorar distúrbios psicopatológicos.

Da Desorganização à Adaptação – o Impacto do Uso da Ventilação Mecânica

Estudos qualitativos com relatos dos pacientes sobre os sentimentos despertados pelo uso da ventilação mecânica são menos presentes na literatura, contudo revelam dados valiosos sobre a experiência subjetiva e as necessidades emocionais que esse procedimento suscita, conforme as revisões realizadas por Tsay e cols. e Flinterud e Andersched.

A experiência de tornar-se dependente de respirador artificial é descrita pelos pacientes como algo inesperado e aterrorizante, sendo comum o sentimento de perda de controle sobre a própria vida, confusão ou não compreensão de sua situação, perda da capacidade de comunicação, frustração e raiva. Os medos da morte e do desconhecido, as incertezas quanto ao futuro e quanto ao ambiente em que se encontram dificultam a capacidade do paciente de relaxar e dormir, o que aumenta o sofrimento emocional. Reflexões sobre o sentido da vida e a possibilidade de sobrevivência na dependência de outros ou de máquinas são comuns, uma vez que o uso da tecnologia gera sentimentos de vulnerabilidade e disautonomia.

A incapacidade súbita de comunicação verbal desperta medo e vergonha, além de sentimentos de desconfiança e apreensão, uma vez que fica limitada a possibilidade de esclarecimento de mal-entendidos e a clarificação do sentido e objetivo de exames, procedimentos e intervenções, o que pode levar a perturbações na relação paciente-equipe. É comum, ainda, a experiência de desorientação temporal e espacial e de desconexão com a realidade, com sensações de isolamento, solidão e desamparo.

De acordo com a literatura, pacientes relatam que se tornam estrangeiros dentro de seus próprios corpos em decorrência das alterações de sua autoimagem e perda do senso de integridade corporal, o que pode despertar apatia, perda de sentido da vida e outros sintomas depressivos. É comum a expansão dos limites corporais, incorporando o maquinário ao redor e fazendo com que o ventilador passe a ser entendido como novo "órgão", o que pode resultar em dependência não apenas física, mas também emocional do dispositivo.

Agitação, Sedação e Ventilação Mecânica

A ventilação mecânica por tubo endotraqueal é rememorada por mais de 20% dos pacientes que necessitaram desse procedimento e descrita como moderada-extremamente incomodante por 66% deles, sobretudo em decorrência da incapacidade de comunicação (90%), sede (87%), dor durante aspiração (82%), dor relacionada ao tubo (78%) e complicações na deglutição (77%), ressaltando o caráter estressante do suporte ventilatório, o que pode resultar em períodos de agitação.

A agitação em ventilação mecânica é associada a desfechos piores, maior período de estadia na UTI e maior tempo de ventilação mecânica, além de maior probabilidade de extubação espontânea, podendo ocorrer entre 42-71% dos pacientes críticos.

Em estudo sobre fatores de risco de agitação no contexto de UTI, Burk e cols. identificaram preditores pré-admissionais (histórico de uso de substância aumenta 2,5 vezes a probabilidade de agitação), relacionados ao quadro clínico (funcionalidade respiratória e disfunção no sistema nervoso central) e ambientais (uso de contenção mecânica aumenta em 3,5 vezes a probabilidade de períodos de agitação). A duração da ventilação mecânica também foi identificada como preditora de episódios de agitação, com aumento da probabilidade em até 41 vezes.

A ansiedade pode ser definida como estado constante de apreensão, com aumento da tensão motora e das atividades autonômicas e geralmente é correlata da agitação. É um dos sintomas mais comuns no paciente em ventilação mecânica e pode trazer uma série de riscos à saúde do doente crítico em decorrência do aumento da frequência respiratória e da estimulação miocárdica. A ansiedade pode aumentar, assim, a sensação de dispneia e, bidirecionalmente, ser produto da percepção de dificuldades na respiração. Quando se torna crônica pode afetar o desmame ventilatório.

A sedação é uma estratégia farmacológica utilizada para redução da ansiedade e do sofrimento físicos suscitados pelo ambiente de UTI e das intervenções decorrentes da internação nessa unidade. De fato, é elemento vital na habilitação do suporte ventilatório aos pacientes, minimizando a dor e o desconforto decorrentes do procedimento. Contudo, conforme discutido anteriormente, a prescrição de sedativos, principalmente benzodiaze-

Tabela 28.1. Preditores de Agitação em Adultos em UTI.		
Pré-admissionais	**Admissionais**	**24 Horas Antes do Episódio**
Histórico uso de substâncias ilícitas	Funcionalidade respiratória	Dor
Diagnóstico psiquiátrico	Disfunções no sistema nervoso central	Uso de contenção mecânica
	Uso de contenção mecânica	Tempo de ventilação mecânica
		Uso de cateter genitourinário
Fonte: Buck et al., 2014.		

pínicos, é considerada fator de risco para a geração de memórias delirantes e transtornos psiquiátricos, como o TEPT.

Estudos recentes demonstram que pacientes menos sedados e mais conscientes, ao contrário do que se supunha anteriormente, conseguem construir memórias mais factuais da experiência de intubação e internação na UTI, fator protetivo do desenvolvimento de memórias delirantes e, dessa forma, apresentam menos sintomas psicopatológicos após alta da unidade.

De modo geral, a maioria dos preditores de agitação são modificáveis, sendo preconizados nos *guidelines* de manejo de dor, agitação e *delirium* em terapia intensiva a limitação do uso de contenção mecânica, menores níveis de sedação e extubação assim que possível. Outras intervenções apontadas são as não farmacológicas e incluem o toque empático, o estabelecimento de estratégias de comunicação que permitam o reconhecimento e resposta da equipe ante as necessidades do paciente, música e técnicas de relaxamento.

Chlan e Savik salientam que, apesar da crença de que com o tempo e o ajustamento do paciente à rotina da UTI e à ventilação mecânica, os sintomas ansiosos vão diminuindo, os padrões ansiosos são altamente individuais e variáveis, podendo oscilar durante todo período da internação, sendo necessária a desmistificação dessa crença e atenção constante da equipe assistencial às manifestações emocionais do paciente.

O Paciente Traqueostomizado e o Desmame Ventilatório

Quando o paciente necessita de um prolongamento do tempo em ventilação mecânica, habitualmente é submetido à traqueostomia, o que pode minimizar o desconforto do suporte ventilatório, uma vez que retira o tubo da cavidade oral, mas cria outros empecilhos, principalmente no campo da comunicação. Os principais benefícios da traqueostomia incluem redução do dano traqueal, oral e laríngeo, melhora na respiração, aceleração do desmame, redução da necessidade de sedação, diminuição das taxas de morbimortalidade e diminuição do tempo de UTI.

As principais fontes de sofrimento apontadas pelos pacientes traqueostomizados incluem dor, fadiga, tosses frequentes, sede e sentimentos ansiosos e depressivos relacionados às sensações de desamparo, medo e incerteza quanto ao futuro, decorrentes da alteração da imagem corporal e dos prejuízos significativos na comunicação.

É comum a fantasia entre os profissionais da saúde de que a traqueostomia promove mais conforto e mitiga as fontes de sofrimento emocional, contudo estudos recentes demonstram que sintomas ansiosos não sofrem alterações significativas com o procedimento e constata-se até aumento na prescrição de sedativos após a intervenção. Aparentemente, a traqueostomia é potencialmente muito mais física e psicologicamente traumática do que se acredita.

Como ressaltado por Beckenridge, Chlan e Savik, as dificuldades de comunicação com o paciente em ventilação mecânica fazem com que a equipe assistencial muitas vezes presuma sentimentos, pensamentos e angústias, o que obstaculiza a identificação e o tratamento de fontes de sofrimento emocional mais próximas e apropriadas às necessidades dos pacientes.

Um dos desafios encontrados pelo paciente traqueostomizado é o desmame ventilatório. O desmame da ventilação mecânica pode ser definido como o processo pelo qual o paciente retoma a respiração espontânea, prescindindo do suporte ventilatório artificial. A maioria dos pacientes alcança os resultados desejados em até 7 dias após o início da ventilação mecânica, contudo 20-30% vivenciam falhas repetidas nesse processo. Estudos apontam que 42% dos pacientes em processo diário de desmame possuem transtornos depressivos e 12% acabam desenvolvendo sintomas associados ao TEPT após o desmame, além da alta prevalência de sintomas ansiosos.

A tentativa de desmame sem sucesso pode ser vivenciada como uma experiência aversiva, em decorrência da carga de sensações subjetivas como medo, ansiedade e apreensão, bem como das respostas fisiológicas objetivas como modificação da frequência cardíaca, transpiração e dificuldades na respiração, que desperta. Dessa forma, é comum que a cada tentativa fracassada de desmame, o paciente desenvolva mais medo, angústia e preocupação – i. e., ansiedade antecipatória –, alterando seus parâmetros fisiológicos, o que dificulta ainda mais o processo.

Como apontado anteriormente, além dos sintomas ansiosos, sintomas depressivos clinicamente significantes podem dificultar o processo de desmame ventilatório. Jubram e cols. identificaram que o paciente com transtornos depressivos tem três vezes mais probabilidade de falhar nas tentativas de desmame, duplicando o tempo de permanência do suporte ventilatório, provavelmente em decorrência da apatia, do desânimo e da baixa motivação que esse distúrbio emocional provoca.

Enquanto os sintomas ansiosos são associados principalmente à dificuldade de comunicação e à percepção das alterações fisiológicas decorrentes do processo de desmame, os fatores de risco apontados pela literatura para o desenvolvimento de transtornos depressivos em pacientes que estão retomando a respiração espontânea incluem episódios de insuficiência respiratória aguda, alto índice de comorbidades, baixa funcionalidade prévia e diagnóstico psiquiátrico anterior.

Ventilação Mecânica e a Família

Estudos sobre o impacto emocional nos familiares de pacientes em uso de ventilação mecânica encontram menor espaço na literatura, mas também fornecem importantes elementos para o cuidado do paciente. Os familiares provêm suporte substancial ao paciente no processo de recuperação e reabilitação, estando sujeitos a estresse físico e sobrecarga emocional, habitualmente expressos em sintomas ansiosos, depressivos, TEPT e luto complicado.

O estudo realizado por Choi e cols. constatou a presença de sintomas depressivos clinicamente significativos em 23% dos familiares cuidadores, 1 ano após a alta do paciente da UTI. Quando considerados familiares de pacientes que faleceram durante o suporte intensivo, 27% desenvolveram transtorno depressivo maior; 10%, o transtorno de ansiedade generalizada e 10%, TEPT ou transtorno do pânico.

Os fatores associados à maior sintomatologia depressiva em familiares cuidadores de pacientes que utilizaram suporte ventilatório durante internação em UTI dividem-se em características do paciente e de seu quadro clínico e características dos familiares, conforme a Tabela 28.2.

Tabela 28.2. Fatores Associados à Maior Sintomatologia Depressiva em Familiares Cuidadores de Pacientes que Utilizaram Suporte Ventilatório Durante Internação em UTI

Características do Paciente	Características dos Familiares
• Idade avançada	• Sexo feminino
• Maior número de comorbidades	• Menor idade
• Maior tempo de UTI	• Filhos adultos do paciente
• Problema respiratório como diagnóstico primário	• Problemas financeiros
• Maior comprometimento funcional	

Fonte: Choi et al., 2012.

Suporte Emocional e Estratégias de Enfrentamento dos Pacientes em Ventilação Mecânica

Segundo Tsay e cols., a primeira reação do paciente ao perceber-se ligado ao dispositivo de ventilação mecânica é procurar informações sobre o que está acontecendo, sendo imprescindível a presença da equipe assistencial nesse momento, de modo a perceber as necessidades do paciente e fornecer as principais informações sobre sua condição clínica e ambiente de tratamento.

De modo geral, as estratégias de enfrentamento do paciente às restrições e limitações impostas pelo uso da ventilação mecânica concentram-se em cinco tipos: 1) manutenção de expectativas e crenças positivas; 2) participação ativa na realidade ao seu redor e tratamento; 3) construção de canais de comunicação; 4) sustentação da identidade e 5) encarar o desafio do desmame ventilatório.

Tolerância às frustrações e perseverança são os dois recursos de enfrentamento descritos pelos pacientes como importantes no processo de ajustamento ao respirador artificial, mantendo a esperança na recuperação. Outra estratégia utilizada é a apropriação do próprio corpo, dos elementos do tratamento e do ambiente, tornando-se mais conscientes, participativos e cooperativos, resgatando o senso de controle sobre si e a autonomia.

A construção de vias alternativas de comunicação, seja para comunicação com a equipe e melhor compreensão de sua condição clínica e do projeto terapêutico, seja para expressão de seus pensamentos e sentimentos, favorece o empoderamento do paciente e é o recurso de enfrentamento mais importante nessa população. Deteremo-nos nesse tópico mais adiante, retomando a importância da comunicação nas relações e seu papel no cuidado do paciente em ventilação mecânica.

O resgate e a manutenção da identidade ou pelo menos de traços dela, como por exemplo o papel social, a posição familiar, os *hobbys*, as preferências alimentares e atividades de lazer, compõem outra estratégia de enfrentamento aos sentimentos de desamparo, perda de controle sobre si e perda do sentido da vida entre os pacientes em suporte ventilatório artificial.

Por fim, quando começam a prescindir do uso do ventilador, os pacientes revelam dificuldade na respiração e receio quanto ao fato de não serem capazes de respirar novamente, elementos relacionados à "dependência emocional" da ventilação mecânica. Como resultado, é comum o aparecimento de sentimentos de medo, frustração e depressão durante o processo de desmame ventilatório.

A relação entre o paciente e seus entes significativos (familiares, amigos), bem como com a equipe de saúde, é componente essencial no manejo dos sentimentos negativos como medo, frustração e apatia, resgatando a esperança e promovendo o encorajamento para a recuperação. A paciência e a empatia são elementos imprescindíveis no suporte emocional ao paciente em ventilação mecânica.

A abordagem das necessidades psicossociais do paciente em ventilação mecânica em UTI demanda uma articulação interdisciplinar, em decorrência de sua complexidade. É imprescindível que, no cuidado centrado no paciente, enfermeiros, técnicos de enfermagem, fisioterapeutas, nutricionistas, fonoaudiólogos, médicos, farmacêuticos e psicólogos estejam unidos promovendo o cuidado integrado.

De acordo com Nilsen e cols., o suporte interpessoal acolhedor e encorajador, que pode ser exercido por qualquer profissional da equipe de saúde, inclui:

- *compartilhar*: oferecer ao paciente algo que melhore seu bem-estar, para além dos remédios ou tratamentos prescritos;
- *elogiar*: comentários que sinalizem aprovação e reconhecimento do esforço do paciente;
- *contato visual e próximo*: aproximar-se para falar, olhando para o paciente, podendo utilizar-se de contato físico;
- *polidez*: utilização de expressões como "Com licença", "Por favor", agradecendo a colaboração do paciente;
- *informações preparatórias*: fornecer informações antes da realização de procedimentos, podendo incluir não apenas o que será realizado, mas o porquê.

O Desafio da Comunicação com o Paciente em Ventilação Mecânica

A comunicação é um elemento básico de todas as relações humanas e instrumento fundamental do estabelecimento de relações de cuidado, garantindo segurança e qualidade. Durante a internação em uma UTI é comum a impossibilidade de comunicação verbal em decorrência de fatores diversos como idade, comprometimentos cognitivos, déficits sensoriais, debilidade clínica, sequelas neurológicas, sedação e ventilação mecânica. Conforme já sinalizado anteriormente, a interdição da fala é descrita como um dos aspectos mais frustrantes e estressantes do paciente em ventilação mecânica, que dificulta a avaliação e o controle de sintomas e traz prejuízos à orientação, compreensão e colaboratividade ao tratamento.

As barreiras encontradas na comunicação não se devem apenas às dificuldades de expressão verbal do paciente. A priorização de cuidados tecnológicos e de sustentação da vida em detrimento da comunicação e avaliação das necessidades psicossociais e preferências dos pacientes, que devem permanecer "quietos" (*i. e.,* sedados), são fenômenos levantados pela literatura. Outras dificuldades apontadas são obstáculos na leitura labial, incapacidade de escrita do paciente, traços de personalidade do paciente, ausência de educação acerca de estratégias alternativas de comunicação, sobrecarga de trabalho e insegurança dos profissionais.

O estudo realizado por Flinterud e Andersched sistematizou as estratégias de construção de formas alternativas de comunicação desenvolvidas por pacientes em ventilação mecânica traqueostomizados, mostrando a transição gradual entre a constatação da inibição da fala até a elaboração de formas e utilização idiossincrática de canais de comunicação, conforme apresentado na Tabela 28.3.

Tabela 28.3. A experiência de Comunicação de Pacientes em Suporte Ventilatório	
Desafio emocional	• Reação emocional negativa • Sentimento de desamparo • Perda de controle
Mudanças com o tempo	• Esforço para a comunicação • Dificuldades iniciais • Estratégias de enfrentamento
Comunicação eficaz	• Cuidado dos profissionais • Compreensão do entorno • Métodos de comunicação
Fonte: Flinterud e Andersched, 2015.	

Diante da constatação da incapacidade de comunicação, muitos pacientes relatam sentimentos de frustração e desespero, principalmente ao acordar. É comum o aparecimento da desesperança e do desânimo, principalmente após tentativas malsucedidas de comunicação. Não raro, nesse momento emergem fantasias de que jamais poderão recobrar a capacidade de se comunicar, o que gera sofrimento emocional ainda maior.

Com o passar do tempo, as experiências de comunicação vão se modificando a partir do desenvolvimento de estratégias de enfrentamento. Inicialmente, o processo de comunicação é algo cansativo e laborioso, demandando esforços físicos e mentais significativos e que nem sempre alcançam o resultado esperado. Em geral, o maior domínio do paciente sobre estratégias alternativas de comunicação e o contato constante com a equipe, que passa a "conhecer" melhor o paciente, favorece trocas comunicacionais mais satisfatórias, minimizando as dificuldades iniciais.

Diferentes estratégias de enfrentamento podem aparecer como forma de lidar com essa nova realidade, como o uso do humor e da ironia, o comprometimento e a colaboração ativa com o tratamento e até passividade e "espera pela melhora".

Diante das circunstâncias adversas que permeiam a internação em uma UTI e o uso de suporte ventilatório artificial, os pacientes ressaltam como fatores positivos a segurança transmitida pelo contato com a equipe. Ainda que estratégias eficazes de comunicação não tivessem sido estabelecidas, o olhar e o toque eram fontes de conforto, bem como as explicações fornecidas acerca de procedimentos, exames e planejamento terapêutico.

No processo de construção de alternativas de comunicação com o paciente, a família ocupa papel central e pode ajudar na transmissão de informações do e ao paciente, uma vez que já estão familiarizados com a linguagem corporal e gestos do mesmo.

Diferentes métodos de comunicação utilizados pelos pacientes são descritos na literatura, como o aceno com a cabeça, leitura labial ou de outros gestos, uso de dispositivos de escrita ou de vocalização artificiais, tábuas com desenhos e letras, estalar de língua, ascender e apagar de luzes e alarmes sonoros, sendo comum a associação de mais de uma estratégia no processo de comunicação.

Estratégias de Comunicação – Comunicação Alternativa e Ampliada (CAA)

Estratégias de Comunicação Alternativa e Ampliada (CAA) são formas não verbais de comunicação utilizadas no caso de impedimento da fala, sendo definidas pela *American Speech-Language-Hearing Association* (ASHA) como área da prática clínica, educacional e de pesquisa para profissionais que tentam compensar e facilitar os prejuízos e incapacidades dos indivíduos com graves distúrbios comunicacionais, tanto na expressão quanto na compreensão.

Os métodos de CAA podem ser categorizados em: 1) estratégias "nuas", isto é, sem utilização de instrumentos, como a leitura labial, gestos, acenos com a cabeça, expressões faciais e ações comunicacionais não verbais; 2) estratégias de baixa tecnologia, como desenho, escrita, usam de tábuas com figuras e letras e; 3) estratégias de alta tecnologia, como dispositivos de voz eletrônicos, *tablets*, etc. Em contexto hospitalar, especialmente nas UTIs, é mais comum a utilização de estratégias "nuas" e de baixa tecnologia.

Em um dos poucos estudos em território nacional sobre o uso de estratégias e CAA em pacientes de UTI impossibilitados de falar, Bandeira, Faria e Araujo observaram que o uso de pranchas/tábuas de comunicação elaboradas via *software* de computador ajudava a diminuir a ansiedade dos pacientes em relação à realização de procedimentos e melhorava a qualidade de vida, principalmente nos aspectos sociais e emocionais.

■ Considerações Finais

A experiência de ser dependente de suporte ventilatório artificial é, comumente, algo inesperado e estressante. Pacientes relatam medo em decorrência da sensação da perda de controle sobre si mesmos e sobre suas vidas e da incapacidade de se comunicarem verbalmente. Algumas vezes, a ventilação mecânica favorece períodos de desorientação em decorrência do uso de sedativos, o que pode gerar alucinações e memórias delirantes que subjazem processos psicopatológicos que podem perdurar anos após a alta da UTI.

Devido às limitações na comunicação, é comum que os pacientes não compreendam o que se passa a seu redor e encontrem dificuldades em expressar suas preocupações, receios e angústias, tornando a vivência da ventilação mecânica ainda mais estressante. Nesse cenário, a relação com a equipe de saúde que o assiste é vital, colaborando ativamente com o desenvolvimento de estratégias de comunicação que possam minimizar os medos e angústias e promover alívio e segurança ao paciente.

A literatura nos permite constatar que a experiência do suporte ventilatório artificial pode desencadear distúrbios psicopatológicos, tanto nos pacientes quanto em seus familiares, centrados em três eixos: transtornos depressivos, transtornos ansiosos e TEPT. Os primeiros parecem mais relacionados com os antecedentes da internação em UTI e dependência do ventilador, mas afetam diretamente o processo de desmame.

Aparentemente, os transtornos ansiosos são reacionais, isto é, decorrentes de elementos que a vivência da ventilação mecânica desperta, a saber, privação de sono, sede, dificuldades na comunicação, dores e incômodos. Habitualmente são mais reconhecidos e manejados pela equipe da UTI, contudo os estudos mostram que, diferentemente do que se pensa, esses sintomas tendem a manter-se constantes durante todo o uso do respirador artificial, podendo afetar o desmame ventilatório.

O TEPT se desenha, nesse cenário, como uma importante sequela emocional da experiência de ventilação mecânica, podendo se manifestar após longos períodos da alta da UTI. Seu desenvolvimento aparentemente está mais relacionado ao manejo inadequado dos sintomas ansiosos e da agitação por meio de prescrições excessivas de sedativos e uso de contenção mecânica, o que favorece a geração de memórias delirantes e dificuldades na elaboração das vivências traumáticas.

A construção de estratégias alternativas de comunicação diante da impossibilidade de comunicação verbal decorrente da ventilação mecânica é um processo bidirecional e envolve tanto elementos do paciente quanto da equipe que o assiste. Essa construção é idiossincrática, singular e dinâmica, sendo comum a combinação de estratégias e canais diversos, e pode ser favorecida pela participação da família.

Os objetivos do presente capítulo foram fornecer um panorama das fontes de sofrimento, reações emocionais, estratégias de enfrentamento e possibilidade de manejo pela equipe assistencial das vivências que o paciente em ventilação mecânica tem durante uma internação em UTI. Muito ainda precisa ser compreendido sobre o impacto dessa intervenção e seus efeitos em curto, médio e longo prazos.

A carência de estudos sobre a temática em território nacional é preocupante, com o estudo mais recente sendo de 2011, demonstrando a defasagem das pesquisas nacionais em relação à literatura estrangeira. Futuras pesquisas podem incluir a compreensão do impacto emocional, estratégias de enfrentamento, suporte emocional e eficácia dos canais de comunicação para diferentes grupos de pacientes em UTI que se utilizam de ventilação mecânica, como, por exemplo, pacientes clínicos *versus* pacientes cirúrgicos, pacientes idosos, pacientes com problemas pulmonares, crianças, adolescentes e etc.

Bibliografia Consultada

- Almeida Junior WN. Técnicas e práticas psicológicas no atendimento a pacientes impossibilitados de se comunicarem pela fala. Psicologia Hospitalar. 2014;12(2):24-44.
- Bandeira FM, Faria FP, Araujo, EB. Avaliação da qualidade intra-hospitalar de pacientes impossibilitados de falar que usam comunicação alternativa e ampliada. Einstein. 2011;9(4 Pt1):477-82.
- Breckenridge ST, Chlan L, Savik K. Impact of tracheostomy placement on anxiety in mechanically ventilated adult ICU patients. Heart & Lung. 2014; 43(5):1-7.
- Burk RS, Grap MJ, Munro CL, Schubert CM, Sessler CN. Predictor of agitation in critically ill adults. Critical Care Evaluation. 2014; 23(5):414-422.
- Chen Y-J, Jacobs J, Quan SF, Figueredo AJ, Davis AHT. Psychophysiological determinants of repeated ventilator weaning failure: an explanatory model. American Journal of Critical Care. 2011;20(4):292-302.
- Chlan L, Savik K. Patterns of anxiety in critically ill patients receiving mechanical ventilatory support. Nurs Res. 2011;60(3 Suppl.):S50S-57.
- Choi J, Sherwood PR, Schulz R, Ren D, Donahoe MP, Given B, Hoffman LA. Patterns of depressive symptoms in caregivers of mechanically ventilated critically ill adults from ICU admission to two months post-ICU discharge: a pilot study. Crit Care Med. 2012;40(5):1546-1553.
- Croxal C, Tyas M, Garside J. Sedation and its psychological effects following intensive care. British Journal of Nursing. 2014;23(14):800-4.
- Flinterud SI, Andersched B. Transitions in the communication experiences of tracheostomised patients in intensive care: a qualitative descriptive study. Journal of Clinical Nursing. 2015:1-10.
- Guttormson JL. Releasing a lot of poisons from my mind": Patients' delusional memories of intensive care. Heart & Lung. 2014; 43(5):1-5.
- Happ MB, Sereika SM, Houze MP, Seaman JB, Tate JA, Nilsen ML, Angus DC. Quality of care and resource use among mechanically ventilated patients before and after an intervention to assist nurse-nonvocal patient communication. Heart & Lung. 2015;44:408-15.
- Izhakian S, Buchs AE. Characterization of patients who were mechanically ventilated in general medicine wards. IMAJ. 2015;17:486-99.
- Jubran A, Lawm G, Kelly J, Duffner LA, Gungor G, Collins EG, Tobin MJ. Depressive disorders during weaning from prolonged mechanical ventilation. Intensive Care Med. 2010;36:828-35.
- Khalaila R, Zbidat W, Anwar K, Bayya A, Linton DM, Sviri S. Communication difficulties and psychoemotional distress in patients receiving mechanical ventilation. American Journal of Critical Care. 2011;20(6):470-79.
- McWilliams D, Weblin J, Atkins G, Bion J, Williams J, Elliott C, Snelson C. Enhancing rehabilitation of mechanically ventilated patients in the intensive care unit: A quality improvement project. Journal of Critical Care. 2015;30:13-8.
- Nilsen ML, Sereika SM, Hoffman LA, Barnato A, Donovan H, Happ MB. Nurse and patient interaction behaviors effects on nursing care quality for mechanically ventilated, older adults in the ICU. Res Gerontol Nurs. 2014;7(3):113-25.
- O´Connor H, Al-Qadheeb NS, White AC, Thaker V, Devlin JW. Agitation during prolonged mechanical ventilation at a long-term acute care hospital: risk factors, treatments, and outcomes. Journal of Intensive Care Medicine. 2014;29(4):218-24.
- Pandian V, Thompson CB, Feller-Kopman DJ, Mirski MA. Development and Validation of a Quality-of-Life Questionnaire for Mechanically Ventilated ICU Patients. Critical Care Medicine. 2015;43(1):142-8.
- Parker AM, Sricharoenchai T, Raparla S, Schneck KW, Bienvenu OJ, Needham DM. Posttraumatic Stress Disorder in Critical Illness Survivors: A Metaanalysis. Critical Care Medicine. 2015;43(5):1121-29.
- Rosea L, Nonoyamaa M, Rezaieb S, Fraserb I. Psychological wellbeing, health related quality of life and memories of intensive care and a specialized weaning center reported by survivors of prolonged mechanical ventilation. Intensive and Critical Care Nursing. 2014;30:145-51.

- Schmidt M, Banzett RB, Raux M, Morélot-Panzini C, Dangers L, Similowski T, Demoule A. Unrecognized suffering in the ICU: addressing dyspnea in mechanically ventilated patients. Intensive Care Med. 2014;40(1):1-10.
- Tsay S-F, Mu P-F, Lin S, Wang K-W K, Chen Y-C. The experiences of adult ventilator-dependent patients: A meta-synthesis review. Nursing and Health Sciences. 2013;15:525-33.
- Wunsch H, Christiansen CF, Johansen MB, Olsen M, Ali N, Angus DC, Sørensen HT. Psychiatric diagnoses and psychoactive medication use among nonsurgical critically ill patients receiving mechanical ventilation. JAMA. 2014;311(11):1133-42.

Aspectos Fisioterapêuticos no Paciente em Ventilação Mecânica

- Íbis Ariana Peña de Moraes
- Kessy Lima Ruas
- Cinthia Mucci Ribeiro
- Mieko Cláudia Miura

A Fisioterapia faz parte do atendimento multidisciplinar oferecido aos pacientes em unidade de terapia intensiva (UTI). Sua atuação é presente em vários segmentos do tratamento intensivo, com o objetivo de evitar complicações respiratórias e motoras. Nesse contexto, a fisioterapia em pacientes sob ventilação mecânica (VM) necessita de um regime de 24 horas, a fim de reduzir as deficiências funcionais provenientes do imobilismo. As deficiências funcionais são sequelas cada vez mais comuns após doenças críticas. Estudos com pacientes criticamente doentes internados em UTI durante pelo menos 7 dias sugerem que a maioria desenvolve fraqueza atribuível ao tempo de internação. Essa fraqueza está associada a redução na qualidade de vida, aumento da tensão psicológica e atraso do retorno ao trabalho, com deficiências que podem persistir por anos após a alta hospitalar. Sendo assim, atividade precoce está associada a redução na duração de *delirium* e do tempo de utilização da ventilação mecânica.

Entre 25 e 60% dos pacientes que necessitam de VM prolongada apresentam fraqueza muscular. Neste sentido, a fisioterapia tem como objetivo manter e/ou restabelecer a funcionalidade dos pacientes o mais precocemente possível, a fim de também prevenir complicações respiratórias. Partindo deste pressuposto, todos os pacientes em uso de ventilação mecânica devem ser avaliados do ponto de vista respiratório e motor, com a construção de objetivos e metas de atendimento.

Avaliação Fisioterapêutica

Para que a avaliação seja objetiva, alguns pontos principais precisam ser levados em consideração:

- dados pessoais (nome, idade, sexo, altura, peso);
- história da moléstia atual (com descrição dos motivos da internação);
- hipótese diagnóstica;
- antecedentes pessoais;
- avaliação neurológica;
- avaliação hemodinâmica;
- avaliação respiratória;
- avaliação motora;
- avaliação de exames laboratoriais e de imagem;
- objetivos terapêuticos.

A avaliação deve ser constante e realizada a cada troca de plantão pelo fisioterapeuta, verificando o prontuário do paciente e as condutas já realizadas, e analisando a efetividade do tratamento e se o objetivo deve ser mantido ou necessita ser revisado.

Manobras e Condutas Respiratórias

Os cuidados respiratórios envolvem a utilização de técnicas que objetivam a higiene brônquica e expansão pulmonar. As terapias de higiene brônquica (posicionamento, drenagem postural, percussão, vibração, insuflação manual e compressão torácica) são indicadas em pacientes com presença de secreção (que gera aumento de resistência da via aérea). Por sua vez, as técnicas de expansão pulmonar (terapia com PEEP, compressão brusca do tórax, posicionamento) estão indicadas na presença de colabamento pulmonar com redução da complacência (a capacidade de expansão dos pulmões) e oxigenação.

A aspiração endotraqueal é um dos procedimentos necessários em pacientes sob ventilação mecânica, sendo que a realização deste procedimento requer assepsia para evitar infecções respiratórias. Ele possibilita a remoção de secreções, por meio da utilização de uma sonda que é introduzida na via aérea ou por cânula traqueal. A aspiração é parte dos procedimentos complementares durante a terapia respiratória, sendo comum para a equipe multiprofissional e podendo ser realizada a qualquer momento em que haja necessidade de remoção de secreções. Dentro das possibilidades da aspiração temos os sistemas aberto ou fechado, sendo que a determinação do tipo de sistema a ser utilizado depende da necessidade de altos níveis de PEEP, de instabilidade hemodinâmica, hipersecreção pulmonar e uso de outros recursos junto à VM que impeçam a abertura do sistema ventilatório (p. ex., a utilização de óxido nítrico).

O treinamento muscular inspiratório em pacientes com fraqueza muscular inspiratória e VM prolongada está indicado para melhorar a força muscular, ainda com resultados inconsistentes a respeito do impacto sobre o tempo de internação e a mortalidade.

Além disso, na ausência de contraindicações, manter o decúbito elevado (entre 30 e 45°) em pacientes sob VM tem se mostrado eficaz para prevenção de pneumonia associada à ventilação mecânica (PAV), mesmo durante a fisioterapia motora.

Pressão de *Cuff*

A função do *cuff* do tubo endotraqueal ou da traqueostomia é vedar a via aérea. Durante a ventilação mecânica, a pressão do *cuff* deve ser baixa o suficiente para permitir a perfusão (circulação sanguínea) da mucosa, e alta o suficiente para prevenir o vazamento de ar e impedir a aspiração das secreções. Ele auxilia no direcionamento adequado do fluxo aéreo do ventilador para as vias aéreas inferiores. O principal responsável por mantê-lo dentro dos níveis adequados de pressão é o fisioterapeuta/enfermeiro.

A recomendação é de que se mantenha a pressão de *cuff* entre 24 e 34 cmH_2O. A pressão de *cuff* deve ser mensurada ao menos três vezes ao dia, com a utilização de um dispositivo denominado "cuffômetro" ou medidor de pressão do *cuff*, para prevenção de PAV, de traqueomalácia (flacidez da cartilagem da traqueia) e estenose traqueal (Figura 29.1).

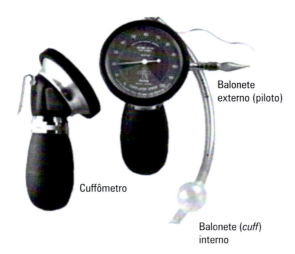

Figura 29.1 – Cuffômetro.

Fisioterapia durante Intubação Orotraqueal

O papel do fisioterapeuta durante o procedimento de intubação orotraqueal é o de auxiliar o suporte ventilatório e manter as vias aéreas pérvias. Dentre suas funções, vários cuidados são integrados com a equipe multidisciplinar, são estes:

- preparar o material para intubação, para aspiração e o ventilador;
- ventilar o paciente com bolsa-válvula-máscara com aporte de oxigênio;
- insuflar o *cuff* e mensurar sua pressão;
- verificar posicionamento da cânula por ausculta pulmonar;
- fixar a cânula;
- conectar na ventilação mecânica e ajustar parâmetros ventilatórios;
- checar a gasometria para reajuste dos parâmetros ventilatórios, se necessário;
- checar a radiografia torácica para verificar o posicionamento da cânula orotraqueal.

Fixação de Cânula Orotraqueal

Ainda não há um consenso sobre um único método para fixação e estabilização do tubo orotraqueal e da cânula de traqueostomia. Em geral, para a cânula orotraqueal (COT), multiplica-se o número da cânula por três e soma-se um para encontrar a numeração "ideal" para fixação (p. ex., utilizada COT número 7 para intubação, então 7 x 3 + 1 = 22. Fixação no número 22). Através da avaliação da radiografia de tórax é possível aproximar a cânula do posicionamento ideal, que é de 2 cm da cartilagem carina.

Fisioterapia durante Procedimento de Traqueostomia

A função do fisioterapeuta é a mesma que da intubação orotraqueal, com exceção da retirada da cânula orotraqueal, que deve ocorrer ao comando do cirurgião.

Transporte do Paciente sob Ventilação Mecânica

O fisioterapeuta deve garantir a ventilação do paciente durante o transporte da seguinte forma:

- conferir ventilador de transporte, bem como alimentação de O_2;
- montar circuito ventilatório;
- manter permeabilidade das vias aéreas;
- instalar o ventilador de transporte;
- ajustar parâmetros ventilatórios;
- checar a pressão de *cuff*;
- monitorar a saturação de oxigênio.

Estimulação Motora em Paciente sob Ventilação Mecânica

Prevenir a perda de força muscular durante o uso de VM prolongada é essencial. Desta forma vem aumentando o interesse em mobilização precoce nos pacientes sob VM, com o objetivo de aumentar a independência funcional do paciente. Neste contexto, estudos têm demonstrado que programas de treinamento com fortalecimento dos membros e atividades de transferência resultam em aumento do estado funcional imediato, que se mantém após 1 ano do treinamento, sugerindo que um programa de fisioterapia precoce e intensiva é benéfico para os pacientes sob VM. Assim, o incentivo à mobilidade, dirigido por um fisioterapeuta, deve contar com a colaboração dos membros das equipes multidisciplinares, em especial da equipe de enfermagem, para cuidar e fornecer mobilização segura dos pacientes em cuidados intensivos.

O processo de atrofia muscular tem início nas primeiras 24 horas do imobilismo, sendo assim a mobilização precoce deve ser iniciada em menos de 72 horas do início da VM, pois é viável, segura e resulta em benefícios funcionais.

Os exercícios podem ser realizados de forma passiva, ativo-assistida, ativa ou resistida, a depender do nível neurológico e da força do paciente. A estimulação elétrica neuromuscular, a prancha ortostática e o cicloergômetro (tipo de bicicleta portátil) (Figura 29.2) podem ser considerados como complementos do programa de mobilização precoce.

O treinamento de transferências, incluindo o rolar no leito, a prática da ponte, sedestação (sentar à beira do leito), evoluindo para ortostase (ficar em pé), pode ser incluído no

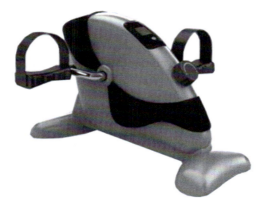

Figura 29.2 – Cicloergômetro.

plano terapêutico e preceder à deambulação, considerando a correlação com a limitação funcional. A posição ortostática como recurso terapêutico pode ser adotada de forma ativa ou passiva para estimulação motora, melhora da troca gasosa e do estado de alerta. Deve ser utilizada em pacientes estáveis clinicamente.

Os avanços na gestão das UTIs têm melhorado as taxas de sobrevivência para pacientes sob ventilação mecânica. Neste contexto, a fisioterapia é parte integrante da equipe multidisciplinar. No entanto, a ocorrência de complicações pode ser influenciada pela qualidade e pela quantidade dos cuidados prestados. Desta forma, em pacientes com uma assistência de fisioterapia em tempo integral, os cuidados contribuem para a recuperação precoce, reduzindo o tempo de permanência na ventilação mecânica e hospitalização, bem como a incidência de infecção respiratória e mortalidade.

Bibliografia Consultada

- Amidei C, Sole ML. Physiological responses to passive exercise in adults receiving mechanical ventilation. American Journal of Critical Care. 2013;22(4):337-348,. ISSN 1062-3264.
- Barbas CV, Isola AM, Farias AM. Diretrizes brasileiras de ventilação mecânica. 2013. Associação de Medicina Intensiva Brasileira e Sociedade Brasileira de Pneumologia e Tisiologia; 2013. p. 1-140.
- Castro AA, Calil SR, Freitas SA, Oliveira AB, Porto EF. Chest physiotherapy effectiveness to reduce hospitalization and mechanical ventilation length of stay, pulmonary infection rate and mortality in ICU patients. Respiratory medicine. 2013;107(1):68-74. ISSN 0954-6111.
- Chen S, Su CL, Wu YT, Wang LY, Wu CP, Wu HD, Chiang LL. Physical training is beneficial to functional status and survival in patients with prolonged mechanical ventilation. Journal of the Formosan Medical Association. 2011;110(9):572-579. ISSN 0929-6646.
- Jerre G, Silva TDJ, Beraldo MA, Gastaldi A, Kondo C, Leme F. Vega JM. Fisioterapia no paciente sob ventilação mecânica. Jornal Brasileiro de Pneumologia. 2007;33:142-150. ISSN 1806-3713.
- Jolley, SE, Caldwell E, Hough CL. Factors associated with receipt of physical therapy consultation in patients requiring prolonged mechanical ventilation. Dimensions of critical care nursing: DCCN. 2014;33(3):160.

- Jolley SE, Dale CR, Hough CL. Hospital-level factors associated with report of physical activity in patients on mechanical ventilation across Washington State. Annals of the American Thoracic Society. 2015;12(2):209-215. ISSN 2329-6933.
- Sandri P, Morato JP, Galassi MS, Guimarães HP. Manual prático de ventilação mecânica em pronto socorro e UTI. 1ª ed. São Paulo: Atheneu Ltda.; 2014. 256 ISBN 9788538805144.

capítulo 30

Atuação do Fonoaudiólogo em Pacientes com Ventilação Mecânica

- José Ribamar do Nascimento Junior
- Juliana Medeiros Viana
- Roberta Souza Guimarães

Cada vez mais, os profissionais de cuidados críticos solicitam avaliação do profissional fonoaudiólogo para reintrodução via oral de forma segura, uma vez que é de sua competência a avaliação da biodinâmica da deglutição, bem como garantir um melhor suporte junto à equipe multiprofissional na elaboração de *screenings* e protocolos, facilitando a sinalização dos pacientes com possíveis alterações da deglutição e garantindo a assistência voltada para a segurança de forma mais precoce.

Em recente estimativa referente à disfagia no paciente crítico, um observador relata a presença de tal sequela em 40% da população estudada. Por outro lado, muitos trabalhos referem que a frequência da disfagia e da aspiração no paciente crítico ainda não é bem determinada, uma vez que apresenta variáveis para contribuição de tal distúrbio, como por exemplo, o tempo de intubação, idade, dentre outros.

Qualquer alteração do ato de engolir (deglutição) que comprometa as suas fases é denominada de disfagia, resultante de uma anormalidade anatômica e/ou funcional, podendo ocorrer em qualquer idade, sempre como sintoma de alguma doença de base. Nas disfagias orofaríngeas, as complicações mais difíceis de gerenciamento clínico são as afecções pulmonares causadas pela aspiração, sendo assim primordial a detectabilidade e a caracterização dessa alteração para melhor prognóstico e sucesso de reabilitação.

A disfagia aumenta a morbidade e retarda o processo de reabilitação do paciente, com isso a detecção precoce é fundamental para a redução desse quadro e de grande importância através da intervenção fonoaudiológica (avaliação clínica e instrumental da deglutição), minimizando possíveis complicações como as aspirações, pneumonias e até a morte.

Alteração neurológica também é comum nos pacientes, referida como uma das complicações do paciente crítico. Estudos referem que, em pacientes com intubação prolongada, 5 a 14 dias após a extubação, 40% dos pacientes avaliados mantêm alterações da deglutição até o 5º dia e 14% dos que foram avaliados no 14º dia ainda cursam com quadros de disfagia, aferidos através da nasofibrolaringoscopia.

A ventilação mecânica é necessária para oferecer suporte aos pacientes com alterações pulmonares graves, no entanto, o efeito iatrogênico da intubação orotraqueal na anatomofisiologia da faringe e da laringe pode estar associado às alterações da deglutição (disfagia), sendo a aspiração a maior cosequência, ocorrendo entre 14-56% dos pacientes que mantiveram suporte de ventilação mecânica prolongada (> 48 h), podendo acarretar dificuldade no retorno da dieta e consequentemente na retirada de via alternativa, aumento do tempo de permanência hospitalar e do risco para óbito.

O uso prolongado de ventilação mecânica pode acarretar incoordenação entre a deglutição e respiração e prejuízos nas fases oral e faríngea da deglutição (alteração no trânsito oral e na formação do bolo alimentar; atraso no início da fase faríngea da deglutição; resíduos em orofaringe; redução da adução glótica durante a deglutição; diminuição da elevação e sustentação hiolaríngea; dessensibilização da faringe e laringe; diminuição da pressão subglótica, o que aumenta o risco de broncoaspiração.

Pacientes em suporte de ventilação mecânica apresentam maiores possibilidades de sequelas devido ao tempo de intubação, favorecendo assim um maior dano à função pulmonar e o aparecimento da fraqueza muscular pós-extubação.

Em muitos casos, devido ao insucesso de extubação, em quadros respiratórios importantes esses pacientes evoluem para a realização de traqueostomias, a fim de garantir melhores condições respiratórias, bem como favores maiores possibilidades para um sucesso na reabilitação.

Foi observado que indivíduos submetidos à ventilação mecânica via intubação translaríngea e/ou traqueostomia apresentam com frequência alteração na deglutição e broncoaspiração. A autora ainda completa que a traqueostomia pode impor limitações morfofuncionais ao processo de deglutição devido à obstrução esofagiana, além de redução da pressão respiratória subglótica e da elevação e anteriorização laríngea.

Em estudo realizado para verificar a presença de disfagia em pacientes submetidos a ventilação artificial, ventilação mecânica e traqueostomizados, observou-se a partir da avaliação por meio do *Modified Evans Blue Dye Test* (MBDT) como teste para disfagia, que de 29 pacientes, 27 cursaram com diagnóstico de disfagia e esta alteração se apresentou em maior prevalência quando decorrente de ventilação artificial prolongada (93,4%).

Em estudo com 42 indivíduos > 65 anos, comparados a um grupo-controle com o mesmo perfil, com o objetivo de traçar as possíveis consequências referentes ao tempo prolongado de intubação (> 48 h) através de exame instrumental (nasofibrolaringoscopia), foi observada aspiração em 52% da população em estudo, comparada a 36% do grupo-controle.

Em estudo a partir de dados de 446 avaliações clínicas da deglutição à beira do leito, foi observada disfagia em 84% (374) dos pacientes, sendo ausente em 16% (n = 72); discreta em 44% (n = 195), moderada em 23% (n = 103) e severa em 17% (n = 76). Como fatores preditivos estavam incluídos o tempo de duração de ventilação mecânica e a reintubação.

A disfagia está diretamente relacionada com as aspirações brônquicas e infecções respiratórias. A taxa de infecções respiratórias em pacientes traqueostomizados também é alta. Restabelecer a proteção das vias aéreas através do uso de válvulas fonatórias associado à terapia fonoaudiológica permite a reabilitação da deglutição e favorece a recuperação do processo de comunicação do paciente.

Intervenção Fonoaudiológica

A intervenção fonoaudiológica precoce visa à identificação rápida da disfagia e prevenção de complicações clínicas advindas da mesma, podendo reduzir o tempo de uso das vias alternativas de alimentação, o tempo de hospitalização, e contribuir para a melhora do quadro pulmonar.

Garantir uma condição de alimentação por via oral (parcial ou total), condições nutricionais favoráveis e até mesmo condições clínicas do quadro geral de forma efetiva, tem grande importância na recuperação do paciente, bem como no favorecimento do programa terapêutico proposto, garantindo melhores condições na recuperação e desospitalização mais precoce.

Em indivíduos submetidos a intubação orotraqueal (IOT) prolongada, a rotina de avaliação fonoaudiológica geralmente é realizada em 24 horas para pacientes com idade < 65 anos e em 48 horas pós-extubação em > 65 anos.

Programas de reabilitação fonoaudiológica determinam que quanto mais precoce for a detecção da disfagia e a intervenção fonoaudiológica, menores os riscos de agravamento do quadro clínico do paciente e maiores as chances de um prognóstico positivo. O fonoaudiólogo elabora programas de reabilitação com técnicas específicas (ativas e/ou passivas) para restabelecer o funcionamento das estruturas envolvidas no processo da deglutição até a autoalimentação quando possível, prevenindo e diminuindo a incidência de broncopneumonia aspirativa.

Alguns fatores podem interferir na evolução do paciente com relação à ingestão de alimentos por via oral, como: a piora clínica do doente no decorrer de sua hospitalização, as intercorrências clínicas e o rebaixamento do nível de consciência.

Para uma melhor detecção do paciente com disfagia e para que se possa garantir sua sinalização para a equipe que o assiste, faz-se necessária a utilização de alguns roteiros de fácil aplicabilidade e monitoramento.

Abaixo seguem os roteiros propostos:
- a triagem de risco (Anexo 30.1) é de fácil aplicabilidade e pode ser realizada por qualquer profissional da área de saúde, desde que seja treinado e orientado. Este instrumento tem a funcionalidade de servir como sinalizador inicial dos possíveis riscos para disfagia;
- a triagem específica para disfagia (Anexo 30.2) é um procedimento rápido e executado pelo fonoaudiólogo profissional capacitado para avaliação da biomecânica da deglutição, com o intuito de rastreio dos sinais clínicos de aspiração ou sinais da disfagia. A sua aplicação favorece e determina um roteiro para a avaliação propriamente dita, direcionada à queixa do paciente;

- A avaliação clínica da deglutição (Anexo 30.3) é um processo mais detalhado, envolve todo o histórico clínico, a avaliação do sistema estomatognático e a avaliação funcional da biomecânica da deglutição com diferentes consistências alimentares e utensílios, de acordo com a capacidade do paciente em relação à alimentação por via oral segura. Vale ressaltar que esta avaliação clínica, quando bem realizada, é soberana frente aos dados obtidos durante o processo. Porém, em alguns casos faz-se necessária a utilização de avaliações complementares por exemplo, as avaliações instrumentais como a videofluoroscopia da deglutição (Anexo 30.6), que permite a visualização da dinâmica da deglutição em tempo real a partir da ingestão das várias consistências – néctar, mel, pudim, líquido e sólido, e visualiza todos os momentos da deglutição. Sua realização deve ser criteriosa devido à exposição do paciente a radiação. A nasofibrolaringoscopia da deglutição, realizada juntamente com o médico, também permite a visualização da deglutição, porém não visualiza a fase oral e o momento durante a deglutição, nem quantifica o conteúdo penetrado e/ou aspirado.

A partir dos resultados obtidos na realização da avaliação da deglutição, o profissional fonoaudiólogo define o programa de reabilitação favorável de acordo com cada paciente (exercícios ativos e/ou passivos; estimulações sensoriais; adaptações de manobras para facilitação da deglutição; adaptação de dispositivos como, por exemplo, a válvula de fala quando o paciente é traqueostomizado), e até mesmo programas de orientações favorecendo o cuidado ao paciente. Para garantir melhor adesão nesse processo, a atuação da família e/ou do cuidador junto ao paciente se faz de forma imprescindível.

Para o paciente traqueostomizado, o atendimento fonoaudiológico parte do princípio de garantir melhores condições de comunicação (adaptações de dispositivos como válvulas fonatórias e de deglutição) e de alimentação, além objetivar a possibilidade de decanulação (retirada de traqueostomia, Anexo 30.7), em conjunto com a equipe multidisciplinar (médico, enfermeiro, fisioterapeuta). O procedimento inclui a desinsuflação do *cuff* para adaptações de dispositivos, bem como requer a presença da equipe multidisciplinar para o atendimento ao paciente em ventilação mecânica, no que diz respeito ao ajuste dos parâmetros no ventilador.

Pode ser realizado comumente pelo fonoaudiólogo o *blue dye test* (teste do corante azul), podendo iniciar a avaliação funcional tanto com a saliva quanto diretamente com a deglutição do alimento. Tradicionalmente, o teste consiste na aplicação de corante alimentício azul na cavidade oral em intervalos de 4 horas e monitoração por 48 horas, porém a acurácia do teste é bastante questionável.

Propostas Terapêuticas

O primordial em qualquer processo terapêutico consiste na definição do diagnóstico funcional e da justificativa fisiopatológica que embase os objetivos da fonoterapia.

A abordagem terapêutica nas disfagias pode ser dividida em: terapia indireta (que utiliza estimulação proprioceptiva e exercícios sem a presença do bolo alimentar), com objetivo de maximizar a frequência de deglutição e o tônus, a força, mobilidade e sensibilidades das estruturas envolvidas no processo de deglutição (lábios, língua, bochechas, palato duro e mole, faringe, laringe, articulação temporomandibular, dentre outros) e a terapia direta, que possui o mesmo objetivo e , os mesmos princípios da terapia indireta, porém utiliza o alimento como aliado terapêutico. As manobras facilitadoras da deglutição devem ser inseridas no programa de reabilitação, quando possível, uma vez que os estados cognitivo e de alerta são primordiais para a realização, conforme descrito a seguir.

As manobras podem ser divididas em:

- posturais: cabeça fletida (queixo encostado no peito), cabeça estendida (direcionada para trás), rotacionada e inclinada;
- proteção de vias aéreas: supraglótica; supersupraglótica;
- maximizar força da musculatura laríngea: Shaker e Mendelsohn;
- manobras de indução da deglutição: colher vazia; massagem submandibular; estimulação digital em cavidade oral;
- manobras de limpeza faríngea: deglutição com esforço; Masako; podem ser utilizadas deglutição múltipla, tosse, escarro, alternância de consistências, emissão de fonemas que permitam mobilidade da faringe.

Para mensurar a eficácia da reabilitação em disfagia orofaríngea, escalas funcionais de controle de ingestão oral podem ser utilizadas, norteando a evolução do paciente mediante a reintrodução da via oral de forma segura e avaliando as suas possíveis compensações/adaptações.

A *Functional Oral Intake Scale* (FOIS) (Anexo 30.4), que gradua em níveis específicos a quantidade de ingesta alimentar por via oral, pode ser aplicada ao longo de todo o processo de intervenção, monitorando a evolução do paciente (do nível 1 ao nível 7).

A escala de deglutição ASHA NOMS (Anexo 30.5), utilizada para medir o nível de supervisão do processo de alimentação e o nível de dieta ingerida, reflete-se em dados sobre o ganho funcional, sendo esta escala também de sete pontos (do nível 1 ao nível 7).

Bibliografia Consultada

- Macht M, White SD, Moss M. Swallowing dysfunction after critical illness. Chest. 2014;146:1681-9.
- Shem K, Castillo K, Wong SL et al. Dysphagia and respiratory care in individuals with tetraplegia: incidence, associated factors, and preventable complications. Top Spinal Cord Inj Rehabil. 2012;18:15-22.
- Brown CV, Hejl K, Mandaville AD et al. Swallowing dysfunction after mechanical ventilation in trauma patients. J Crit Care. 2011 Feb;26:108.e9-13.
- Brodsky MB, González-Fernández M, Mendez-Tellez PA et al. Factors associated with swallowing assessment after oral endotracheal intubation and mechanical ventilation for acute lung injury. Ann Am Thorac Soc. 2014;11:1545-52.
- Albuquerque C. Avaliação e Intervenção Terapêutica Fonoaudiológica em Disfagia Orofaríngea na UTI. In: Marchesan IQ, Justino H, Tomé MC. Tratado de Especialidades em Fonoaudiologia. São Paulo: Guanabara Koogan; 2014. p. 88-93.
- Fernández Carmona A, FALTAM DOIS AUTORES et al. Dysphagia Following Prolonged Mechanical Ventilation and Tracheostomy in Critical Ill Patients. Results of Edisval Study Pilot Phase. Intensive Care Medicine Experimental. 2015;3(Suppl 1). PMC. 2016.
- El Solh A, Okada M, Bhat A, Pietrantoni C. Swallowing disorders post orotracheal intubation in the elderly. Intensive Care Med. 2003;1451-5.
- Macht M, Wimbish T, Clark BJ et al. Postextubation dysphagia is persistent and associated with poor outcomes in survivors of critical illness. Crit Care. 2011;15:R231.

- Inaoka C, Albuquerque C. Efetividade da intervenção fonoaudiológica na progressão da alimentação via oral em pacientes com disfagia orofaríngea pós-AVE. Rev CEFAC. 2014;16:187-196.
- Nascimento Junior JR, Fernandes FI, Takahashi LN. Gerenciamento na Reabilitação. In: Matsuba CST, Macedo LCS, Magnoni D, Cukier C. Terapia nutricional – aspectos de qualidade e gerenciamento de riscos. São Paulo: Atheneu; 2015.
- Furkim AM, Nascimento Junior JR. Gestão e gerenciamento em disfagia orofaríngea. In: Marchesan IQ, Silva HJ, Tomé MC. Tratado das especialidades em Fonoaudiologia. 1 ed. São Paulo: Guanabara Koogan; 2014.
- Abdulmassih EMS, Filho EDM, Santos RS, Jurkiewicz AL. Evolution of Patients with Oropharyngeal Dysphasia in Hospital Environment. Int. Arch. Otorhinolaryngol. 2009;13:55-62.
- Silva RG, Jorge AG, Peres FM et al. Protocolo para controle de eficácia terapêutica em disfagia orofaríngea neurogênica (PROCEDON). Rev CEFAC. 2010;VOLUME(NÚMERO):PÁGINAS.
- American Speech-Language-Hearing Association National Outcome Measurement System (NOMS): Adult Speech-Language Pathology User's guide. ASHA National Center for evidence-Based Pratice in Communication Disorders. 2003. Disponível em: www.asha.org/members/research/noms/. Acessado em:

Anexo 30.1. Instrumento de Rastreio para Disfagia

(Furkim et al. In: Susanibar F, Parra D, Dioses A. Tratado de Evaluación de Motricidad Orofacial y áreas afines. Madrid: EOS; 2014).

DATA DA COLETA:		
NOME:		
REGISTRO:		LEITO:
GÊNERO:	DATA NASCIMENTO: ___/___/___	IDADE:
DATA INTERNAÇÃO:		DIAS DE UTI:
MOTIVO:		
Queixa	Deglutição ( ) sim ( ) não Voz ( ) sim ( ) não Fala ( ) sim ( ) não Linguagem ( ) sim ( ) não	
Mecanismos de Proteção de Via Aérea	Possui alguma doença respiratória? ( ) sim ( ) não | Qual: Já teve pneumonia? ( ) sim ( ) não | N° de episódios: Apresenta sinais clínicos de aspiração? ( ) sim ( ) não Qual? ( ) tosse ( ) dispneia/ esforço respiratório ( ) voz molhada Fez ou faz uso de Traqueostomia? ( ) sim ( ) não Tempo:	
Respiração	( ) ar ambiente ( ) oxigenodependente _____ mL	
VENTILAÇÃO MECÂNICA:	( ) Invasiva ( ) SIMV ( ) AC Tempo:	Intubado: ___/___/___
	( ) Não Invasiva ( ) CPAP ( ) BIPAP Tempo:	Extubado: ___/___/___
Função Cerebral	Possui algum diagnóstico de doença neurológica? ( ) sim ( ) não Apresenta rebaixamento cognitivo/falta de atenção/não segue comandos verbais ( ) sim ( ) não	
Confusão: ( ) sim ( ) não | Glasgow: | Ramsay |Apache II		
Nutrição e hidratação PESO: _____ ALTURA: _____ Perdeu peso atualmente? ( ) sim ( ) não Quanto: _____ Reduziu a ingestão de líquido? ( ) sim ( ) não Apresenta Doença do Refluxo Esofágico? ( ) sim ( ) não Utiliza via alternativa de alimentação? ( ) sim ( ) não Qual? ( ) SOG ( ) SNG ( ) SNE ( ) gastrostomia ( ) jejunostomia ( ) dieta parenteral Parcial VO:		

Sinais Vitais
SPO$_2$: _____ PA: _____ TEMP.: _____ FREQ. RESPIRATÓRIA (FR): _____ FREQ. CARDÍACA (FC): _____

Prazer e Motivação
Sente dor ao engolir? ( ) sim ( ) não
Sente desconforto ou desprazer ao engolir? ( ) sim ( ) não
Apresenta sensação de boa seca? ( ) sim ( ) não

Aspectos Estruturais e Funcionais
a) Apresenta alteração na dentição (perda de dentes, estado de conservação, próteses dentárias ( ) sim ( ) não
b) Apresenta anomalias estruturais orofaringolaríngeas? ( ) sim ( ) não
c) Apresenta dificuldades para mastigar? ( ) sim ( ) não
d) Apresenta dificuldades para engolir? ( ) sim ( ) não
e) Sente o alimento parado na garganta? ( ) sim ( ) não
f) Modificou a consistência da dieta? ( ) sim ( ) não   Modificação: _____
g) Modificou o tempo da refeição? ( ) sim ( ) não   Modificação: _____

1. Tem risco para alteração de Disfagia? ( ) sim ( ) não

OBSERVAÇÕES:

MEDICAMENTOS

NOME	DOSE	UM	VIA	FREQ./DIA	OBS.

Avaliador: _____

***Functional Oral Intake Scale-Fois* (Crary *et al.*, 2005)**

Nível 1: Nada por via oral ( )
Nível 2: Dependente de via alternativa e mínima via oral de algum alimento ou líquido ( )
Nível 3: Dependente de via alternativa com consistente VO de alimento ou líquido ( )
Nível 4: Via oral total de uma única consistência ( )
Nível 5: Via oral total com múltiplas consistências, porém com necessidade de preparo especial ou compensações ( )
Nível 6: Via oral total com múltiplas consistências, porém sem necessidade de preparo especial ou compensações, porém com restrições alimentares ( )
Nível 7: Via ora total sem restrições ( )

Anexo 30.2. Triagem Segura da Deglutição à Beira do Leito

(Furkim et al. In: Susanibar F, Parra D, Dioses A. Tratado de evaluación de Motricidad Orofacial y áreas afines. Madrid: EOS; 2014).

Avaliador: _____ CM: _____ CC: _____ Passou ( ) Falhou ( ) 1. Dados de Identificação – R: _____ Q: _____ DA: _____ 1.1. Nome: _____ 1.2. Idade: _____ 1.3. Sexo: ( ) F ( ) M	
2. Especialidade: ( ) Neurologia ( ) Pneumologia ( ) Cardiologia ( ) Gastroenterologia ( ) Nefrologia ( ) Vascular ( ) Onco-hemato ( ) Clínica médica ( ) Endocrinologia ( ) Outra _____	3. Doença de base:
4. Motivo da internação:	5. Outras comorbidades: ( ) HAS ( ) DM ( ) Encefalopatia ( ) DPOC ( ) ICC ( ) IAM ( ) AVE prévio ( ) Tabagista ( ) Etilista ( ) Cirrose ( ) Outra. Qual?_____
6. Via de alimentação: ( ) Via oral ( ) SNE ( ) SOG ( ) Gastrostomia ( ) Jejunostomia ( ) Parenteral ( ) Mista	7. Avaliação nutricional: ( ) Eutrofia ( ) Desnutrição ( ) Sobrepeso ( ) Desidratação Perdeu peso ( ) sim ( ) não Quanto: _____
8. Escala de coma de Glasgow: ( ) 3 ( ) 4 ( ) 5 ( ) 6 ( ) 7 ( ) 8 ( ) 9 ( ) 10 ( ) 11 ( ) 12 ( ) 13 ( ) 14 ( ) 15	9. Respiração: ( ) ambiente ( ) cateter de O_2 ___L/min ( ) traqueostomia plástica ( ) traqueostomia metálica ( ) VMNI _____ ( ) VMI _____ Tempo de suporte:_____
10. Problemas gastrointestinais: ( ) Hérnia de hiato ( ) DRGE ( ) Dor retroesternal ( ) Pirose ( ) Halitose ( ) Tumor gastrointestinal ( ) Obstipação	
11. Problemas relatados de alimentação: 11.1. Alimenta-se bem? _____ 11.2. Fez alterações na dieta: postura, consistência, volume, utensílio? _____ _____ 11.3. Tem vontade de comer? _____	

12. Avaliação estrutural
12.1. Dentição:
a. Número de dentes: Higiene Oral: ( ) boa ( ) regular ( ) ruim
b. Tipo e classe de mordida:
c. Uso de próteses: ( ) não ( ) parcial ( ) total
d. Adaptação da prótese: percepção do paciente ( ) boa ( ) regular ( ) ruim
Impressão da adaptação: ( ) boa ( ) regular ( ) ruim
12.1.2. Presença de xerostomia: ( ) sim ( ) não
12.1.3.
a) Apresenta anomalias estruturais orofaringolaríngeas? ( ) sim ( ) não
b) Apresenta dificuldade para mastigar? ( ) sim ( ) não
c) Apresenta dificuldade para engolir? ( ) sim ( ) não
d) Sente o alimento parado na garganta? ( ) sim ( ) não
e) Modificou a consistência da dieta? ( ) sim ( ) não
Modificação: _____
f) Modificou o tempo da refeição? ( ) sim ( ) não
Modificação:_____
13. Prazer/Motivação para Alimentação
a) Sente dor ao engolir? ( ) sim ( ) não
b) Sente desconforto ou desprazer ao engolir? ( ) sim ( ) não
c) Apresenta sensação de boca seca? ( ) sim ( ) não
14. Tem Risco para Alteração de Deglutição? ( ) sim ( ) não

MEDICAÇÃO:					
MEDICAMENTO	DOSE	UN	VA	FREQ/DIA	OBS

Functional Oral Intake Scale-Fois (CRARY et al., 2005)

Nível 1: Nada por via oral ( )

Nível 2: Dependente de via alternativa e mínima via oral de algum alimento ou líquido ( )

Nível 3: Dependente de via alternativa com consistente VO de alimento ou líquido ( )

Nível 4: Via oral total de uma única consistência ( )

Nível 5: Via oral total com múltiplas consistências, porém com necessidade de preparo especial ou compensações ( )

Nível 6: Via oral total com múltiplas consistências, porém sem necessidade de preparo especial ou compensações, porém com restrições alimentares ( )

Nível 7: Via ora total sem restrições ( )

Anexo 30.3. Avaliação de Segurança da Deglutição – ASED

(Furkim et al. In: Susanibar F, Parra D, Dioses A. Tratado de evaluación de Motricidad Orofacial y áreas afines. Madrid: EOS; 2014).

---

1. IDENTIFICAÇÃO
REGISTRO: _____ Leito: _____
Data de internação: ____/____/____ Data da Avaliação: ____/____/____
Paciente: _____
Idade: _____ DN: ____/____/____ Sexo: ☐ M ☐ F Escolaridade: _____
Procedência: _____
Familiar/ Acompanhante: _____ Contato: _____

1.1. Diagnóstico Neurológico:

Tipo e localização da lesão: _____
Início dos sintomas: _____
Tempo de lesão: _____
Já fez fonoterapia: ☐ não ☐ sim
Tempo de estimulação: _____
Encaminhamento: _____

1.2. Tumores de Cabeça e Pescoço:

Tipo: _____
Extensão e localização da lesão: _____
☐ Radioterapia ☐ Quimioterapia
Cirurgia: _____
Data: ____/____/____
Relatório Cirúrgico: _____

1.3. Outras comorbidades: ☐ HAS ☐ DM ☐ Cirrose ☐ DPOC ☐ ICC ☐ IAM ☐ Tabagista ☐ Etilista

---

2. ASPECTOS CLÍNICOS
2.1. HISTÓRICO CLÍNICO: _____
MEDICAÇÃO: _____

2.3. BCP: ☐ não ☐ sim
Quantas: _____

2.4. ESTADO NUTRICIONAL (NRS, 2002): _____

2.5. VIA DE ALIMENTAÇÃO: ☐ Oral ☐ Parenteral ☐ SNE ☐ SOG ☐ Gastrostomia ☐ SNG ☐ Jejunostomia

2.6. SINAIS VITAIS (Repouso):
Fc: _____ Fr: _____ SpO$_2$: _____ T: _____
Pa: _____

2.7. RESPIRAÇÃO:
☐ Ambiente ☐ Oxigenodependente ☐ VM
Intubação: _____
Extubação: _____

Uso de VMNI: ☐ não ☐ sim

Tipo: _____ Tempo: _____
Traqueostomia: ☐ não ☐ sim
Cuff: ☐ não ☐ sim
☐ Insuflado ☐ Parcialmente Insuflado
☐ Desinsuflado

Válvula de Fala: ☐ não ☐ sim
Tipo: _____

3. CONSCIÊNCIA	4. COGNITIVO
3.1. Glasgow: ( )3 ( )4 ( )5 ( )6 ( )7 ( )8 ( )9 ( )10 ( )11 ( )12 ( )13 ( )14 ( )15 ( )NA 3.2. Responsivo: ☐ Menos de 15 min ☐ Mais de 15 min 3.3. NIHSS: _____	4.1. HABILIDADES DE COMUNICAÇÃO 4.1.1. Afasia: ☐ não ☐ sim Tipo:_____ 4.1.2. Disartria: ☐ não ☐ sim Tipo:_____ 4.1.3. Apraxia de fala: ☐ não ☐ sim 4.1.4. Rancho Los Amigos (TCE) ( )1 ( )2 ( )3 ( )4 ( )5 ( )6 ( )7 ( )8 ( )Na
5 OBSERVAÇÃO NO REPOUSO	6. DEGLUTIÇÃO ESPONTÂNEA
5.1. Controle cervical: ☐ não ☐ sim ☐ Assistemático 5.2. Postura: ☐ Decúbito dorsal ☐ Sentado 45° ☐ Sentado 90° Adaptações: ☐ não ☐ sim_____ 5.3. Respiração: ☐ Nasal ☐ Oral ☐ Mista ☐ Ruidosa ☐ Dispneia ☐ Taquipneia ☐ Bradipneia 5.4. Vedamento labial: ☐ Não Eficiente ☐ Eficiente 5.5. Sialorreia: ☐ não ☐ sim 5.6. Refluxo nasal: ☐ não ☐ sim 5.7. Postura de língua: ☐ Ndn ☐ Protrusão _____ 5.8. Mandíbula: ☐ Continente ☐ Não continente 5.9. Estase de saliva em cavidade oral: ☐ Presente ☐ Ausente 5.10. Oximetria: _____ 5.11. Ausculta cervical: ☐ Positiva ☐ Negativa	6.1. Sinais clínicos de aspiração: ☐ Tosse ☐ Dispneia ☐ Voz "molhada" 6.2. Se traqueostomizado: Blue Dye Test: ☐ Positivo ☐ Negativo 6.3. Oximetria: _____ 6.4. Ausculta cervical: ☐ Positiva ☐ Negativa

7. AVALIAÇÃO ESTRUTURAL

7.1. Dentição
7.1.1. Dentição:
☐ completa ☐ incompleta: _____

7.1.2. Prótese: ☐ total ☐ parcial ☐ inferior ☐ superior ☐ ndn

7.1.3. Tipo de Mordida: ☐ aberta ☐ *overjet* ☐ *overbite* ☐ normal

7.1.4. Oclusão: ☐ classe I ☐ classe II 1ª divisão ☐ classe II 2ª divisão ☐ classe III

7.1.5. Higiene oral: ☐ BEG ☐ REG ☐ PEG

7.2. Sensibilidade
7.2.1. Facial e intraoral (toque – 1. diminuída; 2. exacerbada)
a) Facial: ☐ normal ☑ alterada _____
b) Língua: ☐ normal ☐ alterada _____

7.3. Reflexos orais
7.3.1. Reflexo de vômito:
☐ presente ☐ ausente ☐ exacerbado

7.3.2. Reflexo palatal:
☐ presente ☐ ausente ☐ exacerbado

7.4. Mobilidade isolada (1-mobilidade, 2-velocidade, 3-amplitude, 4-força, 5-precisão)
7.4.1. Língua: ☐ eficiente ☐ não eficiente: 1-2-3-4-5
7.4.2. Lábios: ☐ eficiente ☐ não eficiente: 1-2-3-4-5
7.4.3. Bochechas: ☐ eficiente ☐ não eficiente: 1-2-3-4-5
7.4.4. Mandíbula: ☐ eficiente ☐ não eficiente: 1-2-3-4-5

8. AVALIAÇÃO VOCAL

8.1. TMF (média):
/a/: _____ Relação s/z: _____

8.2. Tosse voluntária: ☐ não ☐ sim

8.3. Qualidade vocal: ☐ normal ☐ soprosidade ☐ rugosidade ☐ voz "molhada"

8.4. Intensidade vocal:
☐ normal ☐ reduzida ☐ aumentada

8.5. Após deglutição de saliva:
☐ normal ☐ voz "molhada"

8.6. Ressonância:
☐ normal ☐ hipernasal ☐ hiponasal

8.7. Excursionamento da laringe:
/a/ grave: ☐ incompetente ☐ competente
/i/agudo: ☐ incompetente ☐ competente

9. AVALIAÇÃO FUNCIONAL DE ALIMENTOS

Condições na avaliação e oferta da dieta:
9.1. Posição: ☐ sentado 90º ☐ sentado 45º

Com adaptações: ☐ não ☐ sim
Quais: _____

9.2. Dieta ofertada:
☐ Líquida: ☐ água _____ mL ☐ suco _____ mL
☐ Néctar ☐ Mel ☐ Pudim
☐ Sólida: bolacha água e sal

9.3. Utensílios: ☐ copo ☐ canudo ☐ mamadeira ☐ seringa
☐ colher: ☐ plástico ☐ metal
☐ café ☐ chá ☐ sobremesa ☐ sopa

9.4. Observação da alimentação do paciente
9.4.1. Fase antecipatória:
Alimenta-se sozinho: ☐ não ☐ sim
Eficiente: ☐ não ☐ sim
Com adaptações: ☐ não ☐ sim : _____

10. MANOBRAS EFICIENTES	11. DIAGNÓSTICO FUNCIONAL

12. PROGNÓSTICO/OBJETIVO TERAPÊUTICO	13. CONDUTA

Functional Oral Intake Scale-Fois (Crary et al., 2005)

Nível 1: Nada por via oral ( )
Nível 2: Dependente de via alternativa e mínima via oral de algum alimento ou líquido ( )
Nível 3: Dependente de via alternativa com consistente VO de alimento ou líquido ( )
Nível 4: Via oral total de uma única consistência ( )
Nível 5: Via oral total com múltiplas consistências, porém com necessidade de preparo especial ou compensações ( )
Nível 6: Via oral total com múltiplas consistências, porém sem necessidade de preparo especial ou compensações, porém com restrições alimentares ( )
Nível 7: Via ora total sem restrições ( )

14. COMENTÁRIOS	15. CONCLUSÃO

Escala – O'Neil et al., 1999 - *Dysphagia outcome and severity scale. Full per-oral nutrition (P.O): Normal diet.*

( )**Nível I. Deglutição normal** – Normal para ambas as consistências e em todos os itens avaliados. Nenhuma estratégia ou tempo extra é necessário. A alimentação via oral completa é recomendada.

( )**Nível II. Deglutição funcional** – Pode estar anormal ou alterada, mas não resulta em aspiração ou redução da eficiência da deglutição, sendo possível manter adequada nutrição e hidratação por via oral. Assim, são esperadas compensações espontâneas de dificuldades leves, em pelo menos uma consistência, com ausência de sinais de risco de aspiração. A alimentação via oral completa é recomendada, mas pode ser necessário despender tempo adicional para esta tarefa.

( )**Nível III. Disfagia orofaríngea leve** – Distúrbio de deglutição presente, com necessidade de orientações específicas dadas pelo fonoaudiólogo durante a deglutição. Necessidade de pequenas modificações na dieta; tosse e/ou pigarro espontâneos e eficazes; leves alterações orais com compensações adequadas.

( )**Nível IV. Disfagia orofaríngea leve a moderada** – Existência de risco de aspiração, porém reduzido com o uso de manobras e técnicas terapêuticas. Necessidade de supervisão esporádica para realização de precauções terapêuticas; sinais de aspiração e restrição de uma consistência; tosse reflexa fraca e voluntária forte. O tempo para a alimentação é significativamente aumentado e a suplementação nutricional é indicada.

( )Nível V. Disfagia orofaríngea moderada – Existência de risco significativo de aspiração. Alimentação oral suplementada por via alternativa, sinais de aspiração para duas consistências. O paciente pode se alimentar de algumas consistências, utilizando técnicas específicas para minimizar o potencial de aspiração e/ou facilitar a deglutição, com necessidade de supervisão. Tosse reflexa fraca ou ausente.

( )Nível VI. Disfagia orofaríngea moderada a grave – Tolerância de apenas uma consistência, com máxima assistência para utilização de estratégias, sinais de aspiração com necessidade de múltiplas solicitações de clareamento, aspiração de duas ou mais consistências, ausência de tosse reflexa, tosse voluntária fraca e ineficaz. Se o estado pulmonar do paciente estiver comprometido, é necessário suspender a alimentação por via oral.

( )Nível VII. Disfagia orofaríngea grave – Impossibilidade de alimentação via oral. Engasgo com dificuldade de recuperação; presença de cianose ou broncoespasmos; aspiração silente para duas ou mais consistências; tosse voluntária ineficaz; inabilidade de iniciar a deglutição.

Fonoaudiólogo Responsável: _____ CRF°: _____

■ **Anexo 30.4.** *Functional Oral Intake Scale-Fois* **(Crary *et al.*, 2005)**

Nível 1: Nada por via oral ( )
Nível 2: Dependente de via alternativa e mínima via oral de algum alimento ou líquido ( )
Nível 3: Dependente de via alternativa com consistente VO de alimento ou líquido ( )
Nível 4: Via oral total de uma única consistência ( )
Nível 5: Via oral total com múltiplas consistências, porém com necessidade de preparo especial ou compensações ( )
Nível 6: Via oral total com múltiplas consistências, porém sem necessidade de preparo especial ou compensações, porém com restrições alimentares ( )
Nível 7: Via ora total sem restrições ( )

Anexo 30.5. Escala do Nível de Deglutição – ASHA NOMS (ASHA, 2003)

Nível 1 – O indivíduo não é capaz de deglutir com segurança pela boca. Toda nutrição e hidratação é necessária através de recursos não orais (p. ex., sonda nasogástrica, gastrostomia).

Nível 2 – O indivíduo não é capaz de deglutir com segurança pela boca para nutrição e hidratação, mas pode ingerir alguma consistência, somente em terapia, com uso máximo e consistente de pistas. Método alternativo de alimentação é necessário.

Nível 3 – Método alternativo de alimentação é necessário, uma vez que o indivíduo ingere menos de 50% da nutrição e hidratação pela boca; e/ou a deglutição é segura com o uso moderado de pistas para estratégias compensatórias e/ou necessita de restrição máxima da dieta.

Nível 4 – A deglutição é segura, mas frequentemente requer uso moderado de pistas para estratégias compensatórias; e/ou o indivíduo tem restrições moderadas de dieta; e/ou ainda necessita de alimentação por tubo e/ou suplemento oral.

Nível 5 – A deglutição é segura com restrições mínimas da dieta; e/ou ocasionalmente requer pistas mínimas para estratégias compensatórias. Ocasionalmente pode se automonitorar. Toda nutrição e hidratação é recebida pela boca durante a refeição.

Nível 6 – A deglutição é segura e o indivíduo come e bebe independentemente. Raramente necessita de pistas mínimas para estratégias compensatórias. Frequentemente se automonitora quando ocorrem dificuldades. Pode ser necessário evitar alguns itens específicos de alimentos (p. ex., pipoca e amendoim); tempo adicional para alimentação pode ser necessário (devido à disfagia).

Nível 7 – A habilidade do indivíduo em se alimentar independentemente não é limitada pela função de deglutição. A deglutição é segura e eficiente para todas as consistências. Estratégias compensatórias são utilizadas efetivamente quando necessárias.

■ Anexo 30.6. Protocolo de Avaliação Videofluoroscópica da Deglutição.

(Furkim et al. In: Susanibar F, Parra D, Dioses A. Tratado de evaluación de Motricidad Orofacial y áreas afines. Madrid: EOS; 2014).

OBS.: Exame gravado em DVD.
Fgo(a). _____ Dr.(a): _____
CRFa. _____ CRM: _____

VIDEOFLUOROSCOPIA DA DEGLUTIÇÃO	
Nome do Paciente:	
Idade:	Gênero: ( ) Masculino ( ) Feminino
Pedido Exame Nº:	Data do Exame:
Ilmo. Sr. Dr.(a):	
História Clínica:	
Queixa:	

O Exame foi realizado com o paciente:			
1.1 COGNIÇÃO-COMUNICAÇÃO:			
( ) Alerta	( ) Ativo	( ) Reativo	( ) Contactuante
( ) Comunicativo	( ) Colaborativo		( ) Qualidade vocal seca
1.2 PORTANDO:			
Sonda p/ alimentação: ( ) Nasal ( ) Oral ( ) Gástrica			
Prótese dentária: ( ) Bem adaptada ( ) Mal adaptada			
Traqueostomia: ( ) Com cânula plástica e cuff insuflado ( ) Metálica ( ) Ocluída ( ) Válvula de fala tipo "Passy Muir"			
1.3 POSICIONADO:			
( ) Sentado	( ) Em pé	( ) Em Cadeira de rodas	( ) Na maca
( ) Em bebê-conforto	( ) Com apoio cervical	( ) Com apoio nos pés	( ) Com apoio lateral
1.4 FORAM REALIZADAS TOMADAS EM VISÃO:			
( ) Laterolateral direita	( ) Anteroposterior		( ) Oblíqua ( ) D ( ) E

Quanto ao alimento ofertado
1.1 Foi utilizado contraste baritado OptiBar®, a diluição de 30% com água para as consistências e volumes:
( ) Líquido: ( ) gole livre ( ) 5 mL ( ) 10 mL ( ) 20 mL
( ) Néctar: ( ) gole livre ( ) 5 mL ( ) 10 mL ( ) 20 mL

( ) Mel: ( ) gole livre ( ) 5 mL ( ) 10 mL ( ) 20 mL
( ) Pudim: ( ) gole livre ( ) 5 mL ( ) 10 mL ( ) 20 mL
( ) Sólido:
Obs.: Sobre número de ofertas:
1.2. Utensílios utilizados: ( ) seringa ( ) colher de plástico ou ( ) de metal ( ) copo de plástico ( ) canudo de plástico ( ) mamadeira com bico ortodôntico e furo normal ( ) copinho com furos no bico. Outros:
1.3 Alimento foi ofertado por: ( ) Fonoaudiólogo ( ) Cuidador/familiar ( ) Técnico de enfermagem ( ) Próprio paciente

Análise Anatômica Funcional da Deglutição:
3.1. FASE ORAL

( ) Captação, formação e propulsão do bolo alimentar adequadas e eficientes	( ) Vedamento labial eficiente	( ) Tempo de trânsito oral adequado

3.1.2. Não foi observado escape:

( ) Extraoral	( ) Para orofaringe	( ) Para nasofaringe	( ) Cavidade oral

3.1.3. Houve coordenação sucção/deglutição/respiração? ( ) sim ( ) não
3.1.4. Mobilidade e força da língua precisas e coordenadas com movimento anteroposterior para propulsão do bolo para orofaringe? ( ) sim ( ) não
Estase de alimento intraoral após a primeira deglutição? (Logemann, 1993) ( ) sim ( ) não
Reflexos orais: ( ) Ausentes ( ) Trancamento ( ) Procura ( ) Nauseoso exacerbado
3.1.5 Movimentos mandibulares amplos durante abertura bucal? ( ) sim ( ) não
3.1.6 Mastigação: ( ) Eficiente ( ) Unilateral ( ) Bilateral
3.2. FASE FARÍNGEA
3.2.1. Competência velofaríngea? ( ) sim ( ) não
3.2.2. Contato da base da língua e faringe eficaz? ( ) sim ( ) não
3.2.3. Abertura da transição faringoesofágica (FES) aparentemente adequada? ( ) sim ( ) não
3.2.4 Foi observada estase de alimento na parede posterior da faringe e nos recessos faríngeos (valécula e recessos piriformes) após a deglutição? ( ) sim ( ) não ( ) Ausente ( ) Discreta: < 25% da altura da estrutura ( ) Moderada: > 25% e < 50% da altura da estrutura ( ) Grave: > 50% da altura da estrutura (Eisenhuber et al., 2002)
3.2.5 Deglutição faríngea iniciada (Martin-Harris et al., 2007, 2008): ( ) 0 – No ângulo posterior da mandíbula ( ) 1 – Na valécula ( ) 2 – Hipofaringe (superior aos recessos piriformes) ( ) 3 – Nos recessos piriformes ( ) 4 – Ausência de resposta

3.2.6 Foi observada penetração de alimento em região laríngea? ( ) sim ( ) não
3.2.7 Foi observada aspiração de alimento antes, durante ou após deglutição? ( ) sim ( ) não
3.2.8 Reflexo de tosse, pigarro ou engasgo: ( ) sim ( ) não Presença de tosse: ( ) Eficaz ( ) Seca ( ) Reflexa
3.2.9 Foi observada assimetria durante a passagem do bolo em região faringolaríngea? ( ) sim ( ) não
3.3 Foi realizada manobra de: ( ) Vedamento labial manual ( ) Estimulação da deglutição com oferta de colher vazia/seca ( ) Massagem submandibular para auxiliar propulsão do bolo alimentar ( ) Estímulo de fúrcula, pressão diafragmática ( ) Queixo baixo ( ) Cabeça virada para o lado prejudicado ( ) Cabeça inclinada para o lado não prejudicado ( ) Cabeça para trás ( ) Manobra supraglótica ( ) Manobra supersupraglótica ( ) Manobra de Mendelsohn ( ) Manobra de Masako ( ) Deglutição "dura" ou com esforço ( ) Múltiplas deglutições ( ) Tosse/pigarro ( ) Escarro ( ) Emissão de fonemas guturais
FASE ESOFÁGICA: avaliada pelo médico radiologista
CONCLUSÃO
Dinâmica de deglutição evidencia: ( ) Deglutição normal ( ) Disfagia leve: se o controle e o transporte do bolo estiverem atrasados ou se ocorrer leve estase faríngea, sem penetração laríngea. ( ) Disfagia moderada: incluindo alteração no transporte oral, estase faríngea com todas as consistências, penetração laríngea ou leve aspiração com somente uma consistência. ( ) Disfagia grave: se ocorre aspiração substancial ou o paciente não desencadeia a deglutição. Classificação segundo Ott et al., 1996

ESCALA DE PENETRAÇÃO E ASPIRAÇÃO – Rosenbeck et al. (1996)		
Categoria	Pontuação	Descrição

Penetração	1	Contraste não entra em VA
	2	Contraste entra até acima das ppvv sem resíduo
	3	Contraste permanece acima de ppvv, visível resíduo
	4	Contraste atinge ppvv, sem resíduo
	5	Contraste atinge ppvv, resíduo visível
Aspiração	6	Contraste passa o nível glótico, mas não há resíduos no nível subglótico
	7	Contraste passa o nível glótico com resíduo no subglótico apesar de o paciente responder
	8	Contraste passa a glote com resíduo na subglote, mas o paciente não responde

ESCALA DE SEVERIDADE DA DISFAGIA - O'Neil et al., 1999
Nível 7: Normal
Nível 6: Deglutição funcional
Nível 5: Disfagia discreta
Nível 4: Disfagia discreta/moderada
Nível 3: Disfagia moderada
Nível 2: Disfagia moderada/severa
Nível 1: Disfagia severa

Functional Oral Intake Scale-Fois (Crary et al., 2005)

Nível 1: Nada por via oral ( )

Nível 2: Dependente de via alternativa e mínima via oral de algum alimento ou líquido ( )

Nível 3: Dependente de via alternativa com consistente VO de alimento ou líquido ( )

Nível 4: Via oral total de uma única consistência ( )

Nível 5: Via oral total com múltiplas consistências, porém com necessidade de preparo especial ou compensações ( )

Nível 6: Via oral total com múltiplas consistências, porém sem necessidade de preparo especial ou compensações, porém com restrições alimentares ( )

Nível 7: Via ora total sem restrições ( )

Anexo 30.7

CRITÉRIOS PARA INICIAR O DESMAME

ABSOLUTOS
- Resolução da indicação de TQT
- Nível de consciência adequado para proteção de vias aéreas
- Estabilidade hemodinâmica
- Ausência de sinais de desconforto
- Tosse eficaz
- Tolerância ao *cuff* desinsuflado
- Sem obstrução de vias aéreas
- Ausência de quadro séptico ativo

RELATIVOS
- Independente de pressão positiva
- Padrões gasométricos adequados por 5 dias
- Pequena quantidade de secreção pulmonar respiratória

Sim → Contato com o médico responsável para autorizar a inclusão no protocolo

Não → Visitas diárias para checar critérios Médico ciente

- Autoriza
- Não autoriza → Início do desmame fica a cargo do médico responsável

AVALIAÇÃO DA FISIOTERAPIA – mínimo 2 parâmetros
- Medida de Pimáx - medida > 60 cmH$_2$O
- Medida de Pemáx > 40 cmH$_2$O
- Capacidade vital > 15 mL/kg
- Medida de peak cough flow - realizada com PF:
- PF > 160 L/min → DNM
- PF > 60 ou >75 → ICC/ DPOC

AVALIAÇÃO DA FONOAUDIOLOGIA
- Evidência de aspiração excessiva?

Não / Sim → Reabilitação

- Melhora
- Sem melhora → Alta com traqueostomia

Não → Visitas diárias para checar critérios

Sim → Desinsuflação do *cuff* e observação por 24h

- Tolerabilidade ótima → Oclusão da cânula por 24 horas
- Tolerabilidade questionável → Troca por dispositivo de 6 mm sem *cuff* e observação clínica por 48 horas
- Tolerabilidade ruim

- Tolera → Retirada da cânula
- Não tolera

Índice Remissivo

■ A

Aspectos fisioterapêuticos do paciente em ventilação mecânica, 301
    avaliação fisioterapêutica, 302
    estimulação motora em paciente sob ventilação mecânica, 304
    fisioterapia durante intubação orotraqueal, 303
    fisioterapia durante procedimento de traqueostomia, 304
    fixação de cânula orotraqueal, 304
    manobras e condutas respiratórias, 302
    pressão de *cuff*, 303
    transporte do paciente sob ventilação mecânica, 304
Aspiração traqueal, 175
    complicações, 176
    contraindicações, 176
    indicações, 175
    técnicas de aspiração, 176
        cuidados com aspiração, 182
            aspiração subglótica (supra-*cuff*) contínua, 182
        sistema de aspiração aberto, 176
        sistema de aspiração fechado, 179
Atuação do fonoaudiólogo em pacientes com ventilação mecânica, 307
    avaliação de segurança da deglutição – ASED, 318
    escala do nível de deglutição, 324
    instrumento de rastreio para disfagia, 313
    intervenção fonoaudiológica, 309
    propostas terapêuticas, 310
    protocolo de avaliação videofluoroscópica da deglutição, 325
    triagem segura da deglutição à beira do leito, 316

■ C

Complicações relacionadas à ventilação mecânica, 213
    complicações infecciosas, 213
        pneumonia associada à ventilação mecânica (PAVM), 214
        sinusite paranasal, 213
        traqueobronquite, 214
    complicações não infecciosas, 216
        alterações em nível de sistema nervoso central, 217
        alterações hemodinâmicas, 217
        barotrauma, 218
        distensão abdominal, 218
        fístula broncopleural, 216
        lesões isquêmicas labiais/faciais, 216
        lesões traqueais, 217
        volutrauma, 218
Conceitos, indicações e finalidades das ventilações mecânicas invasiva e não invasiva, 21
    complicações do uso da VNI, 26
    conceito, 21
    finalidades da ventilação mecânica, 28
    indicação da ventilação mecânica, 23
    parâmetros iniciais, 22

preditores de insucesso ao uso da VNI, 26
principais indicações para o uso da VM, 27
    alteração grave do nível de consciência com incapacidade de proteção de vias aéreas, 27
    esforço respiratório progressivo, sinais de fadiga e necessidade de descanso da musculatura respiratória, 27
    insuficiência respiratória refratária ao uso da VNI, 27
    parada cardiorrespiratória e situações extremas, 28
principais indicações para o uso da VNI, 25
    desmame da ventilação mecânica invasiva, 25
    insuficiência respiratória no pós-operatório imediato, 26
    pacientes terminais, 26
    prevenção de insuficiência respiratória após extubação, 25
    reversão de insuficiência respiratória aguda ou crônica agudizada, 25
ventilação mecânica invasiva, 27
ventilação mecânica não invasiva, 23
Cuidados de enfermagem em pacientes com ventilação mecânica, 167
    intubação endotraqueal (IOT), 167
        cuidados com o paciente com IOT, 169
            manutenção do paciente intubado, 170
            preparo pré-procedimento, 169
            procedimento, 169
    traqueostomia (TQT), 170
        cuidados com pacientes com TQT, 172
            manutenção do paciente traqueostomizado, 172
            preparo pré-procedimento, 172
            procedimento, 172

D

Desmame da ventilação mecânica, 239
    assistência de enfermagem no desmame da ventilação mecânica, 240
        desmame ventilatório à extubação, 242
    definição de ventilação mecânica e desmame, 239
    estratégias para retirada da ventilação, 239
    técnicas de desmame, 240
Diagnósticos e intervenções de enfermagem nos pacientes em ventilação mecânica, 205

F

Fisiologia respiratória – noções básicas, 1
    circulação pulmonar, 12
    complacência, 3
    difusão dos gases, 8
        curva de dissociação oxigênio-hemoglobina, 10
        transporte dos gases, 10
    entrada do ar, 3
    introdução, 1
    mecânica respiratória, 1
    propriedades elásticas do pulmão, 5
    relação ventilação perfusão, 13
    resistência das vias aéreas, 5
    suas estruturas, 1
    trabalho respiratório, 6
    ventilação alveolar, 8
    volumes e capacidades pulmonares, 6
        capacidades pulmonares, 7
        volumes, 6

I

Intubação traqueal, traqueostomia e via aérea difícil, 113
    cricotireoidostomia, 127
        complicações, 128
        contraindicações, 128
        indicações, 128
    intubação traqueal, 113
        complicações pós-passagem, 119
        complicações, 127
        contraindicação, 127
        cuidados de enfermagem, 120
        cuidados imediatos pós-intubação, 117
        escores que predizem a dificuldade de realização da intubação, 123
            Escala de Cormack & Lehane, 123
            Mallampati, 123
        máscara laríngea, 124
            cuidados de enfermagem na inserção da máscara laríngea, 125
        materiais indispensáveis na unidade móvel de via aérea difícil, 124
        materiais para curativo, 121
        posição ideal para intubação, 116
        traqueostomia, 117
        vantagens da traqueostomia, 119
        via aérea difícil, 121
    tubo esofagotraqueal (combitube), 129

complicações, 129
contraindicações, 129

■ M

Materiais e equipamentos utilizados em pacientes com ventilação mecânica, 275
   introdução, 275
      componentes do ventilador mecânico, 275
         circuito do paciente, 275
      válvulas reguladoras de pressão, 276
         coletor de água, 279
         conexão em Y, 279
         filtro de bactérias e filtros trocadores de calor e umidade (HME), 277
         mangueiras de gases, 276
         sensores de fluxo, 280
         traqueinha, 279
         tubo T, 280
         umidificador, 278
   introdução, 283
      materiais adequados para a preparação do ventilador mecânico, 283
      preparação do ventilador, 283
Modos ventilatórios e ajustes de alarmes, 73
   ajustes de alarmes, 93
      apneia e frequência respiratória de segurança (*backup*), 93
      falha na rede de gás, 94
      frequência respiratória e volume-minuto, 94
      pressões inspiratórias altas e baixas, 93
   APRV, 88
      ventilação com liberação de pressão nas vias aéreas (do inglês, *airway pressure release ventilation*), 88
   ASV, 91
      Intellivent® (IASV), 92
      Smart Care/PS, 92
      ventilação de suporte adaptativa (do inglês, *adaptative support ventilation*), 91
   ATC, 90
      compensação automática do tubo, 90
   BIPAP, 87
      ventilação com pressão positiva em dois níveis pressóricos (do inglês *bilevel positive airway pressure ventilation*), 87
      novas modalidades, 88
   CPAP, 87
      pressão positiva contínua nas vias aéreas (do inglês, *continuous positive airway pressure*), 87
   MMV, 90
      ventilação-minuto-minuto mandatória (do inglês, *mandatory minute ventilation*), 90
   modos ventilatórios, 73
      ciclo ventilatório, 73
      componentes da pressão inspiratória, 76
      curvas de fluxo, 74
      curvas de fluxo, pressão e volume em função do tempo, 79
      curvas de pressão, 75
      curvas de volume, 78
      disparo do ventilador, 77
      ventilação mandatória contínua, 80
   MRV, 89
      ventilação com frequência mandatória (do inglês, *mandatory rate ventilation*), 89
   NAVA, 91
      ventilação assistida ajustada naturalmente (do inglês, *neurally adjusted ventilatory assist*), 91
   PAV, 90
      ventilação assistida proporcional (do inglês, *proportional assist ventilation*) e PAV+ T3, 90
   PCV, 82
      ventilação mandatória contínua com pressão controlada – modo controlado, 82
   PCV/AC, 83
      ventilação mandatória contínua com pressão controlada – modo assistido-controlado, 83
      ventilação mandatória intermitente, 83
   PRVC, 89
      ventilação controlada a volume com pressão regulada (do inglês, *pressure-regulated volume control*), 89
   PSV, 86
      ventilação com pressão de suporte, 86
   SIMV, 83
      SIMV (com volume controlado ou com pressão controlada) associada à ventilação com pressão de suporte, 85
      SIMV com pressão controlada, 85
      SIMV com volume controlado, 85
      ventilação espontânea contínua, 85
      ventilação mandatória intermitente sincronizada (do inglês, *synchronized intermittent mandatory ventilation*), 83
   VAPSV, 88

ventilação com pressão de suporte e volume garantido (do inglês *volume assured pressure ventilation*), 88
VCV, 80
   ventilação mandatória contínua com volume controlado – modo controlado, 80
VCV/AC, 81
   ventilação mandatória contínua com volume controlado – modo assisto-controlado, 81
VS, 89
   volume support, 89
Monitoração respiratória – capnografia convencional e volumétrica, oximetria de pulso e gasometria arterial
   capnografia, 97
      capnografia convencional, 101
      capnografia volumétrica, 102
   gasometria, 107
      acidose respiratória, 110
      alcalose respiratória, 110
      considerações técnicas e cuidados na coleta da gasometria arterial, 111
      gasometria arterial, 107
   oximetria de pulso, 104
      cuidados de enfermagem, 106
      valores de normalidade, 106

O

Oxigenoterapia, 31
   cuidados na administração de oxigênio, 36
   formas de administração de oxigênio, 32
      efeitos deletérios do oxigênio, 36
      efeitos fisiológicos do oxigênio, 35
      sistemas de alto fluxo, 34
      sistemas de baixo fluxo, 33
   indicações, 31
      hipoxemia, 32
         principais causas, 32
            cardíacas, 32
            respiratórias, 32
   objetivos, 31

P

Posição prona no paciente com ventilação mecânica, 185
   complicações da posição prona, 190
   contraindicações da posição prona, 188
   duração da posição prona, 189
   quando ocorrerem complicações, 190
   quando suspender a posição prona, 190
   sucesso da posição prona, 189
cuidados de enfermagem ao paciente submetido à manobra da posição prona, 191
   cuidados com a pele, 192
      avaliação da analgesia e sedação, 193
      cuidados com cateteres e sondas, 192
      cuidados respiratórios, 192
      organização e posicionamento da equipe, 193
   primeiro momento: cuidados pré-manobra, 191
      cuidados nutricionais, 191
      cuidados oculares, 192
      organização e checagem dos materiais, 191
   segundo momento: execução da manobra, 194
      cuidados com a monitoração, 194
      cuidados com cateteres e infusões, 195
      cuidados com posicionamento, 195
      cuidados com sondas e drenos, 194
      execução da "manobra do envelope", 195
   terceiro momento: cuidados pós-manobra, 198
      cuidados com monitoração, 198
      cuidados com posicionamento, 199
      cuidados nutricionais, 199
      cuidados respiratórios, 198
cuidados de enfermagem na posição prona, 199
diagnósticos de enfermagem, 201
indicações da posição prona, 188
introdução, 185
posição prona, 187
retorno à posição supina, 199
   lista de verificação (*checklist* da prona segura/reposicionamento em posição supina), 199
Preparando o ventilador para uso, 283
Prevenção de pneumonia associada à ventilação mecânica, 255
   fisiopatogenia, 256
   introdução, 255
   lacunas entre a evidência e a prática, 256
      cuidados com a nutrição enteral, 259
      desinfecção de equipamentos de assistência ventilatória, 257
      elevar a cabeceira da cama em 30 a 45°, 258
      higiene das mãos, 257
      higiene oral, 259
      manutenção da pressão do *cuff* do tubo endotraqueal, 258
      minimize o acúmulo de secreção acima do *cuff* do tubo endotraqueal, 258

pacote de medidas – *bundle* para a prevenção de PAV, 257
Princípios fisiológicos da ventilação mecânica, 15
   fluxo respiratório, 19
   fração inspirada de oxigênio, 18
   frequência respiratória, 20
   pressões na via aérea, 16
      na respiração espontânea, o que impede o pulmão de colabar após a exalação (saída do ar), 16
   volumes na via aérea, 15

■ S

Sedação e analgesia no paciente em ventilação mecânica, 223
   analgesia, 230
      avaliação da dor, 231
      introdução e indicação, 230
   avaliação de nível de consciência, 225
   bloqueadores neuromusculares, 236
      atracúrio, 236
      pancurônio, 236
      rocurônio, 237
      succinilcolina, 237
   medicamentos usados para sedação, 226
      cetamina, 228
      dexmedetomidina, 228
      diazepam, 227
      etomidato, 229
      flumazenil, 227
      haloperidol, 230
      midazolam, 226
      propofol, 229
   medicamentos utilizados em analgesia, 232
      analgésicos, 232
      dipirona sódica, 232
      opioides, 233
         dexmedetomina, 235
         fentanil, 235
         morfina, 234
         paracetamol/codeína, 233
         tramadol, 233
   sedação, 225
Segurança do paciente em uso de ventilação mecânica, 261
   eventos adversos relacionados à ventilação mecânica, 264
   pneumonia associada à ventilação – *bundle* da PAV, 264
      elevação da cabeceira do leito em 30-45°, 264
      higiene oral com clorexidina diariamente, 265
      interrupção diária da sedação e avaliação para possível extubação, 264
      profilaxia para trombose venosa profunda (TVP), 265
      profilaxia para úlcera péptica, 265
   introdução, 261
      breve contexto histórico, 261
   outros eventos adversos associados à ventilação mecânica, 265
      extubação não planejada, 265
      lesões de pele, mucosas e estruturas internas, 266
Suporte emocional e comunicação no paciente em ventilação mecânica, 287
   ventilação mecânica e sofrimento emocional, 288
      agitação, sedação e ventilação mecânica, 290
      desafio da comunicação com o paciente em ventilação mecânica, 294
      desorganização à adaptação – o impacto do uso da ventilação mecânica, 289
      estratégias de comunicação – comunicação alternativa e ampliada (CAA), 296
      paciente traqueostomizado e o desmame ventilatório, 291
      suporte emocional e estratégias de enfrentamento dos pacientes em ventilação mecânica, 293
      ventilação mecânica e a família, 292
Suporte nutricional em pacientes com ventilação mecânica, 269
   determinação das necessidades proteicas, 270
   equações preditivas, 270
      equação de Harris-Benedict, 270
      equação Ireton-Jones, 270
   escolha da via de acesso para terapia nutricional enteral e parenteral, 271
      dispositivos em terapia nutricional parenteral, 271
      dispositivos para terapia nutricional enteral, 271
   estimativa das necessidades energéticas, 270
   introdução, 269
   monitoramento da terapia nutricional, 272

■ T

Tipos de ventiladores mecânicos, 39
   avea, 41

babylog 8000 PLUS, 50
carmel, 64
centiva 5, 53
color, 65
dixtal 3023, 52
DX 3012, 51
engstrom carestation, 55
engstrom pro, 54
evita 2, 46
evita 4, 47
evita infinity V500, 48
evita XL, 45
galileo, 58
hamilton G5, 56
inter 5, 59
inter 7 plus, 61
inter plus, 60
IX5, 62
LTV 1200, 43
Microtak 920 resgate, 66
newport E360, 69
oxylog 3000, 49
puritan bennett 840, 68
raphael color, 57
savina, 44
sensormedics 3100A, 42
servoi, 67
siglas, 39
smart, 63
trilogy 100, 70
vela, 40
Transporte intra e interhospitalar do paciente em ventilação mecânica, 245
    transporte inter-hospitalar, 252
    transporte intra-hospitalar, 245
        chegada na UTI, 248
        preparo, 247
        trânsito e período no destino, 247

V

Ventilação mecânica em doenças neuromusculares, 149
    suporte ventilatório, 151
    tosse assistida, 150
Ventilação mecânica em paciente cardiopata, 155
    desmame, 158
    interação cardiopulmonar, 156
    introdução, 155
    choque cardiogênico, 156
    edema agudo de pulmão cardiogênico (EAP), 156
    infarto agudo do miocárdio (IAM), 155
    insuficiência cardíaca congestiva (ICC), 155
    ventilação mecânica invasiva, 157
Ventilação mecânica em paciente cardiopata, 159
    alterações toracopulmonares, 159
    desmame e extubação, 161
    introdução, 159
    manejo do paciente obeso, 160
    ventilação mecânica invasiva, 161
    ventilação não invasiva, 162
Ventilação mecânica em situações especiais, 131
Ventilação mecânica na síndrome do desconforto respiratório agudo (SDRA), 133
    ventilação protetora, 134
        ajuste da PEEP e FiO_2, 134
        cuidados da equipe multiprofissional, 139
        frequência respiratória (f), 136
        PEEP Decremental/Manobra de Recrutamento Alveolar (MRA), 135
        pressão de pausa ou platô (Pplatô), 135
        terapias alternativas de resgate, 137
            Insuflação Traqueal de Gás (TGI – *Tracheal Gas Insuflation*), 139
            Óxido Nítrico (NO), 139
            oxigenação e remoção de CO_2, 137
            posição prona, 137
            remoção de CO_2, 138
            troca gasosa extracorpórea, 137
Ventilação mecânica no paciente neurológico, 143
    fisiopatologia, 143
        casos de HIC persistente, 147
        lesões neurológicas mais comuns, 144
            AVE (Acidente Vascular Encefálico), 145
            TCE (Trauma Cranioencefálico), 144
            ventilação mecânica invasiva, 145
        orientações de manejo do paciente neurológico, 147
        recomendações ventilatórias específicas, 147
        sedação, 147
Ventilação mecânica no pós-operatório, 163
    fatores de risco para as complicações pulmonares pós-operatórias (CPP), 163
        outras complicações pós-operatórias, 165
        ventilação mecânica, 164
        Ventilação Não Invasiva (VNI) após Extubação, 165

IMPRESSÃO:

Santa Maria - RS - Fone/Fax: (55) 3220.4500
www.pallotti.com.br